16.80

Jean-Claude Polack

Gibt es ein Leben vor dem Tode?

Die Medizin des Kapitals - Ökonomie des Todes. Grundsatzanalyse des kapitalistischen Gesundheitswesens.

TRIKONT TEXTE

1. Auflage, 3.000, 1974

ISBN 3-920385-51-9
Druck: Politladen, Erlangen
Umschlag: Elisabeth Petersen, München
Übersetzung aus dem Französischen: Werner Schork

INHALTSVERZEICHNIS

Vorwort des Übersetzers zur deutschen Ausgabe

Auf dem Höhepunkt der Mairevolte verließen zahlreiche "revolutionäre" Studenten kampflos die besetzte Universität von Lyon und begaben sich nach La Borde in das Zentrum der französischen "Anti"-Psychiatrie - zur Behandlung. Dieser Vorfall ist kein Einzelfall. Die Begeisterung der Mai-Ereignisse 1968 endete allgemein mit dem, was man später als die "Verzweiflung nach Mai 1968" bezeichnete: Depressionen, Selbstmorde, Selbstmordversuche oder auch selbstmörderisches Verhalten waren die Wiederspiegelungen im Einzelnen dieser allgemeinen Situation. (1)
Übrigens landeten auch zahlreiche nichtstudentische Mitbesetzer der Lyoner Universität (Lehrlinge, Arbeiter, Gastarbeiter, "Gammler"), sofern sie nicht ins Gefängnis gesteckt wurden, ebenfalls im "Irren"haus; allerdings nicht in einem Modellinstitut wie La Borde, sondern zumeist im stockreaktionären "Vinatier", dem psychiatrischen Landeskrankenhaus von Lyon, in dem bald darauf eine Revolte ausbrach. (2)
Das Verhalten der studentischen "Revolutionäre" von Lyon, ihr Verzicht auf revolutionäre Praxis und der Rückzug auf individuelle Therapie in einer staatlichen (!) Modellinstitution beweisen nicht nur die mangelnde (vor allem auch subjektiv-emotionale) Vorbereitung auf eine revolutionäre Situation, sondern zeigen auch die Wirksamkeit einer ideologischen Konterstrategie der französischen Bourgeoisie in den Köpfen der "revolutionären" Akteure. Dieser ideologisch-konterstrategische Feldzug der französischen Bourgeoisie hat sich seit Mai 1968 beträchtlich verstärkt. Die Bücherregale der französischen Buchhandlungen füllen sich mit Literatur über "Anti"-Psychiatrie, mit oft pseudomarxistisch oder strukturalistisch aufgearbeiteter Psychoanalyse, deren objektive Funktion darin besteht, die Aktiven vom solidarischen nach außen gerichteten Handeln ab und auf individuelle Introspektion hinzulenken. Geschickt betreibt man die Atomisierung unter dem Vorwand, Solidarität herstellen zu wollen; oder aber - und das ist nur die Fortsetzung einer älteren, nicht mehr funktionalen bourgeoisen Ideologie, die schon immer bemüht war, aus der "Sprache der Verrücktheit" eine "höhere Offenbarung" herauszuklauben - man gebärdet sich als der letzte Schundheilige der Bourgeoisie, indem man die psychiatrischen Symptome zum Fetisch macht und den "Schizophrenen", den "Psychotiker" auf ein Podest stellt und seine pure Faktizität scheinhaft zur authentischen Revolte ummünzt. Das ist die psychiatrische Praxis eines Imperialismus nach innen, der vom chauvinistischen Anti-"Irren"-Rassismus zum schulterklopfenden Exotismus übergeht.
Polacks Arbeit behandelt das moderne Gesundheitswesen - wenn auch nicht immer expressis verbis - unter dem Gesichtspunkt einer innerimperialistischen konterrevolutionären Strategie, die in vielfältigen Neuanpassungen, Transformationen, Veränderungen - kurz: in Reformen - ihren Niederschlag findet. Die Gesamtheit dieser Transformationen der staatlichen Institutionen, wie sie sich ganz besonders in Frankreich zeigen, kann zutreffend mit dem Begriff r e p r e s s i v e r R e f o r m i s m u s bezeichnet werden.

Die Bedeutung von Polacks Arbeit läßt sich im wesentlichen in zwei Punkten zusammenfassen:

1. Polack begnügt sich nicht mit reinen Formbestimmungen des Gesundheitswesens (etwa mit der Binsenwahrheit, daß das Gesundheitswesen eine Reparaturwerkstatt defekt gewordener Arbeitskraft darstellt). Er untersucht vielmehr die immanente Entwicklung der verschiedenen Bereiche des Gesundheitswesens (der Klinik, der Diagnose, des Arzt-Patientverhältnisses, der Psychiatrie, des Pflegepersonals, etc.) in der Ära des repressiven Reformismus; er beschreibt die darin sich entwickelnden Widersprüche, und versucht, ohne auf deren gleichsam naturwüchsige Zuspitzung zu setzen, die Möglichkeiten, Angriffspunkte und Methoden eines revolutionären Eingreifens zu bestimmen - einer qualitativ differenten Praxis, die der integrativen Gewalt des Systems sich entzieht.

2. Polacks Untersuchungen gewinnen dadurch eine besondere Relevanz, als sie von einem Zustand des Gesundheitswesens handeln, der sich in der BRD eben erst abzuzeichnen beginnt: Der Grad der technokratischen Rationalisierung im französischen Gesundheitswesen ist beträchtlich höher als in der BRD, und ebenso sind die ideologisch-konterstrategischen Mechanismen und Methoden in Frankreich subtiler und reichlich mit wieder verwertbaren, pervertierten und reintegrierten "progressiven" und "revolutionären" Einzelelementen aus der Mairevolte durchsetzt. Am klarsten tritt der repressive Reformismus im Bereich des Gesundheitswesens in der psychiatrischen Sektorisierung in Erscheinung. Es handelt sich dabei um das ideologische Korrelat der militärischen Präsenz der Polizei in allen Bereichen des gesellschaftlichen Lebens: die Städte, die Gemeinden, die Regionen werden in Sektoren aufgeteilt, die sich zum Teil mit den Polizeirevieren exakt decken und für die jeweils eine psychiatrische Ambulanzstation zuständig ist; und ebenso wie bei einem Vergehen oder Verstoß gegen die bestehende Ordnung die Polizei auftaucht, treten Teams aus Psychologen, Psychiatern und Sozialarbeitern überall dort in Erscheinung, wo einer Amok läuft, selbstmordgefährdet ist oder sich ganz einfach durch abweichendes Verhalten auffällig verhält.

Aber noch mehr: Sogenannte Schizoanalytiker (3) infiltrieren die linken Gruppen, treten dort als Marxisten und Genossen auf und zersetzen durch psychologische Deutungen und psychoanalytische Interpretationen objektiv die Solidarität der Gruppen. (4)

Wenngleich die deutschen Modelle - etwa die insbesondere von Heinz Häfner propagierte und mit beträchtlichem finanziellen staatlichen Aufwand in Mannheim ansatzweise schon verwirklichte sogenannte "gemeindenahe Psychiatrie" oder aber das Gruppenkonzept H.E.Richters - sich in ihrer "theoretischen" Fundierung dagegen eher dilettantisch und stümperhaft ausnehmen, so zeichnet sich doch in der BRD eine tendenziell analoge Entwicklung ab. (5)

Vor allem aber macht Polack in seiner Polemik gegen die Gewerkschaften und die revisionistische KPF klar, daß ein revolutionäres Vorgehen im Bereich des Gesundheitswesens weder von Lohnforderungen für die in der Medizin beschäftigten "Gesundheitsarbeiter" noch von der Forderung nach "Demokratisierung" weiterhin kapitalistischer Gesundheitsleistungen her erfolgen kann (wie sie in der Parole der KPF nach "Recht auf die Gesundheit" zum Ausdruck kommt); der Angelpunkt der revolutionären Strategien im Gesundheitswesen kann nur der Angriff auf die Knotenstruktur der medizinischen Entfremdung sein, auf das Arzt-Patient-Verhältnis und dessen institutionelle Korrelate - die mehr oder weniger verschleierte Repression in den medizinischen Institutionen.

Den deutschen Leser stellt Polacks Arbeit vor einige Schwierigkeiten. Diese resultieren weniger daraus, daß ein Zustand des Gesundheitswesens untersucht wird, der sich von den deutschen Verhältnissen in bestimmten Punkten (wenngleich nicht qualitativ) unterscheidet, sondern vor allem aus der Verwendung eines strukturalistischen Idioms, mit dem der deutschte Leser im allgemeinen wenig vertraut ist. (6)

Auf eine einfache Formel gebracht, betrachtet der Strukturalismus Sprachen, Kulturen und gesellschaftliche Formationen als Aggregatzustände, deren einzelne Elemente durch ihre Beziehung zueinander und zum ganzen bestimmt sind und die nicht wesentlich verändert werden können, ohne die Transformation des jeweiligen Gesamtsystems nach sich zu ziehen, bzw. diese vorauszusetzen.

Man sieht schon aus dieser rein summarischen Beschreibung (eine eingehende Untersuchung des Strukturalismus kann hier natürlich nicht unternommen werden), daß die menschliche Praxis als Movens geschichtlicher Entwicklung aus der strukturalistischen Betrachtung zunächst ausgeschlossen ist. J.P. Sartre hat denn auch folgerichtig den Strukturalismus als die letzte ideologische Bastion der französischen Bourgeoisie gegenüber dem Marxismus bezeichnet; es entspricht durchaus einer imperialistischen Bourgeoisie, der Gesamtheit der geschichtlichen Phänomene ihre Benennungen aufzuzwingen. (7)

Es wäre aber verfehlt, allein aus der Verwendung strukturalistischer Termini Rückschlüsse auf die Qualität einer Untersuchung zu ziehen. Denn nicht wenige französische Strukturalisten haben sich den Marxismus angeeignet und strukturalistische Erkenntnisse für die Weiterentwicklung des Marxismus fruchtbar gemacht. (8)

Für den Übersetzer bestand die Hauptschwierigkeit darin, daß er es mit Termini der strukturalistischen Sprache zu tun hatte, für die es in der deutschen Sprache in den meisten Fällen nicht einmal approximative Entsprechungen gibt. Lediglich für die für den Strukturalismus konstitutiven Begriffe "signifiant" und "signifié" haben sich im deutschen "Signifikant" und "Signifikat" bzw. "Bezeichnendes" und "Bezeichnetes" allgemein eingebürgert. (9)

Demgegenüber muß der Übersetzer bei anderen Begriffen wie "langue", "langage", "parole", "discours" meistens zu umschreibenden Hilfskonstruktionen greifen. Die strukturalistische Sprachwissenschaft betrachtet die Sprache (langue) als ein System, (d.h. als die Totalität aller in einer Sprache möglichen Beziehungen), das nicht als solches, sondern lediglich in den Sprechakten (actes de parole) in Erscheinung tritt. "Langue" und "parole" verhalten sich zueinander wie Code und Nachricht. Die einzelnen Sprechakte bilden den "discours", was man mühsam-approximativ mit "Redeweise" übersetzen kann. Die nächst höhere Einheit ist dann die "langage", worunter man eine Fachsprache oder auch ein individuelles oder geographisch situiertes Idiom versteht.

Die besondere Schwierigkeit liegt nun darin, daß Polack diese Termini nicht auf den sprachlichen Bereich beschränkt, sondern vielfach in einem bereits übertragenen Sinne verwendet. Wenn er z.B. vom "discours de la médecine" spricht, so meint er damit nicht einfach immer die Redeweise der Ärzte, sondern die Gliederung und den Aufbau einzelner Bereiche der Medizin, denen das medizinische Gesamtsystem (sozusagen die "langue médicale") zugrunde liegt. Ebenso ist mit "langage médicale" nicht lediglich die medizinische Fachsprache, sondern oft der Gesamtzusammenhang der medizinischen Lexikographie gemeint.

Abschließend sei noch angemerkt, daß Polacks Untersuchungen nicht durchweg frei sind von Resten strukturalistischer Ideologie. So stellt man vielfach eine Tendenz zur Hypersystematisierung fest, die einerseits der Bemühung entspringt, vulgärmarxistische Reduktionen zu vermeiden, andererseits aber vielleicht gerade dadurch Elemente kontemplativer Systematisierung und Klassifizierung wieder in den Vordergrund treten läßt. (10)

Schwerer als dieser Hang zur hypertrophen Systematisierung wiegt allerdings Polacks Konzeption der "Geisteskrankheit", wie sie im Kapitel über die "Modelle" in Erscheinung tritt. Es scheint uns ein schwerwiegender Irrtum zu sein, wenn Polack den Rückgang der "Geisteskrankheiten" in China lediglich auf eine erhöhte Toleranz der Gesamtgesellschaft gegenüber abweichendem Verhalten zurückführt. Diese Argumentation unterschlägt sowohl die Determinationen der Warengesellschaft bei der Genese neurotischer Prozesse als auch die konkreten praktischen Anstrengungen, die in China im Bereich der Psychiatrie unternommen werden. (11)

Mehr als mit den Verhältnissen in der Volksrepublik China hat diese Konzeption mit einer gewissen Strömung der französischen "Anti"-Psychiatrie zu tun, der es nicht darum geht, "aus der Krankheit eine Waffe zu machen" (SPK), sondern welche die Symptome in ihrer Faktizität beläßt und lediglich bemüht ist, Freiräume mit erhöhter Toleranzschwelle zu schaffen. Diese Strömung der "Anti"-Psychiatrie ist eifrig bemüht, die Beziehung Produktionsverhältnisse/"Geisteskrankheit" nicht als rein mechanisch-kausale Kontinuität zu betrachten, zerschneidet aber schließlich den Zusammenhang überhaupt und kommt im Endeffekt dahin, die sog. "Geisteskrankheiten" als irreduktible ontologische Entitäten zu betrachten. Dies ist die erkenntnistheoretische Grundlage der eingangs erwähnten affirmativen Fetischisierung der sog. "Geisteskrankheiten". (12)

Eine theoretische und praktische Kritik von Polacks Untersuchungen hätte vordringlich an diesem Punkt anzusetzen. Wir betrachten den im Anhang abgedruckten summarischen Abriß über die Revolte von Vinatier, der sich grundsätzlich antithetisch zu Polacks Konzeption verhält, als den für Frankreich wesentlichsten praktischen Beitrag zu einer solchen Kritik.

Einleitung

Eine kritische und politische Untersuchung der medizinischen Wissenschaft erscheint heute mit ziemlicher Verspätung. Die außergewöhnliche und subversive Tätigkeit, die seit Mai 68 die Wissenschaften, die Institutionen und die Zensuren brüchig macht, hat den Bereich der Medizin, dessen Prestige, Wissenschaft und vorgebliche Neutralität mythisch erhalten geblieben sind, lediglich gestreift.
Nach der Wendung des Weißbuchs der Medizinstudenten bringt die Protestbewegung eine Überfülle von Texten, Broschüren und polemischen Flugblättern hervor, von denen einige über die traditionellen Analysen der "linken Parteien" hinausgehen und sich nicht mehr mit einem sozialistischen Gesundheitsprogramm. einer Negation der liberalen Medizin oder der Entlarvung der Vorenthaltung der Gesundheitsleistungen durch eine schmutzig antidemokratische Bourgeoisie zufrieden geben können.(1) Aber eine Art Hemmung legt die Kritiker auf die Ebene der egalitären Forderung nach den Wohltaten der modernen Medizin fest. Lediglich zaghaft wagt man sich an die Infragestellung der hierarchischen und repressiven Planung heran, die ein zunehmend autoritärer Staat zum Einsatz bringt. Die Strukturierung des medizinischen Korps bleibt über jeden Verdacht erhaben. Es gilt als obskurantistisches und altmodisches Unterfangen, die wissenschaftliche, aus der Laborerfahrung und der Beobachtung gewonnene Rationalität und die Äußerungen, in denen im Netzwerk technizistischer Versicherungen die Elemente einer Klassenideologie in Erscheinung treten, auseinanderzuhalten.
Denn die Medizin gibt vor, sich Verdienste erworben zu haben, die sie vor jeder epistemologischen+ (1) Hinterfragung abschirmen.
Trotzdem muß man vor jedem Herangehen an die medizinische Wissenschaft sich über die konkrete Praxis, welche ein solches Vorgehen erforderlich macht, Klarheit verschaffen. Denn der Erfolg der Medizin, das Aufkommen der Spezialisierung kehrt sich auch gegen das Individuum.
Mit Zahlen in den Händen konnten die Ärzte ihre Erfolge in der ihnen anvertrauten Mission proklamieren, noch bevor ihnen die realen Mittel, diese Mission zu übernehmen, zur Verfügung standen. Sie versichern, daß die vertragsförmige Übereinkunft zwischen dem Kranken und dem Therapeuten die wesentliche Grundlage der medizinischen Handlung darstellt, und ignorieren weiterhin die politischen Bestimmungen einer Praxis, die im Schnittpunkt eines Körpers mit seiner materiellen und sozialen Umgebung wirksam ist; und die von daher mit einer monströsen gesetzgeberischen Gewalt und einer fundamentalen normativen Ordnung ausgestattet ist.
Aus einem Wissen über den Tod gewinnt die Medizin ihre Macht über das Leben: Kernstruktur einer Verlagerung und Sinnverschiebung, die insgeheim die Fesselung des Körpers an die tiefgreifende, strukturelle Ordnung einer bestimmten Klassenpolitik sicherstellt.
Seit Mai 1968 entlarvt man immer schärfer die kohärente Organisation des Gesundheitswesens durch ein Kapital, das jetzt sehr genau deren Auswirkungen auf die ökonomische Entwicklung, auf den Zyklus der Investitionen

und auf das Wachstum der Produktivität veranschlagt. Man stellt klarer heraus, wie die Entwicklung der medizinischen Möglichkeiten durch die Sorge der Bourgeoisie um Rentabilität gefesselt wird; einer Bourgeoisie, die in den Vertragsprozeduren, die ihr von "seriösen" und bürokratisierten gewerkschaftlichen Verhandlungspartnern nahegelegt werden, bestens bewandert ist. Aber von der medizinischen Ideologie sagt man nichts, außer daß sie in ihren Resultaten eindeutig an die Privilegien der herrschenden Klasse gebunden und gegen die ausgebeutete Klasse bestens gewappnet ist.

Daher die Bescheidenheit der Perspektiven, die eine Revolution für diesen Sektor entwerfen kann: Aneignung der "Gesundheitsprodukte", voller Genuß eines "Rechts".

Sind wir sicher, daß diese Aneignung das revolutionäre Projekt einer Transformation der Beziehungen der Menschen zum Körper, zum Sexus, zum Leiden und zum Tod umfassen kann? Wird es genügen, die spezifischen Objekte einer kapitalistischen Ökonomie "allen zugänglich" zu machen, und überall im "sozialistischen Lager" und in den revolutionären Gruppierungen einen Wettstreit zu entfachen, um die Verzögerungen einer Akkumulation wettzumachen? Soll man die Demokratisierung der Herzverpflanzung ins Auge fassen; wie man Autos, Transistoren, Küchenmaschinen und Massenkultur zu verbreiten sucht?

Muß man nicht vielmehr das medizinische Modell der bürgerlichen Gesellschaft einer systematischen Kritik unterziehen und seine ideologischen, repressiven und entfremdenden Facetten greifbar machen?

Das medizinische Faktum politisieren heißt, trotz des Schutzschirms der Medizin, in der Krankheit das aufzuspüren, was gegen die herrschende Ordnung protestiert und - in seiner ausgearbeiteten Form - diese bedroht.

1. Der Zerfall der Klinik

Die Medizin als klinische Wissenschaft ist unter Bedingungen entstanden, die zugleich mit ihrer historischen Möglichkeit den Bereich ihrer Erfahrung und die Struktur ihrer Rationalität abgrenzen. Letztere bilden ihr konkretes A-Priori, das man jetzt ans Tageslicht bringen kann; vielleicht weil eine neue Erfahrung der Krankheit im Entstehen begriffen ist, welche die Möglichkeit eröffnet, jene, die sie in die Vergangenheit hinabstößt, historisch und kritisch zu begreifen.

M. Foucault

Die Medizin ist eine Insel im Ozean der politischen Leidenschaften: So wollte es in Griechenland eine imaginäre Kartographie der Wissenschaften; jede Kur verband sich mit einer Wallfahrt, die Behandlung erforderte ein Exil und der Umgang mit Äskulap eine Entfernung von der Geschäftigkeit der Stadt. Der Weg nach Epidaurus oder die Straße von Pergamon+ (1) waren mühsam. Die Kranken konnten vor ihrer Ankunft dort ihr Leben lassen. Wenn sie trotzdem ankamen, hatten die Götter schon gesprochen. Im Abaton+ schliefen sie einen unruhigen Schlaf. Während der Inkubationszeit verbrannten die Priester Duftstoffe, rasselten mit Schellen, weckten sie manchmal auf, um sie zu erschrecken, indem sie in ihrer Nähe heilige Vipern zischen ließen. Die Patienten träumten: der Inhalt ihrer Träume verriet eine Diagnose. Sie blieben allein in ihrem Leiden. Wenn ganze Städte litten, sandte man an den Toren einen "Pharmakos" aus, einen Sündenbock, beladen mit Verunreinigungen, Sünden und Entweihungen. In ihren vielfältigen Konflikten kannte die athenische Gesellschaft nur eine Haltung gegenüber der Krankheit. Die Ökonomie der Gesundheit erlaubte keinerlei Verschwendung.
Sehr viel später entstand die Ahnung von einer unauflöslichen Beziehung zwischen der Lage einer sozialen Klasse und den Auswirkungen oder der Schwere der Krankheiten, durch welche sie dezimiert wurde: "Wenn ich recht zusähe, so würde ich immer finden, daß die Unglücksfälle des Lebens an den oberen und unteren Teil der Menschheit verteilt sind, daß aber der mittlere Stand am wenigsten zu leiden hat und nicht so vielen Übeln ausgesetzt ist wie der höhere oder niedere Teil der Menschheit; nein, nicht so vielen Unbehagen und Gebrechen des Leibes und der Seele unterworfen wie diejenigen, welche durch lasterhaftes Leben, Üppigkeit und Ausschweifungen auf der einen Seite oder durch harte Arbeit, Mangel am Notwendigen und schlechte oder ungenügende Ernährung auf der anderen Seite Krankheit und Ungemach über sich bringen, als natürliche Folge ihrer Lebensweise." (2)
Aber wenn Daniel Defoe schon, ohne es zu wissen, die medizinische Ethik der bürgerlichen Gesellschaft benannte, so konnte allein die Revolution das Unterordnungsverhältnis begründen, welches den Bereich der Medizin mit der Macht einer herrschenden Klasse verband. (3)
Die Hypothese einer Interdependenz zwischen dem Status der Medizin und den politischen Manifestationen der aufsteigenden französischen Bourgeoisie angesichts der Fesseln der Feudalität und den Forderungen einer weniger belasteten Bauernschaft erscheint wahrscheinlich. Man muß ein ähnliches Vorgehen versuchen, um die gegenwärtige Agonie der Klinik aufzudecken, welche gegenüber der industriellen kapitalistischen Entwicklung veraltet ist.
Der ökonomische Bereich des Gesundheitswesens, die Organisation der Versorgung und die Sprache der Medizin, die den verschiedenen Erscheinungsformen einer ökonomischen Konzentration ohnegleichen nicht mehr angepaßt sind, machen eine spektakuläre Wandlung durch, die zum Ausdruck kommt in der Reform des medizinischen Studiums, der direkten

Programmierung der Investitionen im Gesundheitswesen und im zunehmenden Schwinden des professionellen Liberalismus. Alle diese inneren Brüche markieren *das Ende einer ganz bestimmten Periode der Geschichte der Medizin*, in deren Verlauf die medizinische Körperschaft zusammen mit ihrer "Freiheit des Praktizierens" einen beträchtlichen Teil ihrer Privilegien und Vergünstigungen, einen in der sozialen Hierarchie hoch angesehenen Beruf, einen Bereich des durch eine hermetisch exklusive Sprache beglaubigten Wissens und das Ritual einer unveräußerlichen Praxis hat bewahren können. *Es ist das unteilbare Ganze des Seins, des Erkennens und des Tuns, welches die Klinik begründet.*

Foucault beispielsweise sieht die Bedingungen ihrer Entstehung mehr in der raum-zeitlichen Orientierung des medizinischen Betriebs, in der Organisation einer *spezifischen Beobachtungsweise für den Therapeuten*, als in den Wendepunkten des technischen oder wissenschaftlichen Fortschritts.

Weder die Autopsie+ noch das Mikroskop, noch die Auskultation+ erschütterten grundlegend Art und Weise des medizinischen Vorgehens; die Praxis der Versorgung entzog sich sogar den sozialen Reformen, welche die Bedeutung dieser Entdeckungen nach wie vor auf ein Unternehmen begrenzten, in dem partikulare Gesichtspunkte, Absichten und Interessen vorherrschen. Der Konvent und später das Direktorium bereiteten durch ihre häufig widersprüchlichen Dekrete der Klinik das Bett. Die Bourgeoisie weist dem Arzt ein neues Feld und eine neue Betätigungsweise zu, indem sie seine soziale Funktion ändert, indem sie seine Zuständigkeit garantiert, indem sie ihm die Aufgabe überträgt, die Epidemien einzuschränken, die Ansteckung zu kontrollieren und ganze Gebiete zu beschützen. Das Krankenhaus mußte von da an Kranke, die von ihrem neuen Recht auf Behandlung Gebrauch machen, sammeln, auswählen, vergleichen und es durch die Anwesenheit von Helfern am Kopfkissen des Patienten ermöglichen, die Entwicklung des Übels aufzuzeichnen. Was sich bei einem horizontalen Schnitt durch die symptomatischen Elemente als Auffälligkeit zeigte, entfaltete sich zu differenzierten Symptomen, die sich statistisch wiederholen und diachronisch ergänzen.

Das Krankenhaus wurde zum Ort eines stillschweigenden Vertrags; die Bourgeoisie übernahm es, sich um die Armen zu kümmern; die Hospitalisierten geben ihren Körper und ihr Leben für die therapeutische Erfahrung, für Beobachtungsweisen und Behandlungsmethoden, von denen sich die reiche Klasse ihr eigenes Wohl erhofft. Die Institution liefert den Rahmen für die Bedeutungen der Krankheiten. Sie verändert die Logik des Einteilenden, das nosographische+ System, und erzeugt jenseits jeder ursprünglichen kategorialen Reflexion die Begriffe einer *medizinischen Episteme*.+ Die Symptome gelten nicht mehr durch ihre Intensität und die ihnen eigenen Abstufungen, sondern durch ihre Gruppierung in einem Ineinandergreifen von Zeichen; und einzig deren Kette ruft eine spezifische pathologische

Systematik hervor. Die Abfolge, die Anordnung, der Rhythmus der Enthüllungen kündigen die Spuren einer Geschichte an. Die Krankheit wird erzählt wie das Leben; sie hört auf, das zu sein, was man sehen kann und sie ist noch nicht, was man begreift. Die Klinik ist gleichzeitig Ort und historische Dimension einer Anerkennung: Da ist die klinische Institution mit ihren architektonischen Abteilungen (Pavillons, Blöcken, Gemeinschaftsräumen, Speisesälen, Büro, Wäscherei, Kleiderraum und Apotheke), ihrer beruflichen, hierarchischen Organisation (Chefärzten und Assistenten, Aufsehern, Pflegern, Essensträgerinnen, Krankenträgern), ihren Funktionsgesetzen; und auf der anderen Seite eine humanistische Ideologie, eine Beobachtungs- und Einteilungsweise gegenüber dem, der leidet, ein Vorgehen des Verstandes angesichts der Verwirrung eines anderen, eines Bittenden, Klagenden, der doch nur der beunruhigende Träger einer tödlichen Botschaft ist. Jede Gesellschaft verdichtet in ihren Mythen und in den Aufgabenstellungen der spezialisierten Wissenschaften die gegen das beängstigende Rätsel des Lebens und des Todes abgesonderten Abwehrstoffe. Die Medizin spricht dieses Mysterium aus - und treibt es gleichzeitig aus. Die Symptombeschreibung hebt über die Information hinaus den Alptraum der Todverfallenheit auf die Ebene der Sprache. Selbst was uns erschreckt, läßt sich auf seine Bedeutung zurückführen. Bei ihrem monopolistischen Vorgehen muß die Klinik die Kette genau an dem Punkt schließen und zusammenhalten, wo Schöpfung und Tod sie unwiderruflich zerbrechen könnten. Mehr als ein Zugang bildet sie sich als Abwehr; ein durch Größe, Gründlichkeit und Fortbestand beeindruckendes Mauerwerk verweist all das in die Barbarei, was an der Symbolik ihrer Allmacht abprallt.

Aber seit in der westlichen Welt von Medizin die Rede ist, haben die verschiedenen sozialen Klassen im Sinne ihrer Interessen die Substanz eines herrschenden Wissens umformen müssen, das sich so zunehmend loslöste von den verschiedenen therapeutischen Praktiken, die es aufrecht erhielten.

Im klassischen Griechenland war die Aufmerksamkeit des Praktikers vollständig auf die natürliche Heilkraft des Körpers, auf den Mechanismus der paarweise verbundenen Säfte (Blut, Schleim, gelbe und schwarze Galle) gerichtet, durch dessen Störungen (Dyskrasie) die verschiedenen Erkrankungen erklärt werden konnten. Urin- und Kotausscheidungen, Schweiß, Auswurf oder Eiter waren die Mittel des Ausstoßes von Überschüssen; die Heilung fiel zusammen mit einer Rückkehr zum Gleichgewicht der Säfte (Eukrasie). Die hippokratischen Schulen gelangten zur Vorstellung eines festen, unbeweglichen, mit seinen eigenen Säften durchtränkten Körpers. Galen (4) entwickelte die therapeutischen Konsequenzen des Systems, indem er den Menschen die natürlichen, unter dem Gesichtspunkt ihrer physisch- chemischen Qualität beschreibbaren Elemente zuordnete. Er kam zu einem in seinen Anweisungen relativ genauen pharmakologischen System, das die mittelalterliche Medizin so stark beherrschte, daß es den spekulativen Anteil der epikuräischen Methodologen (5) und die empirischen Entdeckungen der alexandrinischen Schule beseitigte. Aber diese Medizin machte schon Unterschiede - und diese nicht nur in ihrer Praxis - je nach der sozialen Herkunft des Patienten. Die Sklaven konnten keine Versorgung durch die in Kos, Knidos, Kyrene oder Sizilien ausgebildeten Äskulapjünger erhalten. Meistens vertrauten sie ihre Leiden Quacksalbern, ehemaligen Sklaven von Ärzten, an. Da die verbale Kommunikation fast auf nichts reduziert war, entstand eine intuitive und stereotype Therapie, die auf die Norm, auf das natürliche Modell, auf die "Physis" hin orientiert war. Auf der anderen Seite beschreibt Platon die Medizin der freien und reichen Menschen als ein komplexes System, das gleichzeitig pädagogische Methoden (man belehrte den Patienten und seine Umgebung), die psychagogische Suggestion (eine "schöne Rede" mußte das Vertrauen des Kranken erwirken, um die Wirksamkeit des Medikaments sicherzustellen) und vor allem die biographisch- individuelle Anwendung der Behandlung beinhaltete. All das erforderte Zeit und Geduld, Behaglichkeit und Muße - Reichtum; und auf Seiten des Arztes eine Haltung, in der sich schon die "abwartende Heilmethode" abzeichnete. Der dritten, aus freien, aber armen Menschen bestehenden Gruppe konnte man nicht eine sorgfältige Behandlung des Übels angedeihen lassen: Hier war eine "resolutive" Medizin erforderlich, die sie entweder der *Polis* zurückgab oder sie unwiderruflich in das Königreich des Hades verbannte. Die athenische Gesellschaft übertrug die ihr zugrunde liegende soziale Schichtung auf den Körper: "Wollen wir nun nicht annehmen, daß auch Asklepios (Äskulap) dies erkannt und daher diejenigen, die in Bezug auf Natur und Lebensweise gesunden Leibes sind, nur aber eine Krankheit abgesondert in sich haben, - für diese und für eine solche Beschaffenheit die Heilkunst gelehrt, durch Arzneimittel und Schneiden die Krankheit auszutreiben und ihnen ihre gewöhnliche Lebensweise zu verordnen (...); daß er dagegen nicht versucht, Leiber, die innerlich durch und durch krank sind, durch diätetische Behandlung allmählich abzuschöpfen und wieder aufzugießen und so den Menschen ein langes und schlechtes Leben zu bereiten."(6)

Ebenso wie die Erscheinungsform der Krankheiten bestätigt die natürliche Ordnung die Klassenverhältnisse; ein und dasselbe Gesetz regelt die Bewegung des physischen Lebens und die Hierarchie des ökonomischen Status. Die Reichen und die Armen haben also nicht genau den gleichen Körper noch das gleiche sittliche und materielle Schicksal. Die Götter haben sie für ihre jeweiligen Rollen ausgewählt; sie bestimmen sie zu unterschiedlichen Fertigkeiten, die letzten Endes zusammenwirken, um sie ihrem Willen zu unterwerfen.

Während des Mittelalters rafften die Krankheiten blindlings Herren und Sklaven, Gebieter und Leibeigene hinweg. Die verheerenden Ströme der Pest, der Cholera, des Typhus, der Grippen überfluteten ganz Europa und schwemmten Millionen von Toten hinweg. Die häufigen Hungersnöte berei-

teten diese höllische Flut vor; die Mißernten waren die Vorboten. Die "barmherzige Christenheit" führte die Medizin auf den schmalen Weg der Demut, des Gebets und der Zwiesprache mit Gott und bewahrte das Wesentliche des galenischen Erbes. Die Störungen des Klimas und die Heftigkeit der Seuchen galten lediglich als Ausdruck ein und desselben Willens. Außer den Versuchen der gelehrten Ärzte, die im Dienst einiger Grundherren standen, bemühten sich einzig die Benediktiner darum, die alten Texte zu kopieren und den Armen und Fremden die Hilfe einer materiellen Therapie angedeihen zu lassen. Die Hospitäler entstanden mit dieser Berufung; aufgrund der geringen Bedeutung der Heilmittel kam es zu keiner gewissenhaften Beschreibung der Symptome, die universelle Erklärung des Übels beraubte die Medizin ihres konkreten Beobachtungsfeldes.
Paracelsus brauchte nur Gott durch sein Wirken in der Natur - Jahreszeiten, Klima, Gleichgewicht der Fauna, die Ordnung der Vegetation - zu ersetzen, um durch die makrokosmische Extrapolation der Krankheit eine lange, stumme Periode abzuschließen, in der die Hand und der Blick anderswo, in der Chemie der natürlichen Körper, der pflanzlichen Säfte und der unterirdischen Reichtümer tätig waren. Die Rezepte des Christentums gewann er aus der Praxis einer priesterlichen Kunst, die ihm heftige Kritiken gegen seine Verleumder eingab.
Paracelsus gründete die allgemeinen Züge seiner Axiomatik auf den Isomorphismus+ des gesunden oder kranken Menschen und der Natur. Eine subtile, phantastische Architektur verbindet korrespondierende Elemente, und die Analogien dienen gleichzeitig als Bild der Vorstellung, der kausalen Erklärung, ja sogar der therapeutischen Anleitung: "Du sollst bei deiner Kunst nicht sagen:'die Melisse ist ein Kraut für die Gebärmutter und der Majoran für den Kopf.' Das ist das Gerede von Toren. Ihre Wirkung hängt von Venus und Luna ab. Sie muß verbunden werden mit der Gegenwart eines günstigen Himmels, wenn du willst, daß ihre Wirkung deinen Absichten entspricht."(7)
Diese Dialektik ist dennoch nur scheinbar; sie ist nur eine Äußerlichkeit. Der Eisenrost ist wie das Beingeschwür; nicht daß ein gemeinsamer chemischer Prozeß den gemeinsamen Mechanismus allenfalls (durch sukzessive Reduktion) erklären könnte, sondern weil die beiden Schädigungen, die des Metalls und die des Fleisches, in dem bevorzugten Bild der Ähnlichkeit in Erscheinung treten, und weil der Blick, der sie zusammenbringt, ihnen im Rahmen seines einzigen Wahrnehmungsgesetzes eine tiefe Identität beimißt: "Die äußeren Augen müssen die ganze Welt erforschen. Ihr sagt euch:'Das kommt vom Blut, das kommt von der Leber.' Woher kommen diese Luchsaugen, daß ihr das Blut und die Leber verantwortlich macht, deren Natur ihr nicht kennt. In der großen Anatomie ist das Blut lediglich das Holz. Das Holz ist nur ein Name. Es gibt ebensoviele Holz- wie Blutarten. Der Himmel erweckt die Bäume im Sommer. Er läßt sie im Winter einschlafen. Er regiert das Blut nach den gleichen Gesetzen. So sagt auch der wahre naturkundige Arzt:'Das ist eine Krankheit der Tere-

binthe, das ist eine Krankheit des Nieswurz, das ist eine Krankheit des Bergweidenbaums' und nicht: 'das ist Entzündung, das ist Bronchitis, Rheumatismus, Schnupfen oder Katarrh'. Diese Ausdrücke haben keine medizinische Grundlage. Man muß mit Hilfe des Namens gleichartiges verbinden, und die medizinischen Werke beruhen auf diesem Vergleich. Kurz, der Arzt enthüllt in den Krankheiten die tiefsten Geheimnisse." (8)
Einzig eine lange Askese kann zum medizinischen Wissen führen: "Der Arzt enthüllt nämlich das Geheimnis des Firmaments und der Erde. Er kennt die Geheimnisse der Natur und gibt sie den anderen Gelehrten weiter. Die Philosophie umfaßt also alle Glieder und alle Verbindungen, die Gesundheit und die Krankheit. Man muß es lernen, außerhalb des Körpers die Urinausscheidungen zu beobachten, den Puls im Firmament, die Physiognomie in den Sternen und die Handlinien in den Mineralien. Der Eurus und der Zephir erklären die Atmung. Die Fieber finden sich in den Erdbeben etc. Er sieht und erkennt alle Krankheiten außerhalb des Menschen." (9)
Paracelsus fordert die Medizin zum Studium des "Weltalphabets" auf. Die erforschten Zeichen werden ihm später, bei einer Rückkehr zum Körper, der nicht mehr unbefleckt sein wird, dienlich sein. Sie werden dem Praktiker die universellen Schlüssel des Übels geben.
Kann man in diesem vollkommenen Nichtwahrnehmen der individuellen Faktoren, welches die Gesamtheit dieses Wissens kennzeichnet, den letzten Ausbruch einer Medizin verkennen, die blind ist für die Ungleichheit gegenüber der Krankheit und dem Tod?
In der Renaissance beginnt sich die Medizin eine materielle Vorstellung von Gesundheit zu schaffen und lehnt sich dabei an die Gesamtheit des zeitgenössischen philosophischen und wissenschaftlichen Denkens an. Die Wahrheit des menschlichen Körpers, Ausgangspunkt der medizinischen Fragestellung und Ziel ihrer Spekulationen, äußert sich allein in diesem selbst; in der Anordnung seiner Teile, dem Funktionieren seines Apparats, den Äußerungen seiner physisch- chemischen Wirkungen.
Wenn Descartes die Prinzipien seines Funktionierens entwirft, verallgemeinert er eine analogische Methode, die den Körper des Menschen zu den Kräften und Eigenschaften der seinem Erfindergeist entsprungenen Apparate analog setzt: "Dies wird dem keineswegs sonderbar vorkommen, der weiß, wie viele verschiedene *Automaten* oder bewegungsfähige Maschinen menschliche Geschicklichkeit zustande bringen kann, und dies unter Verwendung nur sehr weniger Einzelteile verglichen mit der großen Anzahl von Knochen, Muskeln, Nerven, Arterien, Venen und all den anderen Bestandteilen, die sich im Leibe jedes Tieres finden. Er wird diesen Leib für eine Maschine ansehen, die aus den Händen Gottes kommt und daher unvergleichlich besser konstruiert ist und weit wunderbarere Getriebe in sich birgt als jede Maschine, die der Mensch erfinden kann." (10)
Eine Struktur symbolischer Beziehungen verbindet hier in einer außergewöhnlichen Übersteigerung der Metaphern und Homologien den Menschen und seine Produkte. Jede der wissenschaftlichen Entwicklungsstufen, die

den Blick immer tiefer eindringen lassen, findet ihren Ausdruck in einer offenkundig vom Modell der Maschine beherrschten Sprache. Die minutiöse Anatomie von Vesale+, die kardio-vasculare+ Zirkulation von Harvey+ die Studien über die Fortbewegung der Tiere von Borelli+ - all das ist geprägt von dieser inneren Notwendigkeit der wissenschaftlichen Ausdrucksform, die geeignet ist, ihren Fortschritt zu verzögern. "E p i s t e m o l o g i s c h e s H i n d e r n i s" wird Bachelard diese offensichtlich unbewußte Beziehung nennen, die von da an die beiden Beschreibungen, der menschlichen Physiologie und der Welt der Maschinen, beherrschen sollte in einem Hin und Her, dessen täuschende Entsprechungen den Rang wissenschaftlicher Ausdrucksform einnehmen sollten: "Zuallererst wird das Fleisch im Magen dieser Maschine verdaut kraft verschiedener Flüssigkeiten, die dadurch, daß sie zwischen die einzelnen Teile eindringen, sie trennen, sie bewegen, sie erwärmen, wie es das gewöhnliche Wasser mit dem Kalk oder die Säure mit dem Wasser tut." (11)
Descartes nennt "Maschine" jeden anatomisch physiologischen Teil, den er zwecks erschöpfender Beschreibung seines inneren Uhrwerks isoliert. Der Ursprung der Krankheiten muß nach ihm in den Unvollkommenheiten der Zusammenfügungen, den festgefahrenen Mechanismen, in der Diskontinuität der Hämodynamik+ der "Lebensgeister" gesucht werden. Mehr noch: Die Verbindungen zwischen Körper und Geist machen für Descartes das Vorhandensein der beide betreffenden "Leidenschaften" notwendig, in denen sich gleichzeitig die Fehlerhaftigkeit der körperlichen Funktion und die Exzesse der Gefühle auswirken. Eine elementare Energetik, die durch die Herzverbrennung in Gang gehalten wird, verteilt die Wärmeelemente, die unentbehrlich sind für das Funktionieren dieser "Werkstatt", in der die ungeordneten Begriffsapparate des Kochs, des Gärtners, des Goldschmiedes und des Uhrmachers verschmolzen werden; was die Physik für die Weiterentwicklung des Handwerks beiträgt, kann sie zweifelsohne auch für die Erkenntnis der Krankheiten geben, "denn sie (die allgemeinen Grundbegriffe der Physik) haben mir gezeigt, daß es möglich ist, zu Kenntnissen zu kommen, die von großem Nutzen für das Leben sind, und statt jener spekulativen Philosophie, die in den Schulen gelehrt wird, eine praktische zu finden, die uns die Kraft und Wirkungsweise des Feuers, des Wassers, der Luft, der Sterne, der Himmelsmaterie und aller anderen Körper, die uns umgeben, ebenso genau kennen lehrt, wie wir die verschiedenen Techniken unserer Handwerker kennen, so daß wir sie auf ebendieselbe Weise zu allen Zwecken, für die sie geeignet sind, verwenden und uns so zu Herren und Eigentümern der Natur machen könnten. Dies ist nicht nur für die Erfindung einer unendlichen Zahl von Kunstgriffen zu wünschen, die uns ohne jede Mühe zum Genuß der Früchte der Erde und aller Annehmlichkeiten auf ihr verhelfen würden, sondern vor allem auch für die Erhaltung der Gesundheit, die ohne Zweifel das erste Gut und die Grundlage aller anderen Güter dieses Lebens ist." (12)
Damit die Medizin aus der Arbeit der Ingenieure, der Chemiker, der Phy-

siker der Optik (und später der Elektrizität) Nutzen ziehen konnte, war es notwendig, daß die alte Beziehung des Menschen zu den natürlichen Dingen sich verwischte zugunsten des Aufstiegs eines vermenschlichten Universums, in dem die wesentlichen Bezugspunkte der Selbsterkenntnis viel mehr in den Instrumenten der Naturbeherrschung und der Produktion als in den natürlichen Phänomenen und ihren metaphysischen Erklärungsprinzipien lagen. Descartes und später La Mettrie (13) leiteten eine Periode von Systemen ein, die im Werk von Broussais (14) ihren Gipfelpunkt erreichte. (15)
Die Versuche der Systematisierung wurden begleitet von einer Ausarbeitung der Nosographie. Parallel zu den Taxonomien+ von Buffon+ oder Jussieu+ unternahmen die Ärzte den Versuch einer Kategorisierung der krankmachenden Substanzen. Boissier de Sauvages+ unterschied zehn Klassen von Krankheiten (Pathologia Medica, Lyon, 1759) und Linné teilte in elf Typen ein (Genera Morborum, Upsala, 1763). Man kann den Historikern, die diese Grammatiker des Übels verachten, nicht zustimmen: "Dieses lobenswerte Unternehmen war unglücklicherweise verfrüht: Bevor man die menschlichen Krankheiten ordnete und gruppierte, wäre es notwendig gewesen, sie mit genügender Genauigkeit zu kennen. Das war zu der Zeit nicht der Fall - oder fast nicht: Was die Mehrzahl der großen Ärzte mit dem Namen Krankheit bezeichnete, stellte meist nichts anderes dar als das mehr oder weniger zufällige Zusammenfassen disparater Symptome." (16)
Es ist wenig wahrscheinlich, daß der Fortschritt des Wissens jemals der positivistischen chronologischen Ordnung gefolgt ist, welche diese Autoren fordern. Ihre Geschichte der Medizin verfängt sich in der gleichen Sackgasse wie die verschiedenen philosophischen Chronologien, die selten fähig sind, aufeinanderfolgende Strukturen des logischen Denkens herauszuarbeiten und noch weniger diese auf die politischen Perioden der gesellschaftlichen Entwicklung zu gründen. Michel Foucault zeigt an der Wurzel jeder Organisation des Wissens die Existenz tatsächlicher klassifikatorischer Konstellationen auf, die mit den verschiedenen zeitgenössischen Wissenschaften übereinstimmen. Der Biologie, der Grammatik oder der Ökonomie (17) gemeinsame epistemische Netze bilden sozusagen ein Grundgewebe, welches die mathematische Ursache für eine Entwicklung des Wissens darstellt. Es ist von daher ziemlich illusorisch, von den wissenschaftlichen Gewißheiten die Möglichkeit einer Systematik zu erwarten; erst die Orientierung der Vorstellungen gibt die Möglichkeit, die Tatsachen wissenschaftlich zu interpretieren. Der Primat der logischen Organisation der beobachteten Gegenstände gibt seine Bedeutung auf die Bedingungen der Beobachtung weiter, ob nun dieses dem Gesichtspunkt des Staates (wie in den demographischen und gesundheitlichen Statistiken von Süßmilch im Jahre 1740) oder dem der Institution (Bericht über den Zustand der Gefängnisse, Krankenhäuser und Arbeitshäuser von Howard im Jahre 1777) den Vorzug geben.

Die massive industrielle Konzentration der kapitalistischen Gesellschaften des 20. Jahrhunderts, die in ihren imperialistischen Angriffen herangereift sind, und die sich gleichzeitig mit einem heterogenen Block ihnen gegenüberstehender Kräfte konfrontiert sehen (die sozialistisch genannten Systeme, die nationalen Befreiungsbewegungen, die innere revolutionäre Bewegung) macht eine ganze Anzahl veralteter institutioneller Sektoren überfällig.
Im Bereich der Medizin werden die Praktiker zunehmend gezwungen, ihre ökonomische Rolle zu spielen; ihre Funktion, die kontrolliert wird von einer immer mehr anwachsenden Verwaltungsmaschinerie, nimmt jetzt offenkundig ihren Platz im System der Produktion ein. Der ärztliche Liberalismus wird überlagert von der Entwicklung anderer sozialer Formationen. Die Instrumente der Diagnostik und der Behandlung, die Produktionsmittel der Versorgung, sind auch komplexe und kostspielige Produkte der Industrie; als den Gesetzen der Amortisation unterliegende Maschinen erfordern sie finanzielle Konzentrationen, die einzig mit den klinischen Institutionen vereinbar sind.
Der private Sektor, der vom klinischen System abhängig geworden ist, kopiert von diesem die wesentlichen Züge seiner Praxis und die Form seiner theoretischen Voraussetzungen. Um das klinisch - universitäre Zentrum herum bildet das Netz von Krankenhäusern der zweiten Kategorie, von lokalen Versorgungszentren und Polikliniken eine gewisse Anzahl von Vermittlungen zwischen dem "Gesundheitsdienst" und dem isolierten Arzt. Zu dem Fluß von Anforderungen, die von den Kranken ausgingen und an den Praktiker gerichtet waren, kommen jene hinzu, welche die Ärzte an das klinisch - universitäre Zentrum richten.
Dieses Zentrum ist für unsere Epoche, was die ersten Spitäler für den Konvent waren. Es leitet, koordiniert und verändert die Vielzahl der individuellen Akte der privaten Praktiker. Die nachuniversitäre Ausbildung verstärkt noch diese Kontrollfunktion, indem sie eindeutig den Ort der Beherrschung des Wissens festlegt, und die außerklinische Körperschaft zum Brachfeld des medizinischen Wissens, zum verstreuten Objekt einer beständigen Ausbildungssituation bestimmt.
Wenn die von Professor Debré+ in Angriff genommene Reform die pädagogische Dualität von Klinik und Fakultät aufhebt, so verstärkt sie die Verbindungen zwischen dem konzentrierten Sektor (Klinik) und dem verstreuten Sektor ("niedergelassene" Ärzte) und verfestigt damit ohne Zweifel noch für einige Zeit die klinische Vormachtstellung, welche sich seit dem Beginn des 19. Jahrhunderts abgezeichnet hatte.
Aber die Klinik bricht schnell mit dem traditionellen Vokabular der Medizin und verlagert den Herd ihrer Forschungen und die Zielsetzung ihres Eingreifens. Der Untersuchung geht es nicht mehr darum, an der Oberfläche des Körpers, mit den Möglichkeiten des Abtastens, die aufschlußgebenden Elemente des Übels zu erbringen. Sie überschreitet die Grenze, an der sich von alters her die Anzeichen der Krankheit ablesen ließen und

sucht in den Hohlräumen der Organe (Endoskopie+) oder in deren histologischer+ Organisation (anatomische Pathologie) die schadhafte Substanz. Aus der nachprüfenden - logischerweise mit dem Tod zusammenfallenden - Autopsie entwickelt sich der Raub lebender Substanz durch die Biopsie+. Der Arzt errät nicht mehr die Ursache, er sieht und erkennt sie in der Architektur der Zellen, in der Form, der Färbung und der Art der Elemente des Zellkerns oder des Protoplasmas, in der Anordnung und Kombination der Grundgewebe eines jeden Organs.
Das alte Gewißheit gebende pathognomische Zeichen erscheint altmodisch, verglichen mit dieser äußersten Annäherung an die Ursache. Was der Forscher durch das Mikroskop entdeckt, erklärt die reiche in der Klinik enthaltene Lexikographie der Symptome für ungültig; der leicht zugängliche fundamentale Defekt macht die Tausend und eine Technik hinfällig, die in der konstanten Ausarbeitung eines mehr und mehr unterscheidenden Sensoriums neue Anzeichen, zusätzliche Elemente und ergänzende feinere Unterschiede akkumulierte.
Die Gebiete, in denen die verschiedenen Symptomenkomplexe in Bündeln zusammengefaßt und so zu den gleichen Krankheitsfamilien vereinigt werden, erweitern sich beständig. Die Pathologie findet nicht mehr in den verschiedenen Organen und Funktionen einen gemeinsamen zureichenden Grund, um ihre Erscheinungsformen in einem einheitlichen System zu vereinigen. Die moderne Embryologie ordnet die Krankheiten der Haut oder der Nerven den gleichen ektodermalen+ Veränderungen zu. Gefäßstörungen und Muskelaffektionen werden vom Histologen im Schmelztiegel der Kolagenosen+ vereinigt. Die Biochemiker ordnen in den Bereich der Stoffwechselkrankheiten Affektionen der Niere, des Bluts und des Gehirns ein. Die Immunologie entdeckt fundamentale Mechanismen, die Krankheiten gemeinsam sind, welche alle möglichen funktionalen Sektoren des menschlichen Körpers betreffen. Die Suche nach der Ursache, gestützt auf die Elektronik oder die molekulare physikalische Chemie, fördert eine immer stärker atomisierte "Schädigung" zu Tage, und sie verteilt die Klassifikation der Zeichen und Symptome der scheinbar am besten in sich abgegrenzten Pathologien neu auf der Ebene der Organe.
Die therapeutische Wirksamkeit läßt kein unnötiges Abwarten zu. Die Ära diagnostischer Perfektion ist vorbei; von der Krankheit entwirft man nicht mehr die Geschichte, sondern synchrone Konturen, die ausreichen, um die therapeutische Aktion auszulösen. Die zeitliche Struktur des Syndroms verschwindet in der Verworrenheit der ihm eigentümlichen, durch die Behandlung eingeführten Zeichen und geht über in dialektische und rückwirkende Heilungs- und Stabilisierungsformen. Die Krankheitsentwicklung löst sich von ihren vorgeblich "natürlichen" Eigenschaften; die Krankheit gliedert sich nicht mehr - wie in der alten Medizin - in ihre Phasen - das Prodromstadium, den Krankheitsausbruch, den Höhepunkt und das Abklingen. Ein Kampf ist aufgenommen worden, der das beschreibende Wissen vernachlässigt und dahin tendiert, seine Wirksamkeit in Maßnahmen

zu erweisen.

Das ist aber nicht der einzige Grund, der die Klinik in gewisser Weise zu einem veralteten Instrument für den Praktiker macht.

Solange die heilende Handlung, die das Symptom einkreiste, sich auf seine gedanklich rekonstituierte Ursache richtete, verband eine ununterbrochene Linie die Untersuchung mit der therapeutischen Maßnahme. Die Korrespondenz, die exakt, weil statistisch war, galt als individuelle Sicherheit für jeden einzelnen Fall. Das Angebot und die Nachfrage entsprachen sich in einer Vielzahl von Zweierbeziehungen.

Die Prophylaxe, die Impfungen, die kollektive Medizin in all ihren Formen haben diese abgesonderten therapeutischen Handlungen zerbrochen, indem sie deren Interdependenz aufgezeigt haben. Die Bereicherung der Pathogenese[+] hat den Rest besorgt. Man kann sich damit zufrieden geben, eine ausbrechende Zirrhose zu behandeln; trotzdem zieht man es manchmal vor, die Vergiftung selbst, die ihr zugrunde liegende neurotische Struktur, das Gebiet ihrer Wahl, ihr Milieu, ihren ökologischen Rahmen direkt anzugehen. Die Diagnose und die prognostische Abschätzung folgen dem verschlungenen Ablauf eines *Dramas*, das sich niemals in der gleichen Weise wiederholt und - wie schon Politzer[+] bemerkte - die ganze spezifische Dichte einer Biographie, einer menschlichen Geschichte enthält. Der Praktiker muß sich mit der Familie des Alkoholikers auseinandersetzen, mit seinem Arbeitsmilieu, seinen sozialen Spannungen, seinen Zukunftsaussichten, seinen Meinungen, der Art und Weise seines politischen Selbstverständnisses; kurz, mit seiner Stellung im Ablauf der geschichtlichen Ereignisse, die über eine Vielzahl von Vermittlungen sein individuelles Schicksal bestimmen. Jede Bedingung dieser Exploration kann ihr Gewicht in der Bewertung der Krankheit und in der Arbeit der Heilung haben.

Hier verfehlt die Klinik ihr Ziel; sie verkleidet die Krankheit mit der Uniform ihrer anerkannten Zeichen, karikiert sie und reduziert sie mitunter auf eine Anhäufung von Elementen, die der Arzt gegen den Willen seines Kranken aufgreift, ohne sein Eingeständnis und ohne einen Beweis dafür zu haben. Das Vorgehen der Klinik erinnert an die polizeiliche Ermittlung, an die Lösung eines Rätsels: Es erfordert Spuren, die frei sind von jeder Verfälschung; die gewissenhafte Versiegelung einer Untersuchung, bei der der Therapeut ständig Gefahr läuft, ungeschickterweise seine Fingerabdrücke zu hinterlassen.

Solange es um eine *Wissenschaft des Beobachtens*, um eine Eichung und einen Katalog des Gesehenen, geht, scheint die strukturelle Homologie der medizinischen Aussage und der Institutionen intakt; sie isoliert kohärente Einheiten tatsächlicher semantischer Systeme voneinander, die auf verschiedene Momente und Orte des sozialen Lebens und des Produktionsprozesses verteilt sind, und artikuliert die Schranken der Sprache und der Geschichte aufgrund gängiger Entsprechungen und wahrscheinlicher Vermittlungen.

Die Immanenz des Signifikanten in der Materiatur des Körpers und des

Handelns, die von Freud enthüllt worden ist, annulliert vollkommen alles, was sich um eine strenge Organgenese herum gebildet hat. Der Bruch, der in der Entwicklung des medizinischen Wissens durch die "Abhandlungen über die Hysterie" entstanden ist, ist gleichzeitig diskret und total. Geringfügig, wenn der Arzt mehr als in der Vergangenheit seinen Kranken zur geheimnisvollen Arbeit an der Anamnese auffordert. Total, wenn zum ersten Mal die gesamte Textur der Redeweise die kritische Aufmerksamkeit des Praktikers in Anspruch nimmt. Indem sie so den Gang einer Wissenschaft der Interpretation einnimmt, und dies in dem Maße, wie sie beständig durch ein sie begründendes Postulat zur völligen Ausschöpfung des Gesprochenen, zur Fülle der Botschaft, zur Überfülle der signifikanten Assoziationen vorstößt, annulliert die Psychoanalyse unwiderruflich die programmatische Selektion der klinischen Sprache.

Gegen die nosographische Umwälzung, die der Medizin von einer ärztlichen Praxis, deren Zielsetzungen sich grundlegend geändert haben, nahegelgt wird, verteidigt die Klinik ihre Integrität. Jeder neue Zugang zur Krankheit wird auf den begrenzten Bereich der Spezialgebiete beschränkt. Die Symbolpsychologie beschwört die Existenz eines ursprünglichen psychischen Relais bei der Auslösung oder der "Wahl" einer Krankheit: die "Psychosomatik" macht daraus ihren spezifischen Gegenstand. Die soziologischen Abhandlungen entdecken die Bedeutung der Berufsausübung für die Entstehung pathologischer Entitäten; man spricht dann von Arbeitsmedizin. In beiden Fällen speisen neue Forschungsgebiete die Klinik mit besonderen Erkenntnissen, die so endgültig dem Ganzen, in das sie sich integrieren, untergeordnet werden. Als Gegenleistung behält die Klinik ihr didaktisches und explikatives Übergewicht; sie nimmt das, was in die Zuständigkeit der Kritik der Grundlagen der Medizin, der Analyse der realen Ursachen der Krankheit fällt, in das Gebiet der nosographischen Besonderheiten auf.

Wenn man die Hypothese einer psychosomatischen Verursachung des Hyperkortizismus + der Nebenniere aufstellt, unterstreicht man die Rolle des psychischen Apparats bei der Genese dieser endokrinologischen Störung; gleichzeitig aber steckt man ein pathologisches Gebiet ab, das unberührt ist von jeder Bestimmung durch das Unbewußte (oder ganz allgemein durch das Psychische). Von der Silikose +, von der Neurose der Zugführer (die den Anforderungen der automatischen VACMA-Lokomotiven unterworfen sind), von Bleikoliken oder Chlorvergiftungen reden, läuft allemal darauf hinaus, vermittels einer detaillierten Beschreibung der Krankheitsbilder das zentrale Problem der entfremdeten Arbeit in der kapitalistischen Gesellschaft zu eliminieren.

Aber der Anachronismus der medizinischen Sprache würde nicht ausreichen, das Urteil über sie zu sprechen, wenn sie lediglich in Widerspruch mit den Forderungen der Massen und des Proletariats geriete. Die bürgerliche Gesellschaft weist der Medizin im Zeitalter des Imperialismus neue geschichtliche Aufgaben zu. Die medizinische Ökonomie hat die Ten-

denz, einem weiten Bereich der Prophylaxe den Boden zu bereiten, dessen "sozial" genannte Wissenschaften abhängiger zu sein scheinen als die traditionelle Klinik. An die Stelle des diagnostizierten Kranken tritt der potentiell Kranke als demographisch und statistisch virtuelles, als voraussehbares und vermeidbares Faktum.
Die Klinik, die Institution der Untersuchung und Beobachtung, wird ohne Zweifel ihre relative Bedeutung im Netz der medizinischen Strukturen verringern müssen, welche den Kampf an den Wurzeln der Krankheiten aufnehmen und sich daran machen, sie auf ihrem eigenen Gebiet, dem des Stadtviertels, der Fabrik, der sozio-professionellen Gruppe, der "Kollektive", auszurotten.
Die Verteidigung einer liberalen Praxis geht im übrigen über die Institutionalisierung von Gruppen von Omnipraktikern auf der Suche nach den Vorteilen dieser minimalen Konzentration, welche durch die permanente Anpassungsfähigkeit ihrer medizinischen Handlungen an die Bewegungen eines schnell sich entwickelnden Wissens erforderlich wird.
Wenn die medizinische Gruppenpraxis nicht von diesen konservativen Tendenzen bestimmt ist, kann sie einem Kollektiv den Sinn einer therapeutischen Strategie geben und das Funktionieren des Sektors, des verstreuten Elements einer systematischen medizinischen Planung, entwerfen.
Die Verschiebung im Verantwortungsbereich der Medizin hat schon jetzt ihre modernistischen und technokratischen Interpreten, die bestrebt sind, die Auswirkungen seiner Krise einzudämmen. Die Schwärmerei für die Integration der medizinischen Schulen in "multidisziplinäre Universitäten", die Mode der "auf die Medizin angewandten Sozialwissenschaften" verdecken die zentrale Unsicherheit einer medizinischen Vorgehensweise, die weder ihre Grundlagen noch ihre Anhaltspunkte in derjenigen sozialen Praxis findet, die ihr von jetzt an zugefallen ist.
Es ist Aufgabe der revolutionären Organisation, sich diesen verschiedenen Verlockungen zu entziehen, sie vielmehr zu interpretieren und die Kritik einer "Kunst", die täglich besser den Interessen der herrschenden Klasse unterworfen wird, konsequent auf die Spitze zu treiben.

2. Ökonomie des Todes, Tod der Ökonomie

Neben den modernen Notständen drückt uns eine ganze Reihe verebter Notstände, entspringend aus der Fortvegetation altertümlicher, überlebter Produktionsweisen, mit ihrem Gefolg von zeitwidrigen gesellschaftlichen und politischen Verhältnissen. Wir leiden nicht nur von den Lebenden, sondern auch von den Toten. Le mort saisit le vif!

K. Marx, Vorwort zur ersten Auflage von: Das Kapital, Bd. I (MEW Bd. 23, S.12 ff.)

Man stirbt früher, schneller, unheilbarer in der Arbeiterklasse als in der Bourgeoisie; im Norden oder im Lothringischen Becken schneller als an der Mittelmeerküste. Die klimatischen Faktoren spielen überhaupt keine Rolle; das Gesetz der ausbeutenden Klasse spricht hier seine tödlichste Sprache.

Mit den wirtschaftlichen Investitionsplänen wird dieser Tatbestand institutionalisiert. Der Nationalrat des französischen Unternehmerverbandes gibt sich väterlich: "Die Notwendigkeit der Sozialversicherung ist unbestritten. Aber ihre unkontrollierte Ausdehnung darf nicht die wirtschaftliche Entwicklung beeinträchtigen. Sie darf auch die Einzelnen und die Gruppen nicht entmutigen, angesichts der fundamentalen Risiken der Existenz ihren Teil an Verantwortung zu übernehmen."

Man erkennt den Ton der Chikagoer Beerdigungsinstitute:"Sterben sie ruhig, den Rest besorgen wir." Die Gesellschaft übernimmt die Produktionssphäre, der Einzelne schlägt sich mit dem Tod herum. Man stirbt nicht als Belegschaft, die Agonie ist unteilbar, die Wunden lassen sich nicht verteilen. Aber die formale Freiheit, die es jedem Einzelnen überläßt, eine Strategie gegen das Übel zu bestimmen, wird auf der Ebene des Nationalhaushalts brutal zurückgenommen; dieser bildet den obligatorischen Rahmen der Ausgaben und die statistische Grenze der Investitionen im Gesundheitswesen. (1)

Seit der ersten Hälfte des 19. Jahrhunderts macht der Kapitalismus auf der Ebene der Produktionseinheiten die Erfahrung der Wirksamkeit dieses Kalküls. Die Ausbeutung der Kinder und vor allem der Waisen (die 5 Pfund pro Stück an die Fabrikbesitzer verkauft wurden) nimmt in England skandalöse Ausmaße an. (2)

In allen Produktionsbereichen verzeichnet Marx pathologische Syndrome, die direkt mit der Ausbeutungsform zusammenhängen: "Dr. J.T. Arledge, Oberarzt des North Staffordshire Krankenhauses, sagt: 'Als eine Klasse repräsentieren die Töpfer, Männer und Frauen (...) eine entartete Bevölkerung. Sie sind in der Regel verzwergt, schlecht gebaut, und oft an der Brust verwachsen. Sie altern vorzeitig und sind kurzlebig; phlegmatisch und blutlos, verraten sie die Schwäche ihrer Konstitution durch hartnäckige Anfälle von Dyspepsie, Leber- und Nierenstörungen und Rheumatismus. Vor allem aber sind sie Brustkrankheiten unterworfen, der Pneumonie, Phtisis, Bronchitis und dem Asthma. Eine Form des letzteren ist ihnen eigentümlich und bekannt unter dem Namen Töpfer-Asthma oder der Töpfer-Schwindsucht. Skrophulose, die die Mandeln, Knochen oder andere Köperteile angreift, ist eine Krankheit von mehr als zwei Dritteln der Töpfer'. (...) Dr. Greenhow erklärt die Lebenszeit in den Töpferdistrikten von Stoke - upon - Trent und Wolstanton für außerordentlich kurz. Obgleich im Distrikt Stoke nur 36,6 % und in Wolstanton nur 30,4 % der männlichen Bevölkerung über 20 Jahre in den Töpfereien beschäftigt sind, fällt unter Männern dieser Kategorie im ersten Distrikt mehr als die Hälfte, im zweiten ungefähr 2/5 der Todesfälle infolge von Brustkrankheiten auf die Töpfer." (3)

Der Übergang vom Handwerk zur mechanischen Produktion vermehrt nur noch die krankmachenden Auswirkungen: "Der Gesundheitszustand dieses 'wohlfeilen' Exploitationsmaterials ergibt sich aus folgender Aufstellung des Dr. Trueman, Arzt beim General Dispensary von Nottingham. Von je 686 Patienten, Spitzenmacherinnen, meist zwischen dem 17. und 24. Jahr waren schwindsüchtig: 1852 1 auf 45,... 1854 1 auf 17,... 1858 1 auf 15,... 1861 1 auf 8. Dieser Fortschritt in der Rate der Schwindsucht muß dem optimistischsten Fortschrittler und dem lügenfauchendsten deutschen Freihandelshausiererburschen genügen." (4)

Angesichts der Revolten der Maschinenstürmer und der (friedlicheren) Chartisten stellt die industrielle Bourgeoisie liberale Reformer ab. Jeremy Bentham und Robert Owen versuchten die öffentliche Meinung von der Notwendigkeit einer legalen Beschränkung der Auswüchse zu überzeugen. Owen, der vom Einfluß der Arbeitsbedingungen auf die Gesundheit der Beschäftigten überzeugt war, machte die Erfahrung gewisser Verbesserungen in seinen Fabriken in New Lanark. Er verlor dabei 40 000 Pfund. James Smith beschäftigte in Perthshire zum ersten Mal einen Arzt in einem Unternehmen; er erwartete sich davon prophylaktische Ratschläge. Die eingehende Untersuchung der Krankheiten in der Arbeiterklasse ermöglichten es Thackrah, einem Arzt aus Leeds, den Staat für die Eindämmung einer Landplage zu gewinnen, die das sozio-ökonomische Gleichgewicht des gesamten Königreichs bedrohte. Sein Protest, der geprägt ist von offener ethischer Entrüstung, klingt schon wie eine politische Warnung: "Jeden Tag opfern wir einer künstlichen Gesellschaft ein ja zwei Menschenleben, die ihr natürliches Geschick verschont hätte. Die Zerstörung von Jahr für Jahr 450 Menschenleben in der Vorstadt von Leeds kann von einer wohlwollenden Aufmerksamkeit keineswegs als unbedeutender Zwischenfall angesehen werden. Auch kann der frühzeitige physische und geistige Verfall von neun Zehnteln der Überlebenden nicht Gegenstand unserer Gleichgültigkeit bleiben. Es ist auch nicht nur die Stadt Leeds, wo die Untersuchung solche peinlichen Resultate zutage fördert. Ohne von London und den Hafenstädten zu sprechen, können wir nachweisen, daß Sheffield, Manchester, Birmingham und alle unsere Industriestädte eine analoge oder selbst höhere Sterblichkeitsrate aufweisen; diese Rate steigt mit dem Umfang der örtlichen Bevölkerung.

Wenn wir die Hypothese aufstellen würden, daß jährlich 50 000 Menschen durch die Auswirkungen der Manufakturen und der zivilen Beschäftigungen umkommen, so würde, dessen bin ich sicher, unsere Schätzung noch von der Wirklichkeit übertroffen werden. Können wir diese überflüssige Sterblichkeit, einen solchen Verlust an menschlichem Leben, tatenlos hinnehmen?" (5)

Einige Jahre später bestätigte Edwin Chadwick durch seinen "Bericht über die gesundheitliche Lage der arbeitenden Bevölkerung in Großbritanien" (1842) diese Warnung statistisch; in Frankreich leitet Louis-René Villermé mit seinen 'Schilderungen des körperlichen und geistigen Zustands der in der Baumwoll-, Wolle- und Seidenmanufakturen Beschäftigten' (1840) den gleichen Bewußtwerdungsprozeß ein, wie Ernst Drouke durch sein "Berlin" (1846). Chadwick gab der Frage des Gesundheitswesens eine nationale Dimension und forderte die Regierungen auf, bei der Veranschlagung der wirtschaftlichen Entwicklung diesen neuen Faktoren Rechnung zu tragen. Das bestechendste Argument bestand darin, den Menschen mit der Maschine zu vergleichen, d.h. aus seiner "menschlichen Substanz" eine rein abstrakte Arbeitskraft herauszulösen, deren Unterhalt bestimmte berechenbare Aufwendungen notwendig mache: "Wir überprüfen unsere Maschinen regelmäßig, und wir wissen, daß es wirtschaftlicher ist, öfters kleinere Reparaturen vorzunehmen, bevor sie vollständig zerstört sind. Warum nicht das gleiche Prinzip auf die Erhaltung des Menschen anwenden?" (6)

Eine erste Beziehung stellt sich her zwischen dem Rhythmus der Investitionen, der Sterblichkeitsrate der Arbeiter und der Höhe der Ausgaben für das Gesundheitswesen. Da die Kindersterblichkeit und die mittlere Lebenserwartung (neben anderen Faktoren) in direktem Verhältnis zu diesen Ausgaben stehen, kann man unwidersprochen behaupten, daß das Kapital im voraus die mittlere Lebensdauer - der verschiedenen sozialen Schichten - festlegt und damit stillschweigend seine Todesurteile verhängt.

"Andererseits ist die Länge des Arbeitstages ebenfalls durch äußere, obgleich sehr elastische Schranken begrenzt. Ihre äußere Grenze ist gegeben mit der Körperkraft des Arbeiters. Wenn die tägliche Erschöpfung seiner Lebenskraft einen bestimmten Grad überschreitet, kann sie nicht immer wieder, tagaus, tagein, angespannt werden... Eine rasche Folge schwächlicher und kurzlebiger Generationen wird den Arbeitsmarkt ebensogut mit Zufuhr versorgen wie eine Reihe robuster und langlebiger Generationen." (7)

Wir werden weiter unten die Anwendung dieses Kalküls auf die Ausbeutung der ausländischen und vor allem der afrikanischen Arbeitskräfte sehen.

Auf der Grundlage dieser ersten Ebene der Zwangsläufigkeit greifen vielfältige störende Faktoren ein, welche die Mechanik eines ehernen Gesetzes der bürgerlichen Gesellschaft brechen, ohne es jemals außer Kraft zu setzen. Im Gegenteil, ein Bündel von sozialen Bestimmungen verbindet die Stellung im Produktionsprozeß mit dem Status gegenüber Krankheit und Tod. Die Resultante der Kräfte, die auf diesen Status einwirken, skizziert eine politische Geschichte der Krankheiten, die nicht mehr viel mit der Entwicklung der Wissenschaften oder der medizinischen Techniken zu tun hat.

Die jährliche Tuberkulosesterblichkeit betrug in Massachusetts im Jahre 1857 450 pro 100 000. Sie sank regelmäßig bis auf 35,6 pro 100 000 im Jahre 1938. Aber während bei den Generationen zu Ende des 19. Jahrhunderts die Schwindsucht gleichmäßig alle Klassen befiel, waren nun die Arbeiter - und vor allem die am wenigsten qualifizierten - die auserwählten Opfer der Krankheit; die Schwarzen waren unvergleichlich stärker bedroht und betroffen als die Weißen.

In Paris verzeichnete R. Pierreville für die Zeit von 1923 - 1926 eine mittlere Tuberkulosesterblichkeit von 130 pro 100 000 im 16. und von 340 pro 100 000 im 20. Arrondissement. (8) Im Jahre 1924 hatte ein Pariser Stadtviertel von 4 290 Häusern und 185 000 Bewohnern eine Sterblichkeitsrate von 480 - höher als diejenige von Massachusetts im Jahre 1857. Die sozialen Ungleichheiten können selbst die gewaltigen Lawinen der Epidemien brechen. Bei einer Epidemie in Indien nach dem zweiten Weltkrieg betrug die Sterblichkeitsrate pro Million Einwohner 537 bei den Hindus der "niederen Kasten" und 0, 8 bei den Europäern. (9)

Man kann also nicht den Krankheitsbefall oder die Sterblichkeitsrate auf eine spezifische Pathologie der Arbeitsbedingungen reduzieren; die Existenzbedingungen (genauer: die Einkünfte) geben den Ausschlag bei der Bedrohung der Einzelnen durch die Krankheit und bilden eine strenge Homologie zwischen dem Preis ihres Lebens und dem Wert ihrer Ware Arbeitskraft. Aber der Wert dieser Arbeitskraft ist selbst zufällig, je nach den ökonomischen Perioden, und beinhaltet die Anpassungsfähigkeit der Anforderungen des Staates an die verschiedenen Phasen der industriellen Entwicklung. Die Aufhebung der Ungleichheit vor Krankheit und Tod, welches auch immer die ausgleichenden Maßnahmen des Staates sein mögen (und die französiche Sozialversicherung gilt als Modell), zeichnet sich heute allenfalls ab. Die Lebenserwartung lag im Jahre 1955 zwischen 60 und 62 Jahren bei den ungelernten Arbeitern, zwischen 72 und 74 Jahren bei den freien Berufen. Sie spiegelt ganz ausdrücklich die soziale Hierarchie wider: Grubenarbeiter (58 bis 61), Arbeiter (63 bis 65), Kleinhändler (65 bis 67), Angestellte (68 bis 70). (10)

Die Zahlen zur Kindersterblichkeit sprechen eine ebenso beredte Sprache: "Die Kindersterblichkeit ist bei den ungelernten Arbeitern drei Mal höher als bei den Angehörigen der freien Berufe. Ganz allgemein ist die Sterblichkeitsrate in den ersten 11 Monaten bei den Hilfsarbeitern 5 Mal, bei denGrubenarbeitern 7 Mal höher als bei den Kindern der Angehörigen freier Berufe." (11)

Die soziale Ungleichheit zeigt sich auch auf geographischer Ebene: der Norden und die Kanalküste weisen eine beträchtliche "Übersterblichkeit" auf; die Pariser Region hat die niedrigste Sterblichkeitsrate. (12) Eine ganze Reihe von Faktoren greifen bei der Bestimmung dieser Demographie der Ungleichheit ineinander. Die Verteilung der (materiellen oder menschlichen) Behandlungsmittel ist ohne Zweifel das Hauptelement einer "liberalen" Strategie des unfreiwilligen (verleugneten) von der herrschenden Klasse begangenen Menschenmordes.

Die beständige Veranschlagung des menschlichen Sektors der verfügbaren Produktivkräfte ist nicht grundsätzlich verschieden von der, welche die großenvonder Bourgeoisie des 20. Jahrhunderts geduldeten oder geschürten Massaker regelte. Die beiden Weltkriege illustrieren ein Phänomen, das die Friedensökonomie im verborgenen betreibt. Wenn ein Arbeiter seine Arbeitskraft nicht mehr zu einem für das Kapital rentablen Vertrag verkaufen kann, bleibt ihm nichts anderes übrig als zu verschwinden. Im Tod fällt er demonstrativ mit dieser "zusammen": ontologische Reduktion in letzter Instanz.

Am stärksten bedroht sind also diejenigen, welche diese Kraft nicht oder nicht mehr besitzen: Schwache, Alte, schwere Psychotiker, körperlich Behinderte, die ans Leben geschmiedet sind durch Residuen sozialer Solidarität, die in den familiären oder ethischen Strukturen einer Gesellschaft noch vorhanden sind. 1937 konnte Hitler 1 5oo "artfremde" junge Männer sterilisieren lassen, ohne die deutsche Gesellschaft, die schon bestens an dergleichen Wahrheitsbeweise gewöhnt war, auch nur in Erstaunen zu setzen.. Aber die bürgerlichen Pseudodemokratien scheuen diese faschistische Offenheit; sie müssen also eine relativ beträchtliche Masse Arbeitsunfähiger (oder so bezeichneter) unter Bedingungen ertragen, die mit den Grenzen einer kollektiven, historisch festgelegten Toleranz vereinbar sind. (13)

Dieser Toleranzbegriff ist ausgesprochen wesentlich, um die Spanne zu begreifen zwischen dem Niveau der aktuellen Befriedigung der "gesundheitlichen Bedürfnisse" und dem, das durch die strenge Berechnung dieses Bedürfnisses im Rahmen der Produktion der Ware Arbeitskraft festgelegt werden würde: "Außer durch dies rein physische Element ist der Wert der Arbeit in jedem Land bestimmt durch einen traditionellen Lebensstandard. Er betrifft nicht das rein physische Leben, sondern die Befriedigung bestimmter Bedürfnisse, entspringend aus den gesellschaftlichen Verhältnissen, in die die Menschen gestellt sind und unter denen sie aufwachsen. .... Dies historische oder gesellschaftliche Element, das in den Wert der Arbeit eingeht, kann gestärkt oder geschwächt, ja ganz ausgelöscht werden, so daß nichts übrig bleibt als die physische Grenze." (14)

Es ist offenkundig, daß die Kämpfe des Proletariats sich auf diese Spanne richten, um sie zu erweitern: Die Qualität und der Umfang der Versorgung verändern beständig den variablen Wert der Ware Arbeitskraft.

Umgekehrt können Angebot und Nachfrage von Arbeitskräften den Umfang dieses "Spiels" regeln.

Die amerikanischen Gesundheitsökonomen erkennen im übrigen den Einfluß der Arbeitsmarktsituation auf das Niveau der therapeutischen Anforderungen, welches das Funktionieren der klinischen Institutionen regelt. Wenn die Arbeitslosigkeit beträchtlich ist, kann man chronische Krankheiten ohne Gefahr für die Wirtschaft sich ausdehnen lassen; das ist die amerikanische Situation seit dem Zweiten Weltkrieg, und das war die Situation während der großen Finanzkrise von 1929.

Ist das Gesundheitswesen ein Produktionssektor? Im strengen Sinn des Wortes sicher nicht. Die "Behandlung" ist kein Produkt, kein von seinem Träger ablösbares Objekt, keine Ware, die geeignet wäre, als authentischer Tauschwert in die Zirkulation einzugehen. Dieses "Produkt" verschwindet nicht im Akt der Konsumtion. Indem sich der therapeutische Akt auf die Arbeitskraft richtet, steigert er deren Niveau oder trägt zu ihrer Aufrechterhaltung im Rahmen der Reproduktion bei. Indem sie zur Stei-

gerung der Produktivität beiträgt, ist die Behandlung "indirekt produktiv."
Diese zweischneidige Nosologie erlaubt es nicht, das Gesundheitswesen irgendeinem tertiären Sektor, einem Kommerzialisierungsprozeß, der Werbung oder einem Dienstleistungssektor zuzurechnen. Die Medizin zielt im wesentlichen nicht auf die Herrschaft über die organisatorischen Kader der Wirtschaft, sondern auf die permanente Festsetzung eines Produktivitätsniveaus. Die Produktivkräfte (die proletarische Energie) sind ihr ausgewähltes Ziel. Von daher ist der Einfluß der Tätigkeit im Gesundheitswesen auf die Entwicklung der Ökonomie relativ direkt und unmittelbar. Das System der Versorgung hat den menschlichen Teil der Produktionstätigkeit unter seiner Kontrolle - die Arbeit.
Es ist deshalb nichts lächerlicher als von Arbeitsmedizin zu sprechen; unsere Gesellschaft kennt keine andere. Alle Medizin ist Regulation der Arbeitskapazität. Die Norm der Arbeit prägt das Urteil des Praktikers mit einem Maßstab, der genauer ist, als jeder meßbare biologische oder physiologische Wert. Eine relativ häufige Gleichung verbindet den "Krankheitszustand" mit der Beendigung der Arbeit. Man kann sie in zwei Richtungen lesen; das eine Mal in ihrer diagnostischen Bedeutung (wer aufhört zu arbeiten, muß krank sein) und das andere Mal mit ihrer preskriptiven Resonanz (wer krank wird, muß aufhören zu arbeiten).
Es resultiert daraus eine Reihe von Automatismen, deren verborgenes Ziel es zu sein scheint, das "kranke" Individuum vom ökonomischen Prozeß zu trennen, vorübergehend den Grad seiner sozialen Kommunikation herabzusetzen, es unbeweglich zu machen und auszuschalten. Die Medizin nährt sich von reinen Körpern und von Einzelpersonen. Indem das Gesundheitswesen ein Organversagen mit dem sozialen Bruch verbindet, weist es von Amts wegen dem Kranken einen dafür vorgesehenen imaginären Raum, eine Quarantäne abseits der produktiven Tätigkeit zu. Die Gesellschaft stattet also die Arbeit mit einem biologischen Normwert aus; Rechtfertigung von Arbeitsverweigerung welcher Art auch immer fällt völlig aus dem Rahmen dieser Rationalität heraus.
In Berkeley, Yale oder Harvard seit fast zwanzig Jahren, und in Frankreich seit dem Gaullismus koordinieren Spezialisten der medizinischen Ökonomie ihre Forschungen über die Rentabilität des Gesundheitswesens, den Preis des Verstandes oder des Überlebens. Die Technologen zwängen das scheinbare freie Spiel von Angebot und Nachfrage nach Gesundheitsleistungen in ein globales Kalkül, welches der ungleiche Verteiler der "Lebenserwartung" ist.
In diese Bilanz gehen ein: die Höhe der verlorenen Arbeitstage, der Preis der Versorgungsleistungen, die Folgen für die Familie eines von Krankheit betroffenen Mitglieds einschließlich der Änderungen des individuellen Konsums.
In den Vereinigten Staaten ergaben im Jahre 1954 734 669 Krebsfälle (einschließlich der Todesfälle in diesem Jahr) einen "Verlust" von

2 222 000 000 Dollar, das macht 3 024 Dollar pro Fall. (15) Nach der gleichen Berechnung machen 94 984 Tuberkulosefälle einen Verlust von 724 Millionen Dollar, das macht 7 622 Dollar pro Fall; bei der Kinderlähmung (39 844 Fälle) entsteht ein Totalverlust von 46 Millionen Dollar, macht 1 154 Dollar pro Fall. Es ist im übrigen leicht, die Kosten von Reihenuntersuchungen oder vorbeugenden Maßnahmen bei gewissen besonders tödlichen Krankheiten zu errechnen.
Ausgehend von diesen Analysen ist es möglich, die Rentabilität von Reihenuntersuchungen beispielsweise des Gebärmutterkrebses zu errechnen; ein neuerliches Kalkül erklärt die vollständige Ausrottung der Tuberkulose in den Vereinigten Staaten als gegen das langfristige wirtschaftliche Interesse gerichtet. Die amerikanische Zivilisation kann es sich nicht leisten, durch technisch- wissenschaftliche Mittel eine Seuche zu beseitigen, ohne die Strukturen des Nationalhaushalts grundsätzlich in Frage zu stellen.
"Das öffentliche Gesundheitswesen ist ein kommerzielles Unternehmen. Als solches ist es den gewöhnlichen Gesetzen des Handels unterworfen, kann nach kommerziellen Kriterien beurteilt und mit anderen Formen wirtschaftlicher Tätigkeit verglichen werden. Die Städte, die Gemeinden, die Staaten und die Nation verfügen nicht über unbeschränkte Reserven für die einzelnen Investitionssektoren. Die Verwendung der Gelder wird notwendigerweise dort vorgenommen werden, wo sie die meisten Dividenden abwerfen (...)." (16)
Die Forderung, den Bereich der Medizin der allgemeinen Berechnung zu unterwerfen, beeinträchtigt selbstverständlich die Objektivität der medizinischen Sprache, die bislang noch nicht angesteckt war. Wenn der Praktiker bei seiner Verschreibung die Kosten der vorgeschlagenen Behandlung vernachlässigen kann, so sind dagegen die administrativen Kader des Gesundheitswesens gezwungen, einen Kompromiß zu bilden zwischen den Anforderungen der medizinisch - pharmazeutischen Industrie und den Globalkosten des Gesundheitswesens. Sie kommen also dahin, die Verschiedenheit der Preise der Krankheiten festzusetzen, sie je nach den individuellen und globalen Ausgaben, die direkt oder indirekt durch diese verschiedenen pathologischen Zustände entstehen, zu hierarchisieren. Diese Kategorisierung hat keine prinzipiellen sondern lediglich technisch - praktische Grenzen: "Die Beschränkung auf die aktuellen monetären Ausgaben muß (...) hervorgehoben werden; denn die nicht - monetären mit der Krankheit und dem Tod zusammenhängenden psycho - affektiven Kosten könnten noch höher eingeschätzt werden. Unsere Unterscheidung zwischen monetär und nicht - monetär beinhaltet keine begriffliche Kategorisierung der Kosten. Sie dient lediglich dazu, verständlich zu machen, daß bestimmte aus schlechter Gesundheit resultierende Kosten (oder Verluste) durch im übrigen selbst ziemlich kostspielige Verfahren auf die Meßbarkeit zurückgeführt werden können; während die Berechnung der anderen Kosten (die der psychologischen Auswirkungen von Krankheit und Tod), wenngleich im Prinzip möglich, noch auf umfangreiche Entwicklungen im Be-

reich der Theorie angewiesen sind." (17)
Hier zeigt sich ganz deutlich das imperialistische Projekt der bürgerlichen Ökonomie, jeden beliebigen Aspekt der menschlichen Tätigkeit auf seinen Tauschwert zurückzuführen; d.h. in Markt- und Produktionskategorien die Folge einer Emotion, die Modulation einer Liebesleidenschaft, die Rentabilität eines Traums zu errechnen. Wenn diese Tendenz im Bereich eines verallgemeinerten Kalküls zum Durchbruch käme, würde die berechnende Bedrohung des sozialen Systems eine noch viel konkretere Gestalt annehmen; sie würde die Fiktionen von Wells, Huxley oder Lovecraft einholen und die Vereinigten Staaten zwingen, den Preis einer Eifersucht, die Amortisierung einer Angst, die Zinsen eines halluzinatorischen Delirs zu messen. Eine neue Börse würde sich um die neuen Werte herum organisieren, die dem Bereich der Lust, oder besser des Vergnügens, dem allgemeinen Äquivalent der urbanen Libidinoökonomie, entnommen sind.
Die Ausdehnung des Anwendungsfeldes des ökonomischen Maßes würde im übrigen endgültig die Zweischneidigkeit einer trivialen Ethik beschränken, in der das Menschliche und das Ökonomische sich bisher durch die Grenzen bestimmt haben, die sie sich gegenseitig setzten. Diese Extra-Territorialität des Gesundheitswesens im Hinblick auf die Quantifizierbarkeit der Produktionssphäre ist genau genommen ein ideologischer Skandal für eine Bourgeoisie, die sich um die Universalität ihrer Ideen und Werte sorgt; es ist in der Tat nicht annehmbar, daß ein so genau bestimmter Bereich der sozialen Belange sich dem Zugriff der Planung entzieht und fortfährt, die Ohnmacht der Sprache der herrschenden Klasse zu beweisen.
Ökonomisch gesprochen, könnte die Unkenntnis der mit verschiedenen Krankheitszuständen zusammenhängenden Kosten ganze Systeme ins Wanken bringen; deshalb haben sich Technokraten daran gemacht, die Ausgaben, die durch aktuelle pathologische Phänomene verursacht werden, zu veranschlagen - unter Abstraktion möglicher künftiger Entwicklungen.
Im Jahre 1953 ergab eine amerikanische Untersuchung über die Geisteskrankheiten, daß diese "das Hauptproblem im Gesundheitssektor" darstellten. Mehr als die Hälfte der amerikanischen Krankenhausbetten sind der Psychiatrie vorbehalten. 50% der Kranken der allgemeinen Behandlung haben "psychiatrische Komplikationen". Fast 10 Millionen Menschen leiden an "schweren seelischen Störungen". Zwischen 1941 und 1945 waren bei 980 000 Fällen von Ausmusterung 43% auf psychiatrische Affektionen zurückzuführen. Von 500 000 in den staatlichen Krankenhäusern hospitalisierten Geisteskranken verbringen ein Viertel dort mehr als 16 Jahre und die Hälfte mehr als 8 Jahre.
Kommen wir auf die globale Veranschlagung der Kosten zurück; bis jetzt schienen die untersuchten Bereiche im großen und ganzen zum Gesundheitswesen zu gehören. Der Staat ist noch unsicherer, wenn er die ökonomischen Folgen der Kriminalität oder der Rauschgiftsucht berechnen soll. Handelt es sich um indirekte Kosten? Muß man zu den Ausgaben die Kosten für die Scheidungsgerichte und die Strafinstitutionen rechnen? Kann man ein umge-

kehrt proportionales Verhältnis annehmen zwischen den Ausgaben für soziale Hygiene und den für Gerichts- und Strafinstitutionen entstehenden Kosten, die durch die "soziale Pathologie" verursacht werden?: offene Fragen.
In den Vereinigten Staaten betrugen im Jahre 1956 die Kosten der psychiatrischen Hospitalisation einschließlich der Ausgaben für Neubauten oder Reparaturen 662 146 372 Dollar.
Man hat errechnet, daß die psychiatrischen Neuaufnahmen des Jahres 1954 während des Rests des Lebens dieser Patienten einen Verlust von 556 000 Arbeitsjahren, d.h. von 800 Millionen Dollar ausmachen. (18)
Zahlreiche Ökonomen haben den methodologischen Stillstand hervorgehoben, der in der Aporie enthalten ist, aus der sie die Gesamtheit ihrer Argumentation ableiten. Die Hypothese eines Wertzuwachses durch das, was man herkömmlicherweise "Geisteskrankheit" nennt, kann nicht einfach ausgeschlossen werden. Indem sie flüchtig die trivialen Beispiele Robert Schumann, Van Gogh oder Antonin Artaud (letzterer gehörte übrigens nicht zur Gesellschaft der Irren, bzw. der berühmten Schriftsteller in den Vereinigten Staaten) streifen, kommen unsere Theoretiker zu einer prinzipiellen Erklärung, zu einem grob ideologischen Standpunkt, der der Realität ihrer Normen und Kriterien entspricht: "Denen, die diesen Standpunkt vertreten (d.h. also einen Wertzuwachs durch die Krankheit annehmen), gestehen wir gerne, daß unsere Betrachtungsweise der Krankheit sie uns als etwas Unerwünschtes betrachten läßt." (19)
Sie interessieren sich also nur für die Debetseite. Aber vom Standpunkt der indirekten Kosten stellt sich noch eine andere Frage. Daß man im gesunden Zustand fähiger ist, mehr zu produzieren als im kranken, liegt nicht auf der Hand. Und die Fähigkeit der Gesellschaft, das Optimum der Fähigkeiten eines Subjekts auszunutzen (es bestmöglich auszubeuten) steht auch nicht fest. Die Gesellschaft ist selten in der Lage, diese optimalen Fähigkeiten in Anspruch zu nehmen (oder auszubeuten), außer in den seltenen Perioden der vollständigen Vollbeschäftigung.
Die Geisteskrankheiten vermindern mehr den Sektor der Arbeitslosigkeit als das Bruttosozialprodukt.
Dieser beunruhigenden Feststellung folgt eine moralische Ermahnung: "Die Verantwortlichen für die seelische Gesundheit sollten nicht die ökonomische Depression zum Vorwand nehmen, um darauf zu verzichten, die Lage der Geisteskranken zu ändern. Diesen muß die Vollbeschäftigung garantiert werden: wenn man dieses Ziel nicht erreicht, so weiß man wenigstens, wo die Verantwortlichen zu finden sind." (20)
Eine unmäßige Forderung; denn sie verlangt, die ökonomische Organisation willkürlich der Forderung nach Integration ganz bestimmter Kategorien von Individuen, die teilweise durch ihre Unfähigkeit, im Produktionssystem einen Platz zu finden, bestimmt sind, unterzuordnen. Der Widersinn stellt die soziale Zielsetzung ebenso in Frage wie die fundamentale Hierarchie der Werte der herrschenden Klasse; diese Disparität ist im übrigen bezeichnend für die amerikanische Botschaft: es ist das doppelte Evangelium

der imperialistischen Eroberung der Märkte und des humanitären Geredes von einem modernen Kreuzzug der Welfare Society.
Jedesmal, wenn das Kapital die Investitionen im Gesundheitswesen veranschlagen soll (und das wird immer häufiger notwendig) (21), wird man Zeuge seines Zögerns und seiner Ausflüchte vor den Fragen eines menschlichen Lebens.
"Gibt es nicht einen Unterschied grundsätzlicher Natur zwischen dem Wert, der vom Gemeinwesen dem menschlichen Leben beigemessen wird, und dem System der Preise, das uns dazu dient, den Wert zu messen, den wir einer gewissen Anzahl von Gütern oder materiellen Leistungen beilegen?"(22)
Da die Mittel "begrenzt" sind, entdeckt man sehr schnell, daß es deren Verteilung ist, die das ökonomische Kalkül zu lösen hat. Für ein zu erzielendes gesundheitstechnisches Resultat gibt es unterschiedliche - alternative - ökonomische Möglichkeiten. Aber die getroffenen Maßnahmen können hinsichtlich ihrer Auswirkungen variieren. Diese Schwankungen sind nicht immer greifbar.
Man kann z.B. das Problem einer schnellen Hilfe bei Verkehrsunfällen ins Auge fassen. Das Behandlungszentrum oder die chirurgische Station könnte, wenngleich gut ausgestattet, zu weit vom Unfallort entfernt sein. Wenn der Verletzte infolge eines zu langen Transportes stirbt, so deshalb, weil es eine gewisse Dichte in der Verteilung der Behandlungszentren gibt, also eine obere Grenze der für diesen Typus des pathologischen Falls bewilligten Investitionen. Man stößt hier auf eine latente Norm der Veranschlagung des Lebens. Tatsächlich nehmen in Frankreich mit mehr als 30 000 Verkehrstoten jährlich die Verkehrsunfälle den dritten Platz unter den Todesursachen ein. Bei Verkehrsunfällen (44% der tödlichen Unfälle) gab es im Jahre 1968 14 284 Tote und 300 000 Verletzte. Das einfache Problem einer schnellen Hilfe für die Verletzten wirft das Problem einer nationalen medizinischen Notversorgung auf, d.h. einer Anhebung der Investitionen, die unzweideutige soziale und budgetäre Entscheidungen beinhalten. (23)
Ein großer Teil der Maßnahmen, welche die Gesellschaft ergreift, nur um die Verkehrsunfälle zu begrenzen, fällt ebenfalls unter die Auswirkungen dieses Kalküls; das gleiche gilt für den Tabak und vor allem für den Alkoholkonsum.
Aber um bei den Investitionen im Gesundheitswesen zu bleiben: "Es scheint, daß auf der Ebene der Wirkung der Preis der Produktionsfaktoren und der Wert des menschlichen Lebens nicht inkommensurabel sind, denn tatsächlich werden tagtäglich implizite S c h i e d s s p r ü c h e gefällt zwischen dem Verbrauch der Produktionsfaktoren und der Verlängerung des Lebens oder der Verbesserung der Gesundheit bestimmter Individuen."
Diese Veranschlagung ist offensichtlich nicht nur für die kapitalistischen Länder charakteristisch. Man weiß, daß in der UdSSR (24) die Techniker und Ingenieure Privilegien bei der gesundheitlichen Versorgung genießen, ebenso wie die Führer mancher kommunistischer Parteien oder befreundeter Staaten (Thorez, Waldeck-Rochet, Nasser, Togliatti etc.).

Sicherlich kann man sich hinter dem Argument einer Veranschlagung der "Nützlichkeit" eines jeden Individuums für das Gemeinwesen verschanzen; aber dabei zeigt man nur um so mehr und um so entschiedener die Hierarchie der Klassen und der Kasten auf, die geeignet ist, gegebenenfalls ihrer eigenen Logik gemäß zu funktionieren. Noch naiver ist der Standpunkt der modernistischen Technokraten, die glauben versichern zu können, daß: "es sich so eingebürgert hat, daß das Gemeinwesen gewisse Kategorien von Individuen beträchtlich mehr schützt als andere, ohne daß dies im geringsten einer Reflexion entspränge. Man könnte - was natürlich Schlichtungsprozesse zwischen den einzelnen beinhalten würde - global die Lebenschancen der Gesamtheit durch eine Neuverteilung der Gesundheitsleistungen verbessern."
Um nicht den bestimmenden Charakter der Ökonomie bei der Begrenzung des Organisationsplans im Gesundheitswesen aufzudecken, geht man so vor, daß man das ökonomische Kalkül auf der strukturellen Ebene einer Kohärenz zwischen beherrschender Ethik und budgetärer Entscheidung einsetzt: "Es ist ganz offensichtlich, daß der Wert des Lebens der einzelnen nicht aus einem ökonomischen Kalkül hervorgehen kann (25), denn er hängt erfahrungsgemäß ab von der Ethik der Gesamtheit der Gesellschaft. Was aber das ökonomische Kalkül leisten kann, ist die Definition derjenigen gesundheitspolitischen Maßnahmen, die für ein bestimmtes System von Werten des menschlichen Lebens die besten sind."
Allenfalls kann der Ökonomie die Funktion zugewiesen werden, die "Kader" zunehmend zu gründlicheren Reflexionen über den konkreten Sinn ihrer Ethik zu veranlassen: d.h. ein Kalkül deutlicher und bewußter zu machen, für das niemand offen die Verantwortung übernehmen kann.
Und um die Beweisführung mit ihrem Ausgangspunkt abzuschließen, und indem man die vorangegangenen Versicherungen wieder aufhebt, erkennt man schließlich an: "daß es möglich ist, das Gesundheitssystem eines Landes im Rahmen der ihm durch das Gemeinwesen zugebilligten Mittel zu verbessern".
Das läuft darauf hinaus, den Primat der Selbstkostenpreise über eine irgendwie geartete kollektive Moral zu fordern, selbst wenn letztere die Ausgaben im Bereich des Gesundheitswesens verändern kann. Betrachtet man diesen Begriff von Ethik näher, so bemerkt man, daß der Wert des menschlichen Lebens um bestimmte historische und politische Wendepunkte herum beständigen Veränderungen unterworfen ist. Dieser Wert hat sich in Frankreich ohne Zweifel mit der Volksfront, der Résistance, der Befreiung und der Liquidierung der Kolonialherrschaft verändert, ohne daß man deshalb einen Parallelismus dieser Modifikationen mit dem wirtschaftlichen Wachstum und den Veränderungen der Wirtschaftsbilanz behaupten kann. Eine gewisse Anzahl von wesentlichen Faktoren haben bei der Festlegung und Entwicklung des Preises des Lebens eine zentrale Rolle gespielt: die Gewerkschaften im allgemeinen und die Sozialversicherung im besonderen. Im Hinblick auf den Wert des menschlichen Lebens und seinen Fluktuationen ist die Unbeweglichkeit des Systems im wesentlichen ökonomisch während die

Veränderungen politisch-sozial bedingt sind. Die unterste Grenze der von der Bourgeoisie zugestandenen Ausgaben spiegelt gleichsam mechanisch den Stand der Klassenwidersprüche wider und schreibt sich als Höchstgrenze im Etat des Staates ein. Die unterste Grenze hängt ab von den realen Antagonismen zwischen dem Proletariat und der herrschenden Klasse. So erzielte im Mai-Juni 1968 die französische Arbeiterklasse die partielle Aufhebung der Erlasse über die Sozialversicherung von 1967: diese waren in einer Periode beträchtlicher Apathie der Arbeiter (genau während der Ferien der Industriearbeiter und ihrer Gewerkschaften) ergangen.

Die Spanne der Ausgaben im Gesundheitswesen wird in dem Maße immer enger, wie die wirtschaftliche Konkurrenz ihre Auswirkungen auf die industriellen Reinvestitionsraten verstärkt. In dieser Hinsicht stellt die vorübergehende Einwanderung ausländischer Arbeiter nach Frankreich eine hinterhältige Form der Einsparung im Gesundheitsetet dar, da die mittlere "soziale Toleranz" der portugiesischen, spanischen oder afrikanischen Arbeiter weit über der ihrer französischen Kollegen liegt, während ihre Versicherungs- und Rechtsschutzsysteme weit schlechter sind.

"Bei den Franzosen schwankt die Kindersterblichkeitsrate (pro 100 Überlebende) um 2,3 % herum; bei den Ausländern ist sie im Durchschnitt um 10 % höher als bei den Franzosen. Bei den Algeriern, die gesondert geführt werden, schwankt die Rate zwischen 4 % (1961 und 1968) und 6,8 % (1956), d.h. vom doppelten bis zum dreifachen der mittleren französischen Rate." (26)

In den einzelnen Ländern des Gemeinsamen Marktes kann die Spanne aufrechterhalten werden durch die Extrapolation eines in den "reichen" Metropolen nicht mehr akzeptablen Ausbeutungssystems auf die "armen" bürgerlichen Gesellschaften (Griechenland, Spanien, Portugal) oder auf die Länder der dritten Welt. Selbstverständlich spielt die Gesundheit keine besondere Rolle bei dieser Verstärkung der Ausbeutung, und die mittlere Lebenserwartung der afrikanischen Arbeiter, ihre verschiedenen Sterblichkeitsraten, zeigen nur allzu deutlich, wie diese modernen Sklaven die Wettbewerbsfähigkeit der Sklavenhalter, die sie beschäftigen, bezahlen. Der Ökonom wird dieses Faktum theoretisieren, sich auf die Vorstellung eines "v o l l k o m m e n   s t a b i l e n   G e s u n d h e i t s z u s t a n d s", eines für den einzelnen akzeptablen Zustands, berufen und feststellen, daß der "stabile" Gesundheitszustand ein Begriff bleibt, der "selbstverständlich von der individuellen Psychologie abhängt". Aber diese individuelle Psychologie ist selbst Ergebnis von Kultur und Normierung. Es ist selbstverständlich möglich, den "vollkommen stabilen" Gesundheitszustand durch rein psychologische oder psychagogische, pädagogische oder ideologische Mittel zu modifizieren. Wenn es das Ziel der Strukturen des Gesundheitswesens ist, den Gesundheitszustand der einzelnen "vollkommen stabil" zu machen, so wird es unter gewissen Bedingungen natürlich wirtschaftlicher sein, zu versuchen, den "Faktor der Annehmbarkeit" zu verändern; die Nachfrage zu modifizieren, anstatt Mittel einzusetzen sie zu befriedigen. Der

vollkommen relative Begriff der "Gesundheit" kann dann in die bequemere Formel von "physiologisch akzeptablen Gesundheitszuständen" umgewandelt, d.h. für die Techniker äußerlich gemacht und in einer grafischen Darstellung an der oberen Grenze der Todesgefahr eingetragen werden.
Auf die globale und approximative Forderung nach Anerkennung des "Rechts auf die Gesundheit" (wie sie die KPF trotz ihrer demagogischen Ungenauigkeit beständig vertritt) antwortet der kapitalistische Staat mit einer Skala von offiziösen (vielleicht bald offiziellen) Vorschlägen, deren einziges Kriterium die Veranschlagung der Rentabilitätsbedingungen der Ausbeutung der Ware Arbeitskraft und der Bewegung des Mehrwerts ist. In einem gegebenen System der Produktionsverhältnisse verliert dabei der Ausdruck "Gesundheit" an biophysiologischen Kriterien, was er an sozio-ökonomischen Merkmalen gewinnt. Schon längst hat sich die Hypothese der Gesundheit in das Trugbild der Anpassungsfähigkeit verkehrt. Konkret wird das Proletariat dazu gebracht, die bürgerliche Ehtik des Todes, den Köder einer inhumanen Schätzung des Preises seines Lebens, in allen Einzelheiten auszuhandeln.
Der Punkt des revolutionären Bruchs, wie er sich neuerdings in der Mai-Bewegung 68 abgezeichnet hat, markiert konkret einen Neubeginn: die Inangriffnahme des Begriffs der Gesundheit als des Angelpunktes einer radikalen Kritik und Veränderung der Gesellschaft.
Die Auswirkung der ökonomischen Strukturen auf das "pathologische" Feld, das der kompensierenden Tätigkeit der Medizin überlassen bleibt, vollzieht sich nicht nur vermittels einer etatmäßigen Beschränkung. Dieser Einfluß betrifft lediglich die Endphase, die Linderungs- und Reparaturphase, des ganzen Prozesses; er begrenzt dessen Reichweite und verteilt die weiteren Folgen im Bereich des institutionalisierten, öffentlichen Gesundheitswesens (und der sozialen Belange).
Einer der Hauptzüge des Kapitalismus, welches auch immer der Grad der Planung sein mag, der angeblich von seinen Technikern erreicht worden ist, besteht darin, den Anteil der Ausgaben für öffentliche Angelegenheiten (Wohnung, Erziehung, Gesundheitswesen) so weit als möglich zu vermindern zugunsten der Produktion individueller Konsumgüter. Genau im Zentrum dieses Gesetzes der kapitalistischen Produktion liegt die Unmöglichkeit einer Politik der Vorbeugung. Meistens deckt dieser Begriff lediglich die Durchführung von Reihenuntersuchungen; in der Tat scheitern grundsätzliche Versuche der Umstrukturierung gewisser Sektoren der Pathologie an den strukturellen Gegebenheiten der Ökonomie.
Der Alkoholismus, eine wahrhafte Volksseuche, kann nicht ernsthaft bekämpft werden ohne eine geplante Reform der Agrarproduktion in Frankreich, ohne eine Politik der Verteuerung des Weins und des Alkohols, onne eine staatliche Ankurbelung des Milch- und Fruchtsaftkonsums. Im gegenwärtigen Wirtschaftssystem ist ein solches Unternehmen unmöglich: es würde Zehntausenden von Weinbauern schaden, die natürlich nicht entschä-

digt werden würden; es würde die Interessen der Weinbrenner, der Bistroinhaber, des großen Weinhandels und zahlreicher Speditionen bedrohen. Es würde das Gleichgewicht zwischen dem landwirtschaftlichen und dem industriellen Sektor bedrohen; es würde noch mehr Bauern in die Stadt treiben und die Arbeitlosenrate erhöhen. Die Gesamtheit dieser Umwälzung könnte nur von einer Gesellschaft geleistet werden, die bereit ist, ökonomische Veränderungen im Interesse der Arbeiter vorzunehmen; die fähig ist, dem Gewicht des privaten Interesses entgegenzutreten, es zu brechen und auszuschalten; die in der Lage ist, systematisch die erforderliche Umstellung im Nahrungsmittelkonsum zu organisieren und in nationalem Maßstab eine gesundheitliche Erziehung zu entwickeln, die sowohl die vollständige Erläuterung der Grundlagen einer sozialen Hygiene als auch die "Behandlung" (psychotherapeutisch, institutionell) der durch diese soziale Umwälzung hervorgerufenen Widerstände mit beinhaltet. Einzig ein sozialistischer Staat kann eine solche Aufgabe in Angriff nehmen und ihre Gegner wirksam bekämpfen.
Das Beispiel der ständig zunehmenden Verkehrsunfälle ist noch beunruhigender. Obgleich der Automobilkonsum in Frankreich noch nicht das zwingende Stadium erreicht hat wie in der amerikanischen Gesellschaft, weisen seine bereits bereitstehenden strukturellen Gegebenheiten auf eine tendenziell identische Entwicklung hin. Die Automobilindustrie der Vereinigten Staaten gibt mindestens ein Viertel ihres Etats für Werbung und mehrere Milliarden Dollar jährlich für die Erforschung des Einbaus der Obsoleszenz aus; d.h. für Fabrikationsmethoden, welche die vollständige Zerstörung des Wagens nach 100 000 Kilometern und die Notwendigkeit seiner Ersetzung gewährleisten. Die mittlere Gebrauchsdauer eines Wagens beträgt derzeit durchschnittlich zwei Jahre und sinkt jährlich. Um den Automobilmarkt organisch in Gang zu halten, müssen Autobahnen gebaut werden, muß das öffentliche Verkehrsnetz reduziert oder stillgelegt werden, muß eine entsprechende Ideologie des sozialen Status, der sexuellen Rollen, des Erfolgs entwickelt werden. Die Anzahl der Verkehrstoten beziffert sich auf Zehntausende, die der Verletzten auf Millionen. Von dieser Katastrophe profitieren allerdings die Versicherungsgesellschaften.
Die Angst und die Nervosität der Autofahrer vergrößern den Markt der Beruhigungsmittel. Die schwere Verschmutzung der Städte (Chicago, New York, die Bucht von San Francisco-Oakland) fördert den Verkauf von Wundermitteln, von dietätischen, natürlichen oder "makrobiotischen" Nahrungsmitteln ebenso, wie die systematisch industrialisierten Bedürfnisse nach Ablenkung und Zerstreuung.
Aber um diesen zügellosen Lauf in Richtung Krankheit und Tod aufzuhalten, müßte man einen ganzen Bereich der amerikanischen Wirtschaft "zerbrechen", müßte man die Phänomene eines Produktionszyklus beseitigen, in den gleichzeitig U.S. Steel, General Motors, Standard Oil (Petroleum und Schmiermittel), die Kautschuk- und Glasmonopole und die großen Elektro- und Radiokonzerne verflochten sind: ein im Rahmen der Profitwirtschaft

undenkbares Programm. Die geplante Verschwendung wird von zwei Seiten aus organisiert. Auf der Seite der Produkte ist es die Ausdehnung des Überflüssigen, des Äußerlichen, der Zerbrechlichkeit; auf der Seite der Menschen ist es die oft unheilbare Zerrüttung ihrer Existenzbedingungen und ihres Körpers. (27) Die Institutionen des Gesundheitswesens können immerhin dem Ausbruch der Krankheiten, welche die Gesellschaft hervorbringt und begünstigt, vorbeugen. Aber diese Kompensation nimmt notwendigerweise die von den Marktgesetzen geforderte Form an; sie wird ausgezahlt in individueller Versorgung, Medikamenten und Ruhetagen, die ordnungsgemäß abgerechnet werden können und die die vielfältigen Quellen einer zusätzlichen Konsumption und neuer Profite sind (pharmazeutische Industrien, Nahrungsmittel, Behandlungsinstrumente, Klinikbetten und Krankenhausmobiliar etc.).

Die Medizin fördert und begünstigt eine Verschiebung, welche die kollektiven Leistungen der Vorbeugung nicht anerkennt, um die Masse der individuellen Verbraucher mit Gesundheisgegenständen zu versorgen (Wunder wirkende Zahnpasten, rettende Vitamine, Aphrodisiaka und "Appetitzügler", Stimulantien und Tranquilizer, "medizinische" Zeitschriften, Massagen, Saunen, ultraviolette Lampen etc.). Weil die Medizin der ideologische Operateur dieser Verschiebung ist, legt sie den Hauptakzent auf die Gleichung, welche die Heilung mit dem Konsumakt, d.h. mit dem Einkauf eines Gutes verbindet. Sie konzentriert ihre Strategie auf das geschlossene Feld des Dialogs, des "Arzt-Patient-Verhältnisses", auf diese Knotenstruktur des therapeutischen Tauschs, der vermittelt ist durch die "Leistungen", das Geld, die Rezepte und die Honorare.

Die Vorbeugung setzt einen Umsturz der sozialen Ziele der Produktion voraus; der kapitalistische Markt verweist die Medizin zwangsläufig auf den Weg einer Ökonomie des Todes. Der vollständige Gebrauch der medizinischen Erkenntnisse im Rahmen einer nicht entfremdeten therapeutischen Praxis erfordert den Tod dieser Ausbeutungsökonomie.

3. Körper und Kapital

Und es geht dem Arbeitsmittel wie dem Menschen. Jeder Mensch stirbt täglich um 24 Stunden ab. Man sieht aber keinem Menschen genau an, wieviele Tage er bereits verstorben ist.

K. Marx, Konstantes Kapital und variables Kapital, in: Das Kapital Bd. I (MEW Bd. 23, S. 218)

Es geht mit dem Körper wie mit dem Kapital. Mit der Phase der Akkumulation beginnt die Periode der Investitionen. Aber das Kapital des Körpers ist nur eine Ware *für das Kapital*; die Krankheit ist ein Waffenstillstand auf dem Markt. Eine politische Geschichte des Körpers erscheint möglich; eine Geschichte, die über die morphologischen Variationen, welche die Anthropologen beschreiben hinaus, eine Entwicklung darstellt, die direkt aus der sozio-ökonomischen Organisation der Lebensbedingungen (Ernährungsweise, Wohnung, Arbeitsbedingungen, Freizeit) abgeleitet werden kann. So beschreibt Marx die Veränderung der physischen Normen bei bestimmten proletarischen Gruppen: "Seit ich vor 25 Jahren meine Praxis unter den Töpfern begann, hat sich die auffallende Entartung dieser Klasse fortschreitend in Abnahme von Gestalt und Gewicht gezeigt." (Äußerung von Dr. McBean, zitiert von Dr. Greenhow 1860) (1).
Marx bemerkt auch die in der Praxis auffällige Dichotomie zwischen dem Körper der Produktion und dem sexualisierten Körper: "Vor dem Verbot der Arbeit von Weibern und Kindern (unter 10 Jahren) in Minen, fand das Kapital die Methode, nackte Weiber und Mädchen, oft mit Männern zusammen in Kohlen- und anderen Minen zu vernutzen, so übereinstimmend mit seinem Moralkodex und namentlich auch seinem Hauptbuch, daß es erst nach dem Verbot zur Maschinerie griff." (2)
Die Gesamtheit der sozialen Bedingungen der körperlichen Geschichte entwirft in etwa - und besonders für die ausgebeutete Klasse - die Vorstellungswelt eines Wohlbefindens, dessen normativer Wert das Produkt einer Vielzahl von Wirkungskräften ist: Sport und Gymnastik, Tanz, die Haltungen und der Rhythmus bei der Arbeit etc. Obgleich die imaginären Faktoren, die die Festsetzung idealer Körpermodelle beeinflussen, nicht vernachlässigt werden können, gibt es doch direkte Determinismen, welche die soziale Bearbeitung des Körpers bestimmen. Der Verzicht auf das Korsett (und die damit verbundene permanente Einschnürung des Unterleibs) fällt in die gleiche Zeit wie die Ausdehnung des allgemeinen Stimmrechts auf die Frauen und ihre massenhafte Beschäftigung in der (Textil-) Industrie. Der neuerliche Fortschritt der Automation, die Verwendung von Informationstechniken vermehren die Arbeiten, welche Aufmerksamkeit und Kontrolle erfordern; d.h. es findet eine Schärfung der perzeptiven Systeme und der Reflexreaktionen statt zum Nachteil der Motorik, der Entscheidung und der Initiative. Die sehr viel schnellere und intensivere Ermüdung des Gangliensystems verlangt öfters längere Zeiten der Erholung; in verschiedenen japanischen Transistorfabriken unterbricht man die Arbeit der Prüferinnen jede Stunde, um 15 Minuten Entspannungsübungen zu machen, die von spezialisierten Therapeuten geleitet werden.
Die Krankheit enthüllt ziemlich genau die verschiedenen Körperfacetten, die von den Produktionsverhältnissen beansprucht werden. Das Symptom löst einen Alarm beim Individuum aus, dessen Gesundheit ja ein nicht bewußt wahrgenommener Prozeß ist. Dieses Leiden gehört sowohl dem wirklichen wie dem vorgestellten Körper, dem Organischen wie dem Imaginären, der

Funktion wie der Bedeutung an.
Es gibt also kein Ereignis, das nicht "psycho-somatisch" - oder genauer - "physio-semantisch" wäre, und die Krankheit, die diese Zweischneidigkeit ausschlachtet, ist selbst Teil dieser Dialektik. Im folgenden werden wir versuchen, die künstlichen Grenzen einzureißen zwischen dem Körper, seinem "Schema", seinem Bild, seinen sozialen Vorstellungen, seinem Mythos und seiner Ideologie.
Der Schmerz legt Zeugnis ab für die materiellen und chronologischen Spuren des menschlichen Organismus. Aber er trägt auch die Vorstellung vom eigenen Körper; sichtbare oder lesbare Spuren, imaginäre Vorstellungn, die enthüllbar und interpretierbar sind.
Manchmal bricht das Imiginäre - wie z.B. bei der Verleugnung der Organe und der Eingeweide im melancholischen Delir (Cotard-Syndrom) - in das Bewußtsein vom Körper ein. Auf dem anderen Extrem lebt der bewußtlose Körper die Existenz einer vegetativen Maschinerie, aus der jede beziehungsreiche Existenz, jede irgendwie geartete Notwendigkeit der Zeichen verschwunden ist: das sind die langanhaltenden Komas.+
Diese methodologische Dissoziation ist natürlich willkürlich; sie hat aber den Vorteil, die Ereignisse des Körpers dem Zusammenwirken unterzuordnen, das die Materialität seines Funktionierens mit der Organisation seiner Vorstellung verbindet. Die Entwicklung dieser Verbindung, dieser Wechselbewegung, vollzieht sich nach dem Vorbild des Zugangs des Subjekts zur symbolischen Ordnung; sie kann schon vermutet, entziffert und vorhergesehen werden in den Strukturen der sozialen Beziehungen und der Institutionen, welche die Bedeutung und die Auswirkungen dieser Ordnung und vermittels dieser "diese effektive der sozialen Gruppierung wesentliche Kommunikation (sicherstellen); diese letztere drückt sich ziemlich unmittelbar in der Tatsache aus, daß es seinesgleichen ist, den der Mensch ausbeutet, daß er in diesem sich erkennt, daß er an ihn durch ein ehernes psychisches Band gefesselt ist, welches das wahrhaft spezifische Elend seiner ersten Lebensjahre perpetuiert." (3) Zwischen dem Körper und dem Kapital bildet sich so eine Kontinuität heraus, deren Wirksamkeit keinerlei Bewegung des Bewußtseins, keinerlei Erkenntnisprozeß voraussetzt. Eine einzige Institution sichert öffentlich diese Kontinuität und deren explizite signifikante Gliederung: die Medizin. Von den ersten Augenblicken des Lebens an ist das Funktionieren der Apparate unablösbar von organisierten imaginären Vorstellungen, von Tagträumen, welche deren Kontinuität sicherstellen und deren Mißverständnisse über alle Phasenveränderungen hinweg aufrechterhalten. Der Reichtum von Einbildungen liegt in der Vielzahl der logischen Elemente, welche sie befördern, und in den verschiedenen Reihen, auf die sie verweisen. Letztere stellen die Schnitt- und Angelpunkte dar. Die Geschichte der paranoiden, schizoiden, depressiven, ödipalen etc. Situationen, welche sich - einander überlagernd- durch Sprünge nach vorn, durch Rückzüge, durch abwechselnde Beharrlichkeit und Flüchtigkeit entwickeln, kontrolliert die reale organische Tätigkeit der Ernährungs-, Verdauungs- und Ausscheidungs-

funktionen und - noch umfassender - alle sensorisch-motorischen Mechanismen, die diese Funktionen in Gang halten. Über diese Kontrolle hinaus werden die Körperorgane buchstäblich modelliert und gespalten gemäß der willkürlichen und zunehmenden Entmischung der bewahrenden (und zerstörerischen) Triebe und der libidinösen Strebungen.
Bei der psychischen Appetitlosigkeit scheint sich die Gesamtheit der unbewußten Vorstellungen und der anatomisch-physiologischen Gegebenheiten des jungen Mädchens in einer Sackgasse zu befinden. Die sexuelle Erstarrung läßt die Brüste verkümmern, blockiert den Menstruationszyklus und paralysiert einen Teil des Funktionspaars Hypothalamus-Hypophyse. Gleichzeitig ist die Leugnung der "erwachsenen" weiblichen Sexualität voll am Werk und, über diesen bewußten Ekel hinaus, ein unbewußter Widerstand gegen die Anerkennung des Körpers, dem Ort der Freude und des Todes. Aber wie schon die klinischen Irrenärzte konstatierten, paßt sich der organische und funktionelle Körper lange Zeit dem Nahrungsentzug an und verbürgt sich in gewisser Weise für den Todestrieb des Subjekts, der es zu vernichten strebt. "Die Dinge ziehen sich so über Wochen und Monate hin, ohne daß der allgemeine Gesundheitszustand nachteilig beeinflußt erschiene; die Sprache ist klar und frisch, der Durst geringfügig, die beständige Verstopfung reagiert auf leichte Abführmittel, der Bauch schrumpft nicht, der Schlaf ist mehr oder weniger regelmäßig. Es kommt zu keiner Abmagerung, obgleich die Nahrungsaufnahme nur ein Zehntel dessen darstellt, was die Kranke gewöhnlich zu sich nimmt. (...) Weit davon entfernt, die Muskelkräfte zu schwächen, führt die Verminderung der Nahrungsaufnahme zu einer gesteigerten Beweglichkeit. Die Kranke fühlt sich viel aktiver und leichter, sie reitet aus, unternimmt lange Fußmärsche, sie empfängt, und macht Besuche und führt gelegentlich ein ermüdendes mondänes Leben, ohne die Erschöpfungszustände zu bedauern, über die sie sich früher beklagt hätte." (4)
Die Vorstellung vom Körper bringt mit allen Charakteristiken einer als unveränderlich geltenden Voraussetzung die Wahrnehmung und das Handeln des Subjekts in Bewegung. Das Individuum gelangt zur Empfindung oder zur Motorik vermittels eines "bereits gegebenen" Systems, vermittels einer spezifischen körperlichen "Schaltung"; jede neue Erfahrung läßt dieses System in einer sich bereichernden Konstellation in Erscheinung treten. Das Bild vom Körper ist nicht unberührt von der Geschichte, die es durch aufeinanderfolgende Prägungen gebildet hat. Jede Spur ist letzten Endes Teil eines Textes, der in jedem Augenblick den Wert der Signale oder der erlebten Elemente modifizieren kann. Man muß hier eine erste Trennungslinie ziehen zwischen der traditionellen Neurologie, die von den Lähmungserscheinungen oder der allgemeinen Paralyse bis hin zur Aphasie+ das Funktionieren des Nervensystems in mechanistischen Termini zu beschreiben versucht, und der dynamischen Neuro-Psychologie, die in der Lage ist, das Prinzip einer fundamentalen Interaktion zwischen dem Biologischen und dem Psychologischen zu begreifen. Der Begriff des "Körper-Schemas" mit

seiner Kartographie der Sensiblität gehört dem ersten, der des "Bildes vom Körper" dem zweiten Bereich an.
Bei der Beschreibung eines halbseitig Gelähmten stellt sich Paul Schilder die Frage nach einer solchen möglichen Verbindung und begründet sie mit der Intentionalität des Subjekts. "Ich habe gesagt, daß der Patient eine Seite seines Körpers nicht wahrnehmen wollte. Ist das eine völlig bewußte Tendenz? Ich glaube nicht: es handelt sich vielmehr um ein instinktives Bedürfnis, einen Teil seines Körpers zu ignorieren, weil er unnütz geworden ist. Es ist also ein Verdrängungsvorgang." (5)
Der Zugang zum Bereich der psychischen Determinationen liegt nicht genau fest. Zwischen dem Kranken Potzl's, der sich weigert, die Lähmung seiner linken Seite anzuerkennen, der nichts davon wissen will, sie einem anderen zuschreibt oder seinen Arm "dicke Schlange" nennt, und Michel, einem jungen Schizophrenen mit einem kosmischen Delir, der für sich und die anderen die Paralyse seines linken Armes produziert, in dem sich seine ganzen onanistischen Schuldgefühle konzentrieren, ist der Übergang unmerklich; das Resultat ist allerdings dasselbe. Zwei widersprüchliche Intentionen verhindern die Motorik dort, wo sie organisch intakt ist, und leugnen ihr Versagen, wo es offenkundig ist. Im einen Fall werden bei der Autopsie des Gehirns spezifische Verletzungen gefunden; im anderen Fall könnte keine histologische+ Anomalie unter dem Mikroskop entdeckt werden. In beiden Fällen scheint die Kraft der Verleugnung durch das Individuum ihre Gewalt aus der strukturellen vitalen Notwendigkeit einer bestimmten Vorstellung des Körperbildes zu ziehen, die allein konform ist mit dem, was der Erfahrung des Subjekts entstammt. Das Individuum schützt seinen eigenen Körper, indem es einen seiner vorgestellten Teile angreift oder isoliert; diese Beschränkung, das zeigt sich deutlich, nimmt die Gestalt eines symbolischen Opfers an - manche werden sagen, einer fleischlichen Preisgabe, einer Kastration. Die Psychiater sind erstaunt über die Wirksamkeit und Hartnäckigkeit der "Fixierung" bei der Behandlung der Psychosen; Schilder subsumiert unter der Vokabel der "lokalisierten organischen Verdrängung" jene Symptome, die eine "tiefe Gemeinsamkeit zwischen dem psychischen Leben und der organischen Funktion" aufzuweisen scheinen.
Auf einer weiteren Stufe, im manifesten Syndrom einer zerebralen Affektion, greift die Verkennung der Störung auf die Wahrnehmung der Umgebung über, wie bei dem halbseitig Gelähmten von Ehrenwald der "behauptet, daß sein Körper nicht mehr existiere und daß er verfaule. Die Leute, die ihn umgeben, haben sich ebenfalls verändert, und Gesichter, die ihm früher vertraut waren, kommen ihm jetzt fremd vor. Dies ist also noch ein Fall, bei dem die Grenze zwischen dem Körper des Subjekts und dem Körper der anderen nicht mehr klar unterschieden wird". (6)
Der eigene Körper wird "gesehen" wie ein äußerer Gegenstand, ja sogar, wie man ihn von außen sehen würde. Das Bild vom Körper ist nicht das simple Aggregat der Organwahrnehmungen, die das sensorisch-motorische System "passiv" zu integrieren gestattete. Diese Summe könnte zur Not das

"Körperschema" der Neurologen definieren; sie reicht aber nicht aus, um den historischen Körper zu begreifen; d.h. eine Archäologie aufeinanderfolgender Erfahrungen zu beschreiben, die allesamt Träger von Mächten sind, welche die Vorstellung vom materiellen Körper modifizieren.
Die prägendste dieser Erfahrungen ist ohne Zweifel die, welche Lacan als das S t a d i u m d e s S p i e g e l s bezeichnet; denn diese betrifft die visuelle Beziehung des Subjekts zu seinem Körper. Ab dem Alter von 6 Monaten "erkennt" der Säugling sein Bild und authentifiziert die Fixierung durch die Suche nach dem Blick eines Zeugen. Dieses Erkennen, das in der Zeit der besonderen Abhängigkeit des neurologisch frühreifen, fortbewegungsunfähigen Kindes vor sich geht, bestätigt die Prägung durch diese erste, als "spekular" zu bezeichnende Identifikation in Bezug auf alle künftigen Identifikationssituationen: "Es genügt, wenn man das Stadium des Spiegels a l s e i n e I d e n t i f i k a t i o n in dem Sinne, den die Analyse diesem Ausdruck gibt, begreift: d.h. als eine beim Subjekt hervorgebrachte Transformation, wenn es ein Bild bewegt, dessen Prädestination in dieser Phasenfolge zureichend mit dem antiken Ausdruck 'imago' bezeichnet werden kann. (Das Stadium) scheint uns von jetzt an in einer exemplarischen Situation die symbolische Matrix zum Ausdruck zu bringen, in welche das Ich sich ursprünglich hineinwirft, noch bevor es sich in der Dialektik mit den anderen objektiviert und noch bevor die Sprache es in seiner Universalität in den Stand des Subjekts versetzt." (7)
Alle Beobachtungen stimmen darin überein, daß sie die Wirkung des Bildes auf den Körper bestätigen. Wenn man dem Begriff des Bildes einen weiteren Existenzbereich, den der Vorstellung, zuweist, so kann man ebensogut behaupten, daß jede mit Affektivität verbundene Vorstellung die Gestalt und den relativen Wert der verschiedenen Teile des Bildes vom Körper modifiziert.
In der Neurasthenie+, der Hypochondrie+, in den Erfahrungen der Entpersonalisierung, in bestimmten Perversionen und am ausgesprochensten in der Hysterie verbindet ein strenger Mechanismus den Körper mit den phantastischen Vorstellungen des Subjekts. Bestimmte Körperteile sind geeignet, Vorstellungen, welche das Subjekt im Schatz seiner Verleugnungen verborgen hält, zu metaphorisieren. Und dieser Mechanismus ist immer verbunden mit realen organischen Auswirkungen. "Die symbolische Ersetzung von Organen durch Übertragung kann in der Sphäre, die man als die rein psychische bezeichnet, vor sich gehen; sie kann sich auch auf eine Änderung in der geistigen Haltung beschränken. Aber es gibt keine psychische Erfahrung, die sich nicht in der Mobilität oder in den vaso-motorischen+ Funktionen widerspiegelt. E i n G e d a n k e, d e r s i c h a u f d e n K ö r p e r b e z i e h t, h a t e i n e n E i n f l u ß a u f d e n K ö r p e r e b e n s o w i e a u f d a s B i l d v o n d i e s e m K ö r p e r." (8)
Tatsächlich haben uns die Protokolle der Experimente von Pavlov, Bykov, Watson und dann die der Behaviouristen daran gewöhnt, die dynamischen Be-

ziehungen anzuerkennen, welche psychische Vorstellungen mit funktionellen, ja sogar organischen Veränderungen verbinden; dies geschieht durch die Vermittlung des Zentralnervensystems, des neuro-endokrinologischen Systems der Hypothalamus+ und der neuro-vegetativen Kontrolle des sympathischen Systems. Verknüpfungen dieser Ordnung ermöglichen es uns, bei gewissen Fällen der arteriellen Hypertonie, des Magengeschwürs, der Schilddrüsenüberfunktion, des Herzinfarkts, der Regelstörung die Hypothese einer psychosozialen Verursachung aufzustellen; diese Zusammenstellung ist nur andeutungsweise, sie zeigt aber bereits die Möglichkeit, auf die Gesamtheit der menschlichen Pathologien die Hypothese eines psychogenetischen Determinismus auszudehnen, dessen Bedeutung lediglich jeweils von einer Krankheit zur anderen variiert, ohne daß er jemals völlig ausgeschlossen werden könnte. Es sieht so aus, als übersetzte der psychische Apparat in die lebendige Materie des Körpers (der so als eine Maschine begriffen wird, die Informationen aufzunehmen und zu speichern geeignet ist) eine Vielzahl von bewußten oder unbewußten Vorstellungen, die so im Körper zu den Vehikeln des In-Bedeutung-Setzens der sozialen Lebensbedingungen und des Schicksals der Triebenergie werden.
Die Folgen dieser Übersetzung sind für den, der sie empfindet, nicht lesbar. Das ist sogar die Bedingung ihrer Möglichkeit und, im Aufbau der Symptome, ihre fundamentale Nützlichkeit. Sie münden ein in die Konfiguration einer kybernetischen I n f o r m a t i o n. Welches auch immer die organischen Schäden sein mögen, in welchen sich die pathologische Fixierung auf einen Teil des Körpers (Somatisierung) katalysiert, so kann einzig die Interpretation diesem Bilderrätsel des Unbewußten einen Sinn geben. Das bedeutet, daß das Wirksamwerden dieser repräsentativen Plastizität des Körpers immer vermittels der notwendig symbolischen Sprache vor sich geht und daß die Behandlung der Symptome nur auf dem Gebiet des Wortes und der Sprache geleistet werden kann.
Alle Arten der Beziehungen, seien diese real oder imaginär, sind also geeignet, die erlebte "Geschichte des Körpers" und folglich die erlebte "Geschichte der Krankheit" zu verändern. Aber unter diesen Beziehungssystemen bleiben die Aspekte der sexuellen (libidinösen) Ökonomie vorherrschend; diese sind unabdingbar, um einen für die Erfahrung zureichenden Parallelismus zu entwerfen zwischen der Aneignung der körperlichen Einheit durch das Subjekt und seiner Befreiung aus dem Netz der Sackgassen der ödipalen Struktur.
Das was das Unbewußte der Erkenntnis der Geschichte des Subjekts entzieht, ist wirksam aufbewahrt und wiederherstellbar. Der Körper ebenso wie die Kindheitserinnerungen oder die Mythen, das Vokabular oder die Syntax können das Material dafür bereitstellen: "Das Unbewußte ist ein Kapitel meiner Geschichte, das durch eine Leerstelle markiert ist oder von einer Lüge eingenommen wird: es ist das zensierte Kapitel. Aber die Wahrheit kann wiedergefunden werden; meistens steht sie schon irgendwo anders. (Das heißt) in Monumenten: und das ist mein Körper; dieser ist der hysterische

Kern der Neurose, in dem das hysterische Symptom die Struktur einer Sprache zeigt, die sich wie eine Inschrift entziffern läßt und - einmal entschlüsselt - ohne schwerwiegenden Verlust zerstört werden kann." (9) Das Produktionssystem zersplittert - gemäß den Rentabilitätsfaktoren, die die Verwendung des Körpers bestimmen - diesen in dissoziierte Teile. Die handwerkliche Arbeit bringt eine ganze Reihe physischer Aktivitäten ins Spiel; die Maschine isoliert zunehmend die Glieder und die perzeptiven Funktionen; die große Industrie fördert auf zwei Extremen den Körper als Beförderungs- und Hebemittel und den Körper als Anzeigetafel. Die diachronische Verbindung der Aufgaben verwischt sich zugunsten einer Serialisierung, die eine punktuelle Perfektion der ausgeführten Handgriffe zum Ziele hat.
Die vielseitige Krankenschwester und die medizinische Assistentin verschwindet zunehmend in der Entwicklung einer Hierarchie von Funktionen, in denen die Reinlichkeitsversorgung, die Verpflegungsaufgaben, die Betreuung, die Beobachtung, die komplexen Techniken und die allgemeine Überwachung auseinandergerissen werden; diese verschiedenen Aufgaben werden auf spezialisierte Arbeitskräfte verteilt. Man hat errechnen können, daß in den chirurgischen Stationen der Krankenhäuser von Paris eine "Verbandanlegerin" über weniger als 4 Minuten täglich für jeden Operierten verfügt; das verbietet ihr praktisch jeden Versuch einer Kommunikation mit ihren Patienten.
Die faktische Selektion, die durch das industrielle System betrieben wird, führt zur Ausarbeitung eines körperlichen Kodex, der konkret in Erscheinung tritt in den Tabellen über "Arbeitsunfähigkeiten", wie sie von der Sozialversicherung verwendet werden, um die soziale Nützlichkeit kranker oder verletzter Individuen zu veranschlagen. Diese Zergliederung des Lebendigen führt vielfach zu Ergebnissen, die wie eine Karikatur anmuten:
Ein alter Bauer von etwa 50 Jahren wird zwei Jahre nach einem Arbeitsunfall in einer bäuerlichen Genossenschaft einem Vertrauensarzt in Tours vorgeführt. Durch einen Sturz hatte er sich einen Schädelbasisbruch zugezogen; Hörstörungen und Schwindelgefühle, Anfälle von Ermüdung und Reizbarkeit, eine Paralyse der Gesichtsmuskeln waren die geringeren Folgen dieses Unfalls. Ganz allgemein ist bei ihm, seit seine Arbeitsfähigkeit beträchtlich nachgelassen hatte, ein Zustand schwerer Depression festzustellen, der vor allem in seiner Abhängigkeit von seiner Frau und seinen Töchtern zum Ausdruck kommt. Der Arzt verweigert ihm die Bescheinigung einer "partiellen" Arbeitsunfähigkeit als Folge des Arbeitsunfalls. Er hatte nämlich festgestellt, daß der Patient "ziemlich schwielige Hände" hat; und das beweist nach der Meinung der Experten, daß der Patient eine Tätigkeit ausgeübt hat. Der Patient ist also bloß ein Simulant.
Zwei Jahre später, nach einer Periode völliger Erschöpfung und von Verfolgungsängsten, stirbt der Kranke plötzlich an einem Ohmachtsanfall, der möglicherweise durch die Einnahme einer zu starken Dosis von Barbituraten mitverursacht war.
Der Kodex der Arbeitsunfähigkeit geht von zwei Voraussetzungen aus. Die

erste ist die, daß jede Beeinträchtigung einer körperlichen Funktion in einem Prozentsatz der globalen Arbeitskraft ausgedrückt und gemessen werden kann. Die zweite versichert, daß diese rein partielle Verminderung von ihren allgemeinen Auswirkungen, oder ganz einfach, von ihren psychischen Folgen isoliert werden kann. Im Gegensatz zu der Gestalthypothese von Goldstein (derzufolge jede noch so geringfügige Krankheit die Gesamtheit der Geschichte des Subjekts modifiziert) zergliedern die Kodifikatoren der kapitalistischen Gesellschaft die Teile des Körpers in Untereinheiten, die den verschiedenen Produktionsweisen angepaßt werden können. Die Möglichkeit der Integration dieser Teile in die Ökonomie ist das ganze Kriterium ihres Wertes.
Ein Gerichtsurteil aus jüngster Zeit verurteilt einen Chirurgen, der die Deformation der Brust einer Striptease-Tänzerin verschlimmert hatte; denn der Busen war nichts geringeres als die Haupteinnahmequelle dieser Frau (10). Die Hausfrau hat keinerlei Recht im Namen "illusorischer ästhetischer Vorurteile" (die sich auf dem Markt kaum zu Geld machen lassen) die gleiche Behandlung zu verlangen. Hier nimmt die Funktion des Stillens den ersten Platz ein, und die erotischen Modelle, die trotz allem weiterhin den Konsum von Büstenhaltern fördern, müssen zurückstehen.
Die Entwicklung geht dahin, den Lustkörper zum Verschwinden zu bringen zugunsten der Entstehung einer neuen imaginären Einheit, welche die Lust mißachtet und von Grund auf der Produktionsmaschinerie verpflichtet wird. Diese sublimierende Verwandlung der libidinösen Energie ist keine einfache Übertragung; sie geht einher mit einer außerordentlichen Vervielfältigung der Systeme, die von der Investierung erotischer Energien gesteuert werden. Die Sexualität (als Frage) muß im "Erotismus" (als Aktivität) stereotypisierte Ventile finden; das Vergnügen des (sexualisierten) Körpers muß sich in den (universellen oder gemeinsamen) Zerstreuungen oder der (autoerotischen, fetischisierten, kodifizierten) "Schönheit" materialisieren: "Es ist das Zeichen an sich (die Schönheit), die Marke (Schminke, kalkulierte Symmetrie oder Asymmetrie) was fasziniert; e s i s t d a s A r t e f a k t, w a s G e g e n s t a n d d e r B e g i e r d e i s t. Nun, die Zeichen sind dazu da, um entsprechend einer langen Arbeit der V e r f ä l s c h u n g aus dem Körper einen Gegenstand zu machen, durch den der reale Arbeitsprozeß des Körpers (Arbeit des Unbewußten oder physische und gesellschaftliche Arbeit) nicht mehr hindurchscheint: es ist diese lange Abstraktionsarbeit, es ist das, was sie in ihrer Systematisierung verleugnet oder zensiert, was die Faszination dieser fetischisierten Schönheit ausmacht." (11)
Man kann die Auswirkungen in der bevorzugten Stellung der Haut bei der Suche nach kollektiven Identifikationsformen sehen. Wenn es kein Gesicht ohne Haut gibt, so löst sich doch die Haut vom Gesicht; sie ist Materie, gemeinhin verfügbares Material, Text, Bildschirm und Maske, konventionelle Oberfläche, an dem sich die Textur des Körpers ablesen (oder entziffern) läßt. Als solche biete sie auch der unablässigen Suche nach einem absolu-

ten Gegenstand der Begierde eine Fläche, die diese beschreiben kann. Die Haut ist eine Seite, in die sowohl die natürlichen Elemente (die Sonne) als auch die sozialen Praktiken oder Kunstgriffe (Schminken, Tätowieren) sich einschreiben; und dies auf dem Hintergrund des Kontextes eines Zur-Geltung-Bringens, eines allgemeinen stilistischen Führers: der Kleidung (des Schmucks und der Verkleidung). In diesem Sinne wird sie von der bürgerlichen Ideologie mit einer besonderen Funktion ausgestattet, wenn unter den Gegenständen einer perversen - oder genauer - f e t i s c h i s i e r t e n Begierde aus der Haut ein privilegierter Bereich gemacht wird. Aber die Haut ist auch das, was die dissoziierten und funktionalisierten Teile des Körpers, welche in den widersprüchlichen und partiellen Tätigkeiten auseinandergesprengt werden, wieder zusammenklebt. Sie ist das "flüssige" (Deleuze) vereinheitlichende Prinzip, das die verstreuten Stücke des entfremdeten Körpers verbindet und zusammenhält. Ebenso stellen die formalen Proportionen des Körpers einen allgemeinen Kodex chiffrierbarer Beziehungen genau an der Stelle bereit, wo die spezifischen historischen Züge des Körpers hervorbrechen könnten: "Es wird also an die Stelle des erogenen Körpers, der durch die Kastration geteilt und die Quelle eines immer gefährlichen Verlangens ist, eine Dekoration gesetzt - ein Artefakt aus illusorischen Versatzstücken, ein Arsenal oder ein Sortiment von Nebensächlichkeiten oder Körperteilen (aber der ganze Körper in seiner fetischisierten Nacktheit kann ebenfalls die Rolle eines Artefakts spielen), von Fetischobjekten, die in einem Montagesystem - i n e i n e m K o d e - zusammengefügt und dadurch als mögliche Objekte eines beruhigenden Kultus abgegrenzt sind. An die Stelle der großen Spaltungslinie der Kastration tritt so die Demarkationslinie zwischen Elementen und Zeichen. An die Stelle der nichtreduzierbaren Ambivalenz - der symbolischen "Spanne" - tritt die signifikative Differenz, die formelle Teilung zwischen den Zeichen." (12)

Wenn man diese ungeheure Verschleierungsarbeit, die an der Oberfläche, im Spiel der Signifikanten und der Ordnung der Metonymie^{+} vor sich geht, auf den Gegenstand ihrer Verleugnung (im Freudschen Sinn) bezieht, so erkennt man zwangsläufig, daß diese semiotische Arbeit auf die K a s t r a t i o n abzielt. Alles spricht dafür, daß die bürgerliche Gesellschaft einen psychotischen oder perversen Körper zum Modell erheben möchte; denn ihr Vorgehen beruht auf der Methode der Spaltung, in der weiteren Entfaltung einer Tendenz des psychischen Apparats, die schon in der Kindheit angelegt wird: "Es ist also ein Konflikt zwischen dem Anspruch des Triebes und dem Einspruch der Realität. Das Kind tut aber keines von beiden, oder vielmehr, es tut gleichzeitig beides. Einerseits weist es mit Hilfe bestimmter Mechanismen die Realität ab und läßt sich nichts verbieten, andererseits anerkennt es im gleichen Atem die Gefahr der Realität, nimmt die Angst vor ihr als Leidenssymptom auf sich und sucht sich später ihrer zu erwehren. (...) Beide streitenden Parteien haben ihren Teil bekommen: der Trieb darf seine Befriedigung behalten, der Realität ist der gebührende Respekt gezollt worden. Aber umsonst ist bekanntlich nur der Tod. (...)

Die beiden Reaktionen auf den Konflikt bleiben als Kern einer Ich-Spaltung bestehen." (13)
Eine bestimmte Ideologie des Körpers bezeugt ein kollektives Vorgehen gegen die tiefsitzende Angst, die durch das Problem der Kastration hervorgerufen wird. Die Themen, die Gegenstände und Worte, die universellen Gebrauchsfetische, die von der industriellen (bürgerlichen oder bürokratisch-sozialistischen) Gesellschaft empfohlen werden, funktionieren als hervorragende und immer wiederholbare Zeichen der Verleugnung, wie sie von Freud dargestellt worden ist: sie werden als soundsoviele Versuchungen, Lösungen und Instrumente für diesen Mechanismus, der bislang für individuell und "krankhaft" gehalten wurde, bereitgestellt; und diese Zeichenfetische suggerieren die Möglichkeit einer kollektiven und sozial ausbeutbaren Verleugnung.
Die Umschreibung des Kodes benutzt ihre bevorzugten Kanäle vor allem dann, wenn die "Wissenschaft" sie mit kaum diskutierbaren "Erkenntnissen" unterstützt. Die Mode läßt sich entziffern, sie gibt nach, paßt sich an und geht den Gang der Kapricen und Interessen. Dagegen untermauert die Medizin vermittels einer Praxis, mit der notwendigerweise eine Pädagogik einhergeht, ein System von Körpervorstellungen, das mit der Entwicklung der Ökonomie, mit der O r d n u n g der herrschenden Klasse, vereinbar ist.
Der Körper ist Arbeitskraft und Ware. Der Warenfetischismus, der ideoligische Kern der bürgerlichen Ordnung, ist nichts anderes als die Sprachstruktur, die den M e h r w e r t verschleiert. Der Fetischismus des Körpers vernebelt die Kastration. Die Medizin ist das Vehikel dieser doppelten Vorstellung, in der sich sowohl die Kennzeichen einer sozialen Ausbeutung als auch die unbewußten Auswirkungen eines Mangels verwischen.

4. Zeichen, Symptom, Verdikt

In einigen medizinischen Zentren der USA, in denen die Befragung des Patienten durch einen Computer durchgeführt wird, hat sich vielfach gezeigt, daß der Kranke bezüglich Sexualität, Drogen, Alkohol etc. dem Komputer mehr Informationen gibt als dem Arzt. Natürlich ist es der Arzt, der den Wert dieser Informationen abschätzt.

M. De Heaulme

In der Klinik vollzieht sich die Bewegung des Begreifens vom gesprochenen, beschreibenden und blutvollen Text zur geschriebenen Quintessenz eines aufzählenden Fragments. Die durch den Praktiker vollzogene Abstraktion beschränkt die Kunst des Zuhörens auf einen notwendigen Rest. Die Befragung ist ausgiebig, breit und weitschweifig; die technische Untersuchung ist selektiv und wertend.

Wenn das Wort sozusagen das "allgemeine Äquivalent" der Ökonomie der Sprache ist, so ist das Zeichen der Tauschwert der strukturierten Gesamtheit der "Klinik". Das Pathognomische Zeichen (das Zeichen, das erforderlich und ausreichend ist, um eine Diagnose zu erstellen) stellt sich also als absolutes Äquivalent einer bestimmten Krankheit dar. Es gehört ganz und gar dem abstrakten, imaginären und "verbegrifflichten" Wesen eines Syndroms an. Es hat nichts mit dem Patienten zu tun, der es als einfacher Bedeutungsträger "darstellt".

Das Symptom wird zum Tauschwert dadurch, daß es in der durch die therapeutische Situation bestimmten Operationen seinen Gebrauchswert preisgibt. Es wird zum Ausdruck gebracht, damit ein anderer etwas daraus macht, damit es durch eine beschränkte Sprache, deren Instrumentarium nur der andere kennt, modelliert wird; diese Umschreibung stattet das Symptom mit einem Wert innerhalb einer technischen Notierung aus, deren entferntes metonymisches Eichmaß das Leben sein soll.

Sournia schlägt eine Scheinunterscheidung zwischen Symptom und Zeichen vor: "Ein Symptom ist das, was wir unmittelbar entdecken: die Dumpfheit des Thorax beim Abklopfen, ein blaues Auge, schlechter Mundgeruch. Dagegen 'ist ein Zeichen eine Äußerung, die ohne den Eingriff des Arztes nicht entstanden wäre: es verlangt eine Initiative von seiner Seite und die Anwendung einer Technik' (Rist)."

Das Fragezeichen, das wir hier setzen, soll die Zweideutigkeit dieser Klassifikation unterstreichen. Denn es ist nicht das Instrument oder die Hand, die die reine Wahrnehmung und die technische Erforschung trennen und damit das Symptom und das Zeichen auseinanderreißen; sondern es ist der jeweilige signifikante Wert - für den Arzt und für den Kranken - dessen, was benannt wird.

Mit den funktionellen Zeichen kann sich die Klinik der Illusion hingeben, Symptome zu bestimmen, die in ihrer Unmittelbarkeit auf die Störung einer Funktion hinweisen. Diese stehen in Widerspruch zu den allgemeinen Zeichen und zu den physischen Zeichen als den spontan sich anbietenden Elementen eines Triptychons. Der Kranke stellt diese Zeichen dar, oder - wenn man die Formel umdreht - das funktionelle Zeichen enthüllt seine Krankheit. Es handelt sich um eine Modifikation, um eine Anomalie der Funktionen, um eine Störung der "Apparate" (Herz-Kreislauf-System, Atmung, Verdauung etc.). Die medizinische Sprache vermittelt hier die Illusion, daß diese Krankheitszeichen sporadisch im Leben des sich Beklagenden erscheinen, daß sie sich in das alltägliche Leben einmischen und daß ihr Ursprung dingfest gemacht werden könne. Trotzdem besteht die konventionelle Aufgabe des funktionellen Zeichens zuallererst darin, eine Vorstellung der eigenen, spezifischen historischen Erfahrung eines jeden Befragers in die Ordnung der medizinischen Sprache zu übertragen.

Der Bauer aus der Sologne beklagt z.B. sich über "Schweregefühle". Bei der Übersetzung in die Symptomsprache wird daraus das Wort "Schwindel"; aber die Umschreibung hat selbstverständlich den Bedeutungsvorgang, der im ursprünglichen Ausdruck enthalten war, denaturiert. Das Schweregefühl empfindet man nicht irgendwie. Im allgemeinen überkommt es jemanden bei der Arbeit auf dem Feld, wenn er längere Zeit in gebückter oder niedergekauerter Haltung verharrt hat, sich plötzlich erhebt und den schrecklichen Eindruck hat, das Gleichgewicht zu verlieren; die Dinge drehen sich um ihn herum, und in der ihn überkommenden Wahrnehmung seiner Schwere fühlt er schmerzhaft die beklemmende Anziehung der Erde, die ihn nach unten drückt. Das Schweregefühl ist das charakteristische Korrelat einer Arbeitsweise; es entsteht nicht in der Region von Berry, wo die Bauern vor allem Viehzucht betreiben, oder in der Beauce, wo die Mechanisierung einer extensiven Agrikultur nicht diese ermüdende Sorgfalt des niedergekauerten Menschen erfordert. In der Sologne, einem Gebiet mit wenig ergiebigem Boden und intensiver Gartenbewirtschaftung koinzidiert das Schweregefühl mit den Erntezeiten (der Spargeln, der Erdbeeren), und das Wort selbst taucht in der bäuerlichen Sprache mit einer erstaunlichen Beharrlichkeit auf. Im Gegensatz zu den Schwindelgefühlen spielt das Schweregefühl eindeutig an auf eine Abwärtsbewegung, auf die Schwerkraft, auf das Fallen, auf die Vertikalität. Nichts erinnert in diesem Wort an die kreisförmige Leichtigkeit einer horizontalen Verlagerung, an das Hin- und Herbewegen eines Kopfes; da aber das "Schweregefühl" darauf wartet, zum Zeichen zu werden, ist es als zum "Schwindelgefühl" Gewordenes schon ein Symptom.

Der vom Kranken produzierte Gebrauchswert ist ziemlich klar, denn dieser hat die psycho-somatische Reflexion einer phänomenologischen oder unbewußten Intentionalität des Symptoms begründet. Der S c h m e r z ist nicht nur ein Signal für einen anderen (den Arzt), der seine Ursache annähernd lokalisieren kann (1), sondern er ist vor allem auch die innere Garantie einer "schmerzlindernden" Unbeweglichkeit des verletzten Herdes. Der Schmerz wird in der autarken Ökonomie des Individuums "verbraucht". Diese Intentionalität ist es, welche die finalistische Sprache jedesmal dann kurzschließt, wenn sie das "damit" einführt, das sich auf einen mechanischen, dem Subjekt äußerlichen Willen beruft. Der Schmerz schützt die Verletzung, und - durch Extrapolation - schützt der Krankheitszustand ein partikulares Leben, das er zum Ausdruck bringt, indem er es erschöpft. Diese physiopathologische Entropie (die Reduzierung des Ausdrucks auf das Allernotwendigste) ist der Kernpunkt der Theorie Groddecks: "Ich habe diese Eigenschaft des Unbewußten, die Umsicht, hervorgehoben; denn dieses Vorgehen unserer innersten geistigen Kräfte kann ich in meinem Le-

ben leicht ausfindig machen. Dieses emfpindsame Es schafft sich in gewisser Weise in der Fähigkeit zur Krankheit sichere Positionen, auf die es sich zurückziehen kann. Die Krankheit, sei sie nun akut oder chronisch, infektiös oder nicht, verschafft Ruhe, bietet Schutz vor der verletzenden Außenwelt oder zumindest vor deren bestimmbaren Phänomenen, die unerträglich sind. Meine eigene Seele arbeitet beständig im Voraus; und dies seit einer bestimmten Periode der Kindheit, in der sie bis ins tiefste Innere hinein erschüttert worden ist." (2)
Groddeck hebt diese regressive Ökonomie hervor, weil er ihr die Fähigkeit zuschreibt, einen Krankheitszustand wieder zu erneuern oder zu reproduzieren, der identisch ist mit demjenigen, in dem das Subjekt die Erfahrung seiner Hinfälligkeit z u m a c h e n g l a u b t e. Und anläßlich einer "offensichtlich harmlosen Knieverletzung" erhebt er den Befund: "gewisser Zusammenhänge zwischen dem physischen Schmerz bei der Bildung der Gicht und der Umsicht und Zurückhaltung, welche eingefahrene Spuren und psychische Konflikte vermeiden oder zumindest vermindern möchten: was mir immer ein Vernügen bereitet, wie sie allein die leicht ironische Kontemplation des eigenen Ich verschaffen kann." (3)
In dem narzistischen Vergnügen dieses Autors liegt zumindest eine entscheidende Sicherheit: die, erneut die formelle, analogische, imaginäre Erfahrung eines Sieges über das Nichts und den Tod zu machen.
Die Verbindung zwischen dem Symptom und seiner Funktion ist selten so klar und direkt wie in der Beziehung Ort/Schmerz beim Knochenbruch. Die organischen Verletzungen können sich jeder Nachforschung entziehen; sie können auch als eine tatsächliche sekundäre Bildung in Erscheinung treten, der eine lange subjektive Pathologie vorausgeht, durch die sie sich ankündigen (Magengeschwür). Vor allem aber kann das Symptom die komplexe Form annehmen, der nicht nur eine bestimmte Verletzung zugrunde liegt, sondern eine Phantasievorstellung, die mit repräsentativen Inhalten beladen ist. Man findet hier den Ansatz eines Konversions- (oder Somatisierungs-) Phänomens, in welchem die Teile des Körpers mit Werten ausgestattet werden, die von ihren wirklichen Funktionen unabhängig sind: die symbolische Logik der körperlichen Ausdrucksweisen verweist auf den Austausch von Bedeutungen, die der Biophysiologie völlig fremd sind. Auf dieser Ebene bilden die Hände, der Blick, der Mund, das Geschlecht die im Hintergrund stehenden Teile mehrerer voneinander getrennter signifikanter Reihen oder Strukturen. "Zum Beispiel ein Fettleibiger: man sagt, daß er zuviel ißt, daß er unmäßig trinkt. Vielleicht tut er das; vielleicht aber auch nicht. Erforscht man seine Seele, so entdeckt man zum Beispiel, daß er einen dicken Bauch hat, weil er als Kind unter dem Rätsel der Fortpflanzung litt, weil er nach der Schwangerschaft und der Entbindung strebt, weil er symbolisch beständig schwanger ist, weil praktisch jedes Gericht, das Ei, die Karotte, die Bohne, die Kirsche, die Milch ihm diese Vorstellung eingegeben hat; und jetzt lebt diese Vorstellung beständig wieder auf, und eine illusorische Schwangerschaft folgt der anderen. Vielleicht ist da

auch eine innere Leere, die beständig ausgefüllt werden muß; vielleicht erfordert ein verletzliches und empfindsames 'Es' einen so dicken Panzer." (4)
Was sich im Symptom reproduziert, gehört der Geschichte des Subjekts an. Das unbewußte Subjekt, das Subjekt "par excellence" des entnarzissierenden Vorgehens Freuds produziert im Symptom ein Vorstellungselement, das mit einem doppelten Wert (dem Gebrauchs- und dem Tauschwert) ausgestattet ist: diese beiden Vektoren werden durch die signifikante Ökonomie der medizinischen Sprache (...); und diese signifikante Ökonomie hängt ihrerseits ab von einer bestimmten Programmierung der Eingriffe, der technischen und nosologischen "Behandlungs"mittel, die mit dem Bereich der ökonomisch-politischen Rentabilität einer Gesellschaft übereinstimmen. Selbst wenn die moderne Medizin in der Lage ist, in den zwielichtigen Bereich des "sekundären Krankheitsgewinns" vorzustoßen, so erforscht sie ihn nur, um ihn umso gründlicher verleugnen zu können. Sie muß bei jedem Schritt ihres Vorgehens die Funktionalität ihres Aufbaus und eine Art "operativen Tropismus", im Auge behalten. Diese "Textreduktion", die an sich weder gut noch schlecht ist, bleibt einem veralteten anthropologischen Status der Krankheit verhaftet; d.h. einem wiederholten Mißerfolg, die Produktion miteinzubeziehen, der einhergeht mit dem permanenten Scheitern der Medizin, sich in die unhistorischen Grenzen des Körpers zurückzuziehen. (5)
Der Kranke bringt etwas, das zu tun hat mit einer Erfahrung, einer Geschichte, einer Ökologie und einer ihm eigenen Zeit. Man nimmt von ihm etwas anderes (d.h. man läßt es ihn abliefern); ein Element nämlich, das durch alle Gestaltungen, die geeignet sind, ein Übel auszudrücken, strukturiert ist und die man aus einem Zusammenhang reißt und deren Einzigartigkeit man zerstört. Das "Schweregefühl" fordert die Ärzte auf, sich auf den Schauplatz eines Dramas zu begeben, wo der Körper von seiner Handlung untrennbar ist; der Schwindel bezieht sich auf das Funktionieren des Herzens und der Gefäße, auf einen stabilen Apparat, der innerhalb der Fächerung seiner Normen immer mit sich identisch bleibt. Was dem Ausdruck "Schwindel" seinen Wert gibt, ist die unmittelbare Vorstellung von signifikanten Elementen, die ihn in einem metonymischen Feld umgeben: das Brummen in den Ohren, die Sternchen vor den Augen, die Kopfschmerzen beim Aufstehen, die Neigung zu Ohnmachtsanfällen bei nüchternem Magen, die vaso-motorischen Störungen in den Körperextremitäten und noch viele andere Zeichen mehr, die die Bedeutung dessen, was sich ihnen anbietet, umrahmen und abgrenzen können. Das "Schweregefühl" läßt die Vorstellung einer bruchlosen Einheit erstehen - eine andere Sprache, eine Tradition, eine Kultur welche der Arzt nicht kennt, und die ihn veranlaßt, eine geheimnisvolle Welt ins Spiel zu bringen. Indem er die Fremdheit, vor der er flieht, zurückweist, verwirft er die zeitliche Dimension des Symptoms, welches der Kranke ihm darbringt, um es in einen verständlichen Zusammenhang bringen zu lassen. Gleichzeitig entfernt er aus seinem Verständnisbereich den dramatischen Akt, welcher der Ausdrucksweise des Symptoms zugrun-

de liegt: "Während die körperlichen Ursachen durch eine gegenwärtige universelle kosmische Vermischung, durch die das nicht-körperliche Ereignis hervorgebracht wird, wirken und im Argen liegen, wirkt die Quasi-Ursache so, daß sie diese physische Kausalität verdoppelt: sie verkörpert das Ereignis in der beschränktesten, bestimmtesten und kürzesten Gegenwart, in einem reinen Augenblick, der an dem Punkt erfaßt wird, wo er sich in Vergangenheit und Zukunft unterteilt, und nicht mehr in einer Gegenwart, welche die Vergangenheit und die Zukunft in sich zusammenschlösse. Der Schauspieler verbleibt im Augenblick, während die Person, die er spielt, für die Zukunft hofft oder fürchtet, sich in die Vergangenheit versenkt oder verströmt: das ist der Sinn, den der Akteur darstellt. Die Wirkung des Ereignisses auf eine reine ungetrübte Gegenwart beschränken, den Augenblick umso intensiver, plötzlicher und gespannter machen, als er eine unbegrenzte Zukunft und Vergangenheit zum Ausdruck bringt - das ist der Nutzen der Vorstellung; des Mimen und nicht mehr des Wahrsagers." (6)
In einer ersten Annäherung könnte man folgende Gleichung aufstellen:

$$\frac{\text{Zeichen}}{\text{Symptom}} = \frac{\text{Tauschwert}}{\text{Gebrauchswert}} = \frac{\text{Klinik (Sprache)}}{\text{Gesprochenes Wort}}$$

Es versteht sich von selbst, daß das Symptom nichts anderes ist, als ein Signifikant des Befragers; daß der Kranke nur aus der Operation eines medizinischen Signifikanten (M) mit einem Symptom (D) hervorgehen kann, wenn man zu einem Zeichen gelangen will: (M) x (D) = Zeichen
Das Symptom hat bei dieser Operation die Totalität der Merkmale des Subjekts nicht verloren; aber es enthält lediglich noch das, was in einem Bereich M von einem gesprochenen Wort D noch artikulierbar ist. Die Medizin interessiert sich für die Signifikanten nur insofern als diese *Zeichen* (im Saussureschen Sinne) sind; als sie zu Elementen werden, die in der eigenen Bedeutungskette gemäß den grundlegenden Vektoren der Metapher und der Metonymie permutiert und kombiniert werden können.
Das Symptom wird also in der therapeutischen Ökonomie verbraucht, und es entsteht ein Zeichen, das einem technischen und begrenzten signifikanten Bereich entspricht. Die Klinik nährt die Illusion, als bestünde eine Beziehung zwischen einem Signifikanten ("Zeichen") und einem Signifikat (Krankheit); d.h. sie befördert die mythische Bilderwelt eines Zeichens. In der anatomisch-klinischen Methode vermittelt sie die Vorstellung einer möglichen Subsumption des Signifikanten unter das Signifikat, des "Zeichens" unter die Verletzung. Aber ihr Mechanismus stellt - vermittels einer Bedeutungssperre, deren Funktionieren seine eigenen semantischen Gesetzmäßigkeiten hat - eher eine signifikante reduzierende Transposition, eine *Zensur* dar. Was bewahrt wird, ist die Logik der Darstellung, das zugrunde liegende Sprachgesetz, das selbst keine Überschreitung zuläßt.

Die Arbeit am Signifikanten, die Einwirkung auf das Symptom gibt Veranlassung, die spezifischen Prinzipien der medizinischen Ausdrucks- und Bedeutungsweise genauer zu betrachten und in der Folge den fundamentalen Prozeß des Sinns in der Ordnung der therapeutischen Äußerungen systematisch zu untersuchen.
Die analytische Beziehung zwischen dem manifesten Symptom und der (bezeichneten) latenten Verletzung ermöglicht es, genauer zu begreifen, wie jede neue Einteilung der Gegenstände des Blicks die diagnostische Arbeit und die interpretierende Logik der Klinik von Grund auf verändert.
Wenn diese Beziehung von dem in der technischen Sprache der Medizin verankerten reduzierenden Mechanismus auch immer abhängig bleibt, so stellt die Klinik doch auf ihre Weise - und welches auch immer ihre "wissenschaftlichen" Intentionen sein mögen - die Beziehung zu einer konventionellen Gesamtheit von Zeichen für die eigene und zaudernde Wahrheit des Subjekts wieder her.
Aber die Sprache ist der Struktur der Produktionsverhältnisse nicht äußerlich, und die Klinik ist in Übereinstimmung mit den sozio-ökonomischen Institutionen der Gesundheit. Die beiden Ketten wirken aufeinander ein durch einen Mechanismus der Verstärkung, der Auswahl und der Eliminierung, der dafür sorgt, daß das spezifische Gewicht der herrschenden sozialen Strukturen und die wichtige Stellung des Subjekts als Objekt der "Beobachtung" erhalten bleibt.
Der allgemeine Rahmen der technischen Reduktion des vom Kranken dargebotenen Textes zwingt das therapeutische Gespräch in ein Gewebe aus analogischen Formeln, aus metaphorischen Handauflegungen, aus vergleichenden Ritualen, die umso gefährlicher sind, als sie - auf dem Umweg über die alltägliche Trivialität - auf ein bestimmtes erworbenes Wissen des nicht Eingeweihten stoßen. Die medizinische Sprache sucht mit Vorliebe das aus, was Vorstellungen der militärischen Strategie, des Funktionierens der Apparate, der Nahrungsmittel, der Haustiere, der sozialen Hierarchie hervorruft.
Die funktionellen Einheiten (Herz- und Kreislauf, Luftröhre - Bronchien, Nierenbecken - Harnleiter - Blase - Harnröhre) werden als "Apparate" bezeichnet. Man spricht von der Gelenk"mechanik", vom "Aufhängeapparat der Bänder, vom Kaliber und der Durchläßigkeit der Ohrentrompeten, von der Behinderung des Magenschließmuskels und von der Magenstauung; es ist viel die Rede von Strömungen und Röhren, von Druck und Geschwindigkeit usw. Die polytechnische Sozialisierung der Ärzte und ihrer Klienten legt der erklärenden Phantasie die Lexikographie der Motoren, der Stauwerke und der Materialwiderstände nahe.
Von der Vielzahl der körperlichen oder automatischen Arbeitsbewegungen, die exemplarisch im Leben der Arbeiter (der Handwerker und Bauern in erster Linie) vorkommen, wird reichlich Gebrauch gemacht. Der an Parkinsonismus Leidende "rollt sein Brotkügelchen", der halbseitig Gelähm-

te "mäht", die trockene Rippenfellentzündung hört sich beim Abhorchen an wie das Knistern, das entsteht, wenn man Küchensalz in einem Wasserkessel auf kleinem Feuer erhitzt, oder auch wie das Krachen von neuem Leder; die Leber des Zirrhotikers fühlt sich wie mit "Nägeln beschlagen" an, sein Atem hat manchmal den mehr oder weniger unangenehmen Geruch von Äpfeln. Der metastasierte Lungenkrebs zeichnet ein "Steigenlassen von Ballonen" auf das Röntgenbild des Thorax. Bei der männlichen Blennoraghia+ "pisst man Rasierklingen", was sicher keine gewöhnliche Erfahrung, aber eine in hohem Maße bildliche Vorstellung ist, die sicher mit den Kastrationsängsten zusammenhängt. Die manschettenknopfförmigen Abszesse oder die blumenkohlartigen Tumore sind schon semantische Routine; hier wird nur ein vergleichender Ausdruck gewählt, der genügend gebräuchlich ist, um die Exaktheit zu untermauern. Das "Schemel-Symptom" oder Symptom des "mohammedanischen Gebets" setzt schon privilegierte Behandlungsmethoden oder abfällige exotische Erinnerungen, einen soziokulturellen Kontext, eine Klassenlage voraus.
Die Organisation eines Denkens in allgemeinen Beziehungen zwecks Ausarbeitung der Zeichen erscheint noch deutlicher in den logistischen Abhandlungen der modernistischen Ärzte, die in ihrer Überzeugung noch gestärkt werden durch die Entwicklung der medizinischen Informationstechnik. Die Gedankenmodelle, die von der Mikrobenpathologie entwickelt und aus den Arbeiten von Pasteur, Lister oder Semmelweiss hervorgegangen sind, sind in den Bereich der Medizin insgesamt eingedrungen und bestimmen letzten Endes die Arbeitsweise ihrer Institutionen: "Die Elemente der Logistik der modernen Armeen sind die folgenden:

- Die Ausrüstung und andere Mittel mit Ausnahme des Personals.
- Die Lebensmittel und die Treibstoffe.
- Die Munition und die Bewaffnung.
- Das Verkehrswesen.
- Die verschiedenen damit verbundenen Dienstleistungen: Reparaturen, Kommunikationswesen, Rechnungswesen, Polizei, Kontakte zur Zivilbevölkerung etc.

Wer würde in dieser Aufzählung nicht die klinischen Äquivalente auffinden? Die Lebensmittel sind die Diät, die Munition sind die Medikamente oder die Blutkonserven, das Verkehrswesen sind die Ambulanzwagen, unter das Kommunikationswesen fallen die Arztbriefe und die telefonischen Mitteilungen.
Die modernen Armeen - und insbesondere die amerikanische - tendieren dahin, aus der militärischen Logistik eine große Schule für das Management zu machen, um more bang for a buck zu bekommen, was man mit "mehr Schlagkraft zum gleichen Preis" übersetzen könnte." (7)
Das Schema suggeriert eine Identität der Standpunkte gegenüber der Krankheit (ihrer Vorstellung in Zeichen) und gegenüber der antiimperialistischen Revolution (die Partisanen des Vietcong) nahe. Die Beherrschung des Terrains (der Körper, Vietnam) verlangt eine Angleichung der Mittel

(die Medizin, die Armee) an den "normalen" Zustand des Territoriums (die Gesundheit, die Regierung von Saigon). Diese Angleichung schweißt über die Vermittlung der medizinischen Instrumente, der Apparaturen der Behandlung und Diagnose und der klinischen Institution die künstliche Totalität der medizinischen Sprache mit der Benennung der Körperphänomene zusammen. Von daher ist es nur logisch, die berühmte Formulierung von Clausewitz (die von Lenin zitiert wird) umzukehren und im imperialistischen Krieg wie im Bereich der Medizin dafür zu sorgen, daß "die Politik zur Fortsetzung des Krieges mit anderen Mitteln wird"; denn die Armee bildet die Manager der ökonomischen Gesellschaft aus und liefert die Funktionsprinzipien der sozialen Institutionen.

Das Festhalten der Forscher an solchen Vorstellungen stellt allzuoft ein beträchtliches "epistemologisches Hindernis" dar. Das sich auf die Krankheitsursachen beziehende Vokabular und die Darstellungsweisen bilden einen starren Raster, ein Sieb aus beträchtlichen Widerständen gegen jede signifikante Erneuerung. Das s t r a t e g i s c h e M o d e l l stolpert hier über die Entdeckung der Anaphylaxe+, der Allergie und die Fortschritte in der Immunologie: die einfache Beziehung des Körpers zum fremden Körper, der Antigene zum Antikörper, der Mikroben zum menschlichen Organismus und deren einfache schematische Gegenüberstellung weicht einer viel komplexeren Dialektik; die Abwehrsysteme nehmen darin den Platz der Feinde ein, zu deren Zurückdrängung sie beitragen sollen, und erweisen sich für den Organismus als viel gefährlichere Feinde als die Eindringlinge. Der Manichäismus der Entgegensetzung von guten und schlechten Elementen weicht einer Kybernetik der Kettenreaktionen, der heimtückischen Teufelskreise, deren Durchbrechung (die für das Verständnis in bestimmten Sektoren der Medizin notwendig ist - Traumatologie, Aggressologie) die einfachen Rezepte der Generalstäbler übersteigt.

Welches auch immer der Abstand zwischen der g e m e i n e n S p r a c h e und der S p e z i a l i s t e n s p r a c h e des Arztes sein mag (und wenn der Patient einen bretonischen oder provenzalischen Dialekt spricht, geht die Transkription der Reduktion voraus und verstärkt so noch den Raster der medizinischen Aufmerksamkeit), so sind diese beiden Sprachen letzten Endes doch Teil ein und desselben globalen Systems; dieses befördert relevante Vorstellungseinheiten ebenso in den medizinischen Bereich wie in die Politik und die pädagogischen Beziehungen: "Ein Sprechender, der über sein Basisvokabular h i n a u s über das spezialisierte Vokabular seines Berufs oder seines Lieblingssports verfügt, spricht darum keine andere Sprache als sein Nachbar, der einen anderen Beruf und ein anderes spezialisiertes Vokabular hat. Diese spezialisierten Sprachen sind in das System der gemeinsamen Sprache integriert und den wesentlichen Gesetzen ihres Funktionierens unterworfen." (8)

Dieses "mehr" bezeichnet eine Masse von zusätzlichen Signifikanten, die dem "Spezialisten" zur Verfügung stehen, verweist aber in keiner Weise auf die Heterogenität dieser Sprache bezüglich der gemeinsamen Sprache.

Der Raster des Arztes filtert das (gesprochene) Wort seines Patienten; was aus dem Sieb herauskommt hat nicht die gleiche Gestalt noch das gleiche spezifische Gewicht wie das, was man hinein getan hat. Der "Dialog", das "Gespräch" ist nur in dem Maße möglich, wie der Patient die reduzierende Absicht seines Gesprächspartners akzeptiert. Man braucht nur zu sehen, wie der Magenarzt über die "nebensächlichen" oder "unnützen" Antworten seines vermutlich an Magengeschwür leidenden Patienten sich aufregt, um zu begreifen, wie stark die "Befragung" ein stereotypes Modell reproduziert. Nichts wird der Improvisation überlassen; es geht darum herauszufinden, wie stark man sich zu zweit dem Modell annähern kann. Der Arzt gewinnt eine große "klinische" Befriedigung, wenn er trotz der Rethorik seines ungebildeten Gesprächspartners, den er immer wieder auf den rechten Weg bringt, dem Modell so nahe wie möglich kommt.
Man kann nicht behaupten, daß die Worte des sich Beklagenden ihres Gebrauchswerts beraubt würden. Dieser gehört einer anderen "Zone" an und hilft dem Kranken, sich darin zurecht zu finden. Wenn der Patient beteuert, daß es ihm unter gewissen Umständen "am Herzen zieht" oder ganz einfach sagt, daß er "Herzschmerzen" hat, hält der Arzt ihm - nicht ohne Ironie über das Kauderwelsch seines Gesprächspartners - den Begriff des Brechreizes vor. Wenn dieser Ausdruck vor seiner Transformation für den Arzt keinen Wert hat, so ist das ganz anders für den Patienten, für den nämlich die Übersetzung ganz offensichtlich einen Verlust, eine Preisgabe bedeutet. Denn es "zieht am Herzen", wie man das in seinem soziokulturellen oder Erziehungsmilieu spürt, wie sein Vater und seine Mutter, ja sogar seine Großeltern es vor ihm empfunden haben. Sein Symptom gibt ihm einen Platz in einer Ahnenreihe, die durch expressive Werte - signifikante Markierungen - abgesteckt ist. Es ermöglicht ihm die symbolische Zugehörigkeit zu einem Feld pathologischer Identifikationen, das sich auf die ganze Familie erstreckt. Wenn auf die Klage "es zieht mir am Herzen" der Arzt die Frage "und bei wem von euch hat es noch am Herzen gezogen?" folgen ließe, so käme man sicher sehr viel schneller zur Erkenntnis einer Ätiologie+, zu einer Wechselbeziehung zwischem dem Symptom und der Geschichte des Subjekts. Aber diese Vorgehensweise, die es nicht bei der Ortung einer Dysfunktion - einer meßbaren Verletzung - bewenden ließe, hätte sicher nicht die wissenschaftlichen Kennzeichen einer Forschung und würde der fragenden Spontaneität des Subjekts einen allzugroßen Anteil einräumen.
"Endlich war es soweit, in die Klinik zu gehen. Wie alle Orte dieser Art war sie kalt, nackt, voller vernickelter Instrumente und erfüllt vom Geruch der Desinfektionsmittel. Du schleppst deinen armen zerbrechlichen Körper an und entkleidest ihn, um ihn inspizieren zu lassen. Du bist eine Sache und dein Körper eine andere. Tericand steht da, nackt wie ein Wurm. Der Doktor beklopft ihn wie ein Specht. Wir haben dem Arzt erklärt, daß er an Krätze leidet. Keinerlei Bedeutung. Man muß zuerst sehen, ob er nichts anderes hat: Tuberkulose, Gallensteine, Asthma, Angina, Leber-

zirrhose, Anämie, Schuppen. Dieser Doktor scheint kein Dummkopf zu sein. Zuvorkommend, höflich, ziemlich zum Reden aufgelegt. Insgesamt recht zufrieden, ein Exemplar von der Spezies Tericands untersuchen zu können.
Auch Tericand sieht zufrieden aus; man kümmert sich endlich um ihn, etwas Undefinierbares in seinem Ausdruck zeigt mir, daß er damit rechnet, daß der Doktor eine seriöse Krankheit für ihn finden wird, seriöser jedenfalls als die Krätze (...)." (9)
Und wenn der Patient darunter leidet, daß er keine "richtige" Krankheit hat, bringt er damit nicht eine Krankheit zum Ausdruck, etwas, das sich dem Scharfsinn der Ärzte gleichzeitig aufdrängt und entzieht? Eine "Gesundheitsbilanz" (der "check-up" der Amerikaner") ist fast ebenso befriedigend wie eine Krankheit aufzuspüren. Die Zeichen enthüllen noch einen Wert, der durch ihre algebraische Negativität nicht getrübt ist. Schließlich liefert die Beziehung zwischen dem erforschbaren Zustand eines Individuums und dem "idealen" Gesundheitszustand ein Bezugsfeld, das ausreicht, um daraus eine Art Rätsel, ein zu lösendes Problem zu machen - mit allen Genugtuungen, die mit einer solchen Tätigkeit verbunden sind. Man kann darin sicher einige Motivationen des "gewissenhaften" Klinikers erkennen und seine Zurückhaltung gegenüber den "Laboruntersuchungen", die von seiner Geschicklichkeit allzu abhängig sind.
Die Fortschritte der Informationstechnik lassen diese kriminalistischen Untersuchungen, diese anatomischen Kreuzworträtsel aus der Mode kommen und ersetzen die beschränkte Klassifikation oder das versagende Gedächtnis durch eine permanente Aufzeichnung der Zeichen und ihrer Interrelationen.
Die Elemente einer Diagnostik oder einer Bewertung müssen in letzter Analyse in einer quantifizierbaren binären Sprache, welche eine "logische, semantische und globale technologische Untersuchung" erfordert, kodifizierbar sein. Dies läuft auf nichts Geringeres hinaus als auf die erschöpfende Analyse des traditionellen "klinischen" Vokabulars und der "klinischen" Urteile, ohne Rücksicht auf den mit diesen Elementen korrelierenden Scharfblick oder die individuellen Indikationen.
Wenn der Computer die Befragung, die physische Untersuchung und die Erforschung der Laborzeichen programmieren kann, so setzt er sich durch eine progressive und logische Definition des zu erforschenden Problems (seiner Grenzen und seiner nosographischen Zugehörigkeit) an die Stelle des "integrativen Gedächtnisses" des Praktikers.
Angeleitet durch den Computer könnte der Arzt (und warum eigentlich nicht ein Techniker minderer "Qualifikation") die Gesamtheit der Untersuchungen und praktischen Interventionen zu Ende führen und dann einer ärztlichen Elite die endgültige Kritik oder Interpretation des erhaltenen T e x t e s überlassen.
In der Arbeit der Differentialdiagnostik wäre der Computer selbstverständlich dem Arzt überlegen; denn der Arzt ist oft mit einer gewissen Stumpf-

heit oder einem gewissen libidinösen Aufwand in die Untersuchung eines Symptoms oder einer bestimmten Krankheit verwickelt, die er frühzeitig durch Bevorzugung isoliert hat gemäß den Mechanismen der Einteilung, der Reduktion, der im wesentlichen subjektiven Simplifizierung, welche die Maschine nicht kennt.
Sicher geht die semantische Hortung, die das Funktionieren solcher Maschinen ermöglichen würde, über die Erstellung eines Wortrepertoirs oder eines Komplexes von Fragebögen hinaus. Aber in ganz bestimmten Bereichen (Wiederbelebung z.B.) führt die Notwendigkeit der schnellen Integration einer Vielzahl von chiffrierten Gegebenheiten schon sehr schnell dazu, daß zwischen den Kranken und seinen Arzt Rechner und Computer zwischengeschaltet werden, die von sich aus in der Lage sind, medizinische Interventionen auszulösen und deren Programm in Gang zu setzen. In der Phase der Befragung erlaubt ein einfacher Fragebogen, Nachlässigkeiten zu vermeiden. Aber der Preis dieser Vervollkommnung der Klinik ist die Verstärkung ihrer hauptsächlichen Fehler: "Da die Fragebogen eine geschlossene Struktur haben, können sie den offenen Aspekt des ärztlichen Dossiers nicht übersetzen, selbst wenn die Anzahl ihrer Posten erhöht würde." (10)
Ganz allgemein ist der Computer nicht in der Lage, all das aufzunehmen und festzuhalten, was in der Beziehung Arzt-Patient nicht in den Bereich der Diagnostik und des Sinns der Intervention gehört. Die Spur der unbewußten intersubjektiven Phänomene "entzieht sich" der Untersuchung vollkommen; diese beschränkt sich notwendigerweise auf die Abfrage physischer oder mentaler Strukturen, die in den "Gedächtnissen" präetabliert und zugerichtet werden und von den Wagnissen einer Übertragungssituation frei sind.
Wenn die Informationstechnik die linguistische Basis des "therapeutischen Austauschs" systematisiert, der traditionellerweise an die Objektivität der beschreibbaren Krankheiten gebunden war, so verfestigt diese absolute klinische Waffe die zentrale Mißachtung des Subjekts, welches die medizinische Sprache Zeichen für Zeichen als nicht vorhanden kodifiziert hat. Mehr als eine Verdrängung ist das ein Phänomen des Ausschlusses des Rechtssubjekts, das den sozialen Beziehungen, der Sprache und den Institutionen des Kapitals vollkommen entspricht.

5. Schiedsspruch und Entscheidung

Der Grund dafür ist, daß die Leute es lieben, getäuscht zu werden. Auch kann die Medizin nur von Strolchen ausgeführt werden, welche die Leute an der Nase herumführen. Ein gottesfürchtiger Mensch würde so nicht handeln. Aber wenn die Leute nicht geprellt werden wollten, hätte die Medizin andere Vertreter.

Paracelsus

Wenn die Krankheit im Schnittpunkt der hereditären, ökologischen und akzidentellen Faktoren entsteht, so ist der Behandelnde schon immer bemüht gewesen, über diese drei Ursachen sein Urteil zu fällen. Seine Einstellung veranlaßt ihn, den Befragenden, auf die Schrecken der Erbfehler zu verweisen, ihn auf die Abwehr des angenommenen Angriffs hin zu orientieren oder seine Klage innerhalb des Kontextes einer spezifischen sozialen Lage zurechtzurücken.
Der Arzt handhabt diese Auswahlfunktion blind, sei es, daß er bestimmten Fragetypen Bedeutung beimißt, sei es, daß er die unzähligen Fragen, welche den Randbereich der Medizin abgrenzen, als seiner Disziplin äußerlich widerlegt. "So war denn unser Streben nach einer Diagnostik lediglich eine Abfolge von Auswahlakten (von zu stellenden Fragen, dann von zu erforschenden Zeichen, und schließlich von zu bewahrenden oder zu verwerfenden Zeichen), d.h. eine Abfolge von Entscheidungen. Diese Entscheidungen sind uns manchmal entgangen, aber wir haben sie festgehalten in den Verschlingungen der uns mehr oder weniger bewußten Mechanismen, in die unsere Erziehung, die Erinnerung an vorher untersuchte Kranke und die Sorgen des Augenblicks hineingespielt haben." (1)
Durch Akte sukzessiver Annahme und Verwerfung arbeiten die Ärzte also statistisch einen Bereich therapeutischer Konkretion aus. Die beglaubigenden Bezugspunkte für das "was nicht geht", heißen: das Organische, das "Psychosomatische", das "Kortiko-Viszerale"+ oder die "Sozialpathologie". Die Grenzen des Annehmbaren verschieben sich beständig. In einigen Jahren werden die hysterieförmigen Depressionen der Telefonistinnen vom Praktiker unmittelbar auf die nosographische Entität, die von Le Guillant und Begoin beschrieben worden ist, bezogen werden: Symptome, Ätiologe+ und Versorgung bilden darin einen Bezugsrahmen, der ausreicht, zu verhindern, daß der Therapeut an die Grenzen seiner Eingriffsmöglichkeiten stößt. "Die moderne technische Medizin ist vor allem auf Kranke zugeschnitten, die an einem organischen Schaden oder an einer ziemlich ausgeprägten Geisteskrankheit leiden. Aber sehr viel zahlreicher als diese Kranken sind diejenigen, die den Arzt aufsuchen, ohne im strengen Sinne des Wortes medizinische Fälle zu sein. (2) Die Ärzte nennen sie "funktionell". Das ist eine sehr vorsichtige Terminologie; sie leugnet ihren subjektiven Störungen nicht jede reale Existenz ab, ohne ihnen allerdings auf den Leim zu gehen. Denn das wäre die schlimmste Katastrophe die den Ärzten auf der sozialen Ebene zustoßen könnte. (...) Wenn nämlich die Masse der "Funktionellen" nicht durch eine Medizin traditionellen Typs kanalisiert und ausgesiebt wird, wird sie in unnützer und kostspieliger Weise die Versicherungsorgane untergraben, die dann viel Geld für schlechte Versorgung verschlingen würden". (3)
Die Versuchung, auf den Bereich der funktionellen Störungen überzugreifen, ist umso unwiderstehlicher, als nach allgemeiner Auffassung mehr als die Hälfte der Klienten im Einzugsbereich eines Praktikers unter diese approximative Bezeichnung fallen.

Der von der Sorge um Rentabilität, der er sich nur durch rationelle Vorschriften verpflichtet fühlt, bedrängte Krankenhausarzt, neigt mehr als jeder andere dazu, alle Ereignisse, die nicht explizit auf einen körperlichen Schaden zurückgehen, geringschätzig zurückzuweisen; mehr ausnahmsweise kommt es bei ihm vor, daß er einen Kranken, bei dem der "psychische Anteil" ihm ungewöhnlich auffällig zu sein scheint, an den Psychiater überweist. Bei dem frei praktizierenden Arzt führen die vielfältigen ökonomischen Faktoren und sozialen Beziehungen zu einer nuancierteren Betrachtungsweise; und tatsächlich findet man bei den niedergelassenen Praktikern ein beträchtliches Interesse für die psycho-sozialen Implikationen der Krankheit. Die kritische Befragung Michael Balints richtet sich zuallererst an jene, deren Untersuchung und Aufmerksamkeit nicht durch die Anforderungen der Institution beschränkt wird, und die durch ihre strategische Position zu einer möglichst "entspezialisierten" Analyse gezwungen sind. (4)
Das sind auch diejenigen, die am besten die Szene eines Dramas bestimmen können, auf der - wegen des fast vollkommenen Fehlens eines dritten institutionellen Bezugspunktes - ihre eigenen unbewußten Affekte eine besondere Rolle spielen. Die Erweiterung des Bereichs der Medizin und die Einbeziehung der intersubjektiven Phänomene - insbesondere deren Auswirkungen auf eine Dialektik des Wortes zwischen Patient und Arzt - scheinen zumindest auf der theoretischen Ebene Hand in Hand zu gehen. Der dirigistische Eingriff des Staates reaktualisiert bei den liberalen Praktikern die Forderung nach dieser Erweiterung ihrer Zuständigkeiten, die von jetzt an gegen die Bedrohung durch eine "inhumane" und "funktionärisierte" Gesundheitsversorgung übermäßig ins Treffen geführt werden.
Zu allen Zeiten haben also die Marktmechanismen den Bereich der medizinischen Leistungen reguliert, und durch die Vermittlung einer homogenen sozialen Kaste die impliziten Normen des Krankheitszustandes bestimmt.
Die Ärzte werden in zwei komplementäre Richtungen gezogen. Auf der einen Seite nutzen sie ihren Einfluß und ihr Prestige aus, um eventuellen politischen Aktivitäten den Anschein der Humanität zu geben; auf der anderen Seite "medikalisieren" sie alles, was an Hilfeersuchen an sie herangetragen wird, und beziehen zunehmend das erlebte Unbehagen (im sozialen Leben) auf das (körperlich geschädigte) Individuum.
Diese medizinische Inflation läßt die Ökonomen des Gesundheitswesens aufheulen; man muß an ihrer politischen Klugheit zweifeln, die durch ein allzu großes Vertrauen in die Grundlagen ihrer Disziplin einigermaßen vernebelt wird. Denn diese permanente Verschiebung einer sozialen Problematik auf das isolierte körperliche Substrat der Krankheit ist einer der unterschwelligsten und wirksamsten Mechanismen, über den die herrschende Klasse verfügt, um die Ausgebeuteten davon abzuhalten, die entscheidende Untersuchung nach den Ursachen ihrer Not und Unzu-

friedenheit in Angriff zu nehmen.
Die Migräne hat eine komplexe Genese: die psychosexuellen Faktoren, die emotionalen Störungen der Verdauungstätigkeit spielen bei ihrem Ausbrechen eine wesentliche Rolle. Aber es ist natürlich viel leichter, den Schließmuskel oder die Zerebralarterien oder sogar ein nahrungs- oder atmungsspezifisches Allergiephänomen dafür verantwortlich zu machen, als das "Unglück" des Individuums in einer Gesellschaft, die durch seine Arbeit die Bereiche der Kultur und der Sexualität ausbeutet, in denen das Subjekt die Kompensation für seine fundamentale Entfremdung im Produktionsprozeß zu finden glaubt. So kann man darauf verzichten, über die Arbeitszeiten zu sprechen, über die verbrauchte Luft in den Fabriken und den öffentlichen Verkehrsmitteln, über die Doppelbelastung der lohnabhängigen Frau durch Beruf und Hausarbeit, über die Qualität des Essens zu "ermäßigtem Preis" in den Kantinen, über die sonsorischen Traumatismen, die mit den Arbeitsbedingungen (und vor allem dem Lärm) zusammenhängen etc.
Durch das Blendwerk dieser Verschiebung verbürgt sich der Arzt vermittels seiner angeblichen Wissenschaft für eine ganze Welt extra-medizinischer Normen. Er wird innerhalb der Medizin zu ihrem biologischen Garanten; indem er der Kritik dieser Normen ausweicht, macht er sie zur Grundlage des möglichen Orts einer Anpassung, deren Scheitern einzig durch die Krankheit erklärt werden kann. Alle Medizin ist notwendigerweise Psychagogik; das Rezept ist auf seine Weise Verbreitung von Wissen und Ideologiebildung.
Im Bereich der Abtreibung übersetzt das medizinische "Wissen" einen komplexen Mechanismus aus Intentionen und Institutionen, dessen Aufgabe es ist, diesen außerordentlichen, in der freiwilligen Unterbrechung der Schwangerschaft sich äußernden, Protest gegen die soziale Ordnung zu übertünchen.
Man muß die "Sache" zuerst als Krankheit bestimmen. Man kennt deren Zeichen und mögliche Folgen; diese manchmal tödliche Angelegenheit kann man behandeln. Die Rolle des Arztes entsteht dort, wo die Gesellschaft versagt. Er ist dazu da, um in Bezug auf die Ursachen (die Sonde, das Chinin, die Seifenlauge) die Folgen (die Infektion, die Blutungen, den plötzlichen Tod) und die Ergebnisse der Untersuchungen und die vorhergehenden Krankheiten seine Einteilungen zu machen. Am Schluß einer Bilanz schließt die therapeutische Entscheidung das medizinische Kapitel ab.
Was ist während des therapeutischen Akts geschehen? Ein partieller Kode hat es ermöglicht, aus der Existenz eines Subjekts den unmittelbaren phänomenalen Bereich einer Gesamtheit zu entziffernder Zeichen herauszugreifen. Eine erste Abgrenzung des ärztlichen Explorationsfeldes betrifft die Zeit. Wenig darum bemüht in das Labyrinth der Kausalitäten einzudringen, stellt der Arzt die Abtreibungshandlung fest und vernachlässigt die Verkettung der Umstände, die sie herbeigeführt haben. Diese erste Bewegung schließt die Geschichtlichkeit aus. Eine andere Vorgehensweise schließt

den Raum aus und beschränkt die Problematik der Fehlgeburt auf den Körper. Die wohlmeinenden Ärzte erwarten, daß "es blutet" bevor sie eingreifen; manchmal geben sie ihrer Patientin die Grenzen ihrer Eingriffsmöglichkeit zu verstehen und ermuntern sie, den ersten Schritt zu tun. Im allgemeinen wissen die "rückfälligen" Patientinnen, was das Krankenhaus im Hinblick auf ein Auskratzen des Uterus von ihnen erwartet. Die Abtreibung ist also das Resultat eines stillschweigenden Vertrags, der in Ausdrücken einer besonders präzisen medizinischen Sprache abgefaßt ist. Die doppelte Reduktion (im Raum und in der Zeit) ermöglicht es, die Abtreibung in die Grenzen einer punktuellen Praxis zu zwängen, die sich des störenden biographischen Kontextes und der ungewissen psychischen Auswirkungen entledigt hat.
Diese Beschränkung ist kein Spezifikum der Medizin. Die Pädagogen, die Richter, die Polizisten, die Familie, die öffentliche Meinung, die Abendzeitungen, die Kirche und die Sozialarbeiterinnen verteilen unter sich (mit vielen anderen zusammen) die vielfältigen Aspekte der Zensur. Ihre jeweiligen Grenzen werden garantiert durch die der angrenzenden Disziplinen. Jede Art des Herangehens an das Phänomen Abtreibung kann für sich Allgemeingültigkeit in Anspruch nehmen, denn es beachtet niemals weder die Totalität des Subjekts noch die Kontinuität seiner Geschichte.
Die *dietätischen* und *hygienischen* Ratschläge sind im gegenwärtigen politischen Kontext mächtige Instrumente bei der Akkulturation der Arbeiter und lassen meistens das Idealbild eines "natürlichen" Menschen entstehen, der sich freiwillig der aufreibenden Plackerei des modernen Lebens unterzieht. Es kommt selten vor, daß die geratene Askese eine Beendigung der Arbeit mitbeinhaltet; denn die regelmäßige Tätigkeit wird von allen als ein Grundelement der biologischen Stabilisierung gepredigt. Aber in allen nicht produktiven Bereichen bildet die *Abstinenz* den Hintergrund der Verführungskünste des Therapeuten, der unbewußt von seinen Patienten dazu aufgefordert wird, die Rolle der verbietenden Gewalt zu spielen. Es kommt oft vor, daß der Kranke den allzu zurückhaltenden Arzt "drängt": "Ich glaube, ich rauche zu viel und gehe zu spät ins Bett; das ist ungesund, nicht wahr, Herr Doktor?" Die "Klienten" habennur allzuoft die Tendenz, den Arzt über Gebiete, in denen seine Inkompetenz gemeinhin eingestanden werden könnte, zu befragen. Aber ein Riß in der imaginären Vielfalt seines Wissens ist wie ein Abgrund für das Vertrauen der Patienten. Alle, die es gewagt haben, zu einem Patienten zu sagen: "das weiß ich nicht", haben auf dem Gesicht ihres Gesprächspartners ein beunruhigtes Schwanken, eine stumme Mißbilligung wahrgenommen; selten ist ihnen ihre Offenheit zugute gekommen. So wird also der Arzt buchstäblich in die Rolle des Schiedsrichters eingesetzt; er ist das Maß für die Exzesse, das Eichmaß der körperlichen Eleganz, der blasierte Hüter der zulässigen Leidenschaften.
Er erfüllt diese Funktion vor allem dort, wo die normativen Reihen zusammenlaufen. Die Schönheit deckt sich mit der Gesundheit im zunehmenden

Verfall der Züge des Individuums; da diese Züge nicht alle in der Sprache der medizinischen Nosographie kodifiziert werden können, implizieren sie eine imaginäre Korrelation, die in einer approximativen Ästhetik rationalisiert wird. Das zeigt sich schon in den ganz alltäglichen Umgangsformen: "Sie ist noch gut erhalten für ihr Alter"; "mit über 50 sollte er nicht so dick werden, das schadet dem Herzen"; "trotz seines Alters ist er ein sehr gut aussehender Mann, er muß ein sehr gesundes Leben führen".
Die Korrelation folgt einer Exponentialkurve deren Grenze die Angst vor dem Tod ist - als einer Angelegenheit, "die zersetzt"; er ist das äußerste Ende eines Prozesses langsamer Degradation, der bei Villon und später bei Ronsard die Grundlage für tragische Appelle an die Sinneslust ist und bei Rodin den Ausgangspunkt für die abscheuerregende Exhibition des Alters bildet. Angesichts seiner unzähligen Patienten verfügt der Arzt ohne Zweifel über ein mittleres imaginäres Portrait für jedes Lebensalter. Aber mehr als diese Erfahrung leitet ihn eine Vorstellung, die gleichzeitig aus Erinnerungsbildern seiner Kindheit, aus der affektiven Sorge um sein eigenes Spiegelbild und aus einer identifizierenden (oder gegenidentifizierenden) Veranschlagung der optimalen Überlebensfrist seines Patienten sich zusammensetzt. Am Überschneidungspunkt der Ästhetik und der Pathologie spricht die Ehtik ihr bewußtloses Urteil. (5) An einem bestimmten Punkt kann der Wunsch des Therapeuten buchstäblich an die Stelle des Begehrens des Kranken treten, das im allgemeinen in der Forderung nach Überleben stereotypisiert ist. Paradoxerweise kann der Behandelnde gegen einen Tod kämpfen, den der Kranke leidenschaftlich herbeisehnt. Eine diffuse Normsetzung läßt den Arzt den "Verlust" eines jungen Selbstmörders als äußerst schwerwiegend empfinden; denn es handelt sich um einen Ausgang, der mit seiner eigenen erotischen Disposition und seiner stillschweigenden Erfahrung der aufopfernden Zugehörigkeit des Individuums zum Sozialkörper wenig konform geht.
Der Arzt handelt vermittels der Permutation symbolischer Ketten; er verwendet diese Ketten bei der Anstrengung der Reduktion auf den anatomisch-physiologischen Rahmen, der in letzter Instanz als Bezugspunkt des therapeutischen Austauschs dienen muß. Konfrontiert mit dem, was er "Verdauungsstörungen" oder Störungen der Nahrungsaufnahme beim Kind oder Heranwachsenden nennt, ist der Arzt bemüht, aus der Textur einer gedrängten Befragung nur das von der Ausdrucksweise des Patienten auszuwählen, was dem prädefinierten Syndromschema konform ist; dieses ist die Gesamtheit der manifesten Signifikanten eines latenten Signifikats, dessen Garantie und Hort ausschließlich der materielle Körper ist. Er hat immer das Argument im Hintergrund, daß er das Übersehen einer noch nicht erkannten organischen Schädigung vermeiden will, und das bestärkt ihn in seiner Forderung nach einer methodischen Exploration des Verdauungstrakts. Schmerzen im Bereich des Herzens nach dem Essen, die bei gewissen Körperhaltungen verstärkt auftreten, lassen ihn an die Möglichkeit eines Zwerchfellbruches denken, und das ihm vorschwebende Bild einer anatomischen Region, die er

jetzt untersuchen will, bringt ihn dazu, ihren aktuellen Zustand mit ihrem Idealzustand zu vergleichen; d.h. er will die Gewißheit ihrer Identität gewinnen. Man könnte sich aber unendliche Variationen einer metonymischen Suche nach dem Wert eines morbiden Signifikanten vorstellen. Man könnte den Patienten fragen über die Organisation der familiären Mahlzeiten, über die Rolle der Mutter bei der Zubereitung, beim Anrichten und beim Verteilen der Gerichte; über den Rang des gesprochenen Wortes während des Eßrituals, über die Sitzordnung der Kinder im Bezug auf die Elternfiguren, über die große oder geringe Bedeutung der Tischgemeinschaft im System des affektiven Umgangs in der Familie. Sind Zärtlichkeitsbezeugungen während des Essens erlaubt? Werden sie im Familienleben sorgfältig vermieden? Wer wacht über die Disziplin beim Essen? Mit welchen Worten? Welche Nahrungsmittel sind verboten? (Wein, Kaffee, Gewürze?) Was geschieht bei Tisch mit dem Platz einer fehlenden Person (die abwesend, verreist oder, vor allem, verstorben ist)? Soundsoviele Fragen, welche die Aufmerksamkeit des Arztes und des Kranken auf eine, um die Oralität des Patienten gesponnene Veräußerung und Interrelation außerhalb seines Körpers lenken; auf den Bereich der Sprache einer familiären Gruppe, der in erster Analyse dem Funktionieren des Magens, des Zwölffingerdarms oder der Gallenblase völlig äußerlich ist. Die Rolle des Arztes als symbolischen Operators läßt sich kurz zusammenfassen in seiner Geschicklichkeit, von der exogenen Ebene der Erforschung einer Kausalität auf die endogene Ebene der rationalen Identifizierung überzuwechseln. (6) Man kann ebenso eine Pathologie der Schlafstörungen mit der strukturellen Problematik des Schlafzimmers, die kindlichen Schließmuskelstörungen mit der rituellen Organisation der Reinlichkeit in Beziehung setzen. M a n m u ß i n d e r T a t a u s d e r T e x t u r e i n e r f a m i l i ä r e n Ö k o n o m i e d i e f ü r d i e E r k l ä r u n g e i n e r p a t h o l o g i s c h e n Ä u ß e r u n g g e e i g n e t e n V e r k n ü p f u n g s m e c h a n i s m e n h e r a u s l e s e n; d i e s e p a t h o l o g i s c h e Ä u ß e r u n g t r i f f t a u f d e n K ö r p e r a l s a u f i h r e n z u f ä l l i g e n B e d e u t u n g s t r ä g e r u n d B e d i n g u n g i h r e r M ö g l i c h k e i t a l s K r a n k h e i t s f a k t u m. Der "Familien"arzt muß also in jedem Augenblick seines Vorgehens eine Ordnung respektieren, in deren Zentrum sich der Heilungsprozeß vollzieht. Doch diese Behandlung wäre nichts als Symptomverschiebung: sie müßte nämlich die Widersprüche der familiären Mikrostruktur bloßlegen, die körperliche Integrität des Kranken wiederherstellen und ihn dadurch zu einem Symptom-Individuum am Rande einer bis dahin im Gleichgewicht befindlichen Familienstruktur machen. Die Angst davor bleibt latent, unausgesprochen, bleibt unbewußte Voraussetzung der Übersetzungsarbeit, die der Arzt zu Ende führt. Die Familie, deren affektive Ökonomie, die Gegebenheiten der ödipalen Dreieckssituation und die Polarität ihres affektiven Aufwands sind der ausgeschlossene und eingeschlossene (bezeichnete) Gegenstand dieser "objektiven" Pseudoexploration, der sich der Praktiker überläßt. Indem der Arzt glaubt, es mit dem Kranken zu tun zu

haben, verbürgt er sich dafür, daß er mit der Familie so umgeht, wie diese es von ihm erwartet; in einem Bereich des Geheimnisses und der Neutralität. Das folgende Beispiel soll dies illustrieren:
Eine junge Frau sucht wegen ihres ältesten 5-jährigen Sohnes den Arzt auf; ungestüm, diebisch, unordentlich, immer unausgeglichen, streitsüchtig, leidet er an einem Syndrom, das die Mutter mit einer beunruhigten und belustigten Neugierde beschreibt. Er schläft "schlecht"; die Beine um 90 Grad angewinkelt heben die Leintücher über dem Bett; nur sein Gesicht und der obere Teil des Brustkorbs liegen auf dem Kopfkissen auf. Die Mutter beschreibt mit Leichtigkeit die familiäre Situation: ihr Ehemann, Handelsvertreter, der irgendwann nach Hause kommt (wann er eben zurück ist), ist wenig gesprächig, was seine Arbeit betrifft. Eine kleine nervöse und verängstigte Tocher, "die sich immer mit den Sachen aus dem Kühlschrank vollfrißt". Der Ehemann bricht im allgemeinen in der Frühe auf, und die Mutter bleibt mit den Kindern allein. Alle vier wohnen in einem einzigen Zimmer, aber die Kinder "kriegen nichts mit", denn sie schlafen schon, wenn die Eltern schlafen gehen. Gegen 8 Uhr morgens stürzt sich der Junge trotz der überzeugungslosen Verbote der Mutter ungestüm in das eheliche Bett. Alle diese Vorkommnisse, die Haltung der Beine, die Diebereien in der Schule, die Streitereien mit der Schwester bilden ein homogenes Ineinandergreifen von Verhaltensweisen, die die Mutter teilweise erkennt, und die sie ohne allzugroße Schwierigkeiten erzählt. Erst sehr viel später kann sie "gestehen", daß sie mit einem Mann, den sie liebt, liiert ist und für den sie fast entschlossen ist, sich scheiden zu lassen. Dieses Detail - das vielleicht nicht das Wesentliche ihres Berichtes ist - kommt aber trotzdem ziemlich spät und läßt eine Hypothese zu: ihr Bild vom Arzt ist so stark mit Überichvorstellungen und Schuldgefühlen besetzt, daß sie ihr "Geständnis" aufschiebt.
Es handelt sich nicht darum - wie man versucht sein könnte -, die Schwierigkeiten des Praktikers auf die neurotischen Grundlagen seiner eigenen Persönlichkeit, die dann in seine professionelle Psychologie projiziert und auf diese ausstrahlen würden, zurückzuführen; es geht vielmehr darum, aufzuzeigen, daß er sich in diesem Bereich als blinder und entfremdeter Agent einer herrschenden Ethik verhält, deren Regeln er im Zusammenhang mit den biologischen Funktionen des Körpers artikulieren muß. Seine Sprache muß diese Normen gleichzeitig befördern und verschleiern, will er nicht Gefahr laufen, daß sein medizinisches Wissen als stillschweigender Bewahrer der Modelle, dessen diskretes Korrelat die "ärztliche Kunst" ist, in Frage gestellt wird: daher die geschickte Zweideutigkeit seiner Rede, die sich über nichts ausläßt, was nicht die Familie betrifft und die aber auch nichts äußert, was sie als Bezugsrahmen ausdrücklich vorschreibt.
Eine Umfrage des Meinungsumfrageinstituts aus dem Jahre 1960 über die Franzosen und ihre Ärzte analysierte gewisse Aspekte der Arzt-Patient-Be-

ziehungen und vor allem das Problem der ärztlichen Schweigepflicht. Es wurden zwei Testfragen gestellt. Die erste: "Ein Arzt stellt bei einem jungen Mädchen, zu dem dessen Familie ihn gerufen hat, fest, daß es schwanger ist. Da das Mädchen noch nicht volljährig ist, was würden Sie an der Stelle des Arztes tun?" Die zweite: "Ein Arzt entdeckt bei einem jungen Mann, der sich gerade verheiraten möchte, eine schwere Krankheit; was würden Sie an seiner Stelle tun?"
Man stellte fest, daß der Teil der Öffentlichkeit, der in beiden Fällen für die Wahrung des Arztgeheimnisses eintritt, äußerst gering ist: 16 %. 22 % der befragten Personen befürworten in beiden Fällen die Unterrichtung der "betroffenen" Dritten (Vater, Verlobte). 18 % würden das Geheimnis des schwangeren Mädchens für sich behalten, aber über die Krankheit des jungen Mannes aufklären. Fast die Hälfte der befragten Personen nimmt in beiden Fällen die gleiche prinzipielle Haltung ein. Der Rest antwortete unterschiedlich, je nachdem, ob es sich um den kranken Verlobten oder um das schwangere Mädchen handelt. (7)
Man kann die Hypothese aufstellen, daß die "Verbraucher" der Medizin unbedenklich das Arztgeheimnis preisgeben, sobald es mit dem Ideal der ehelichen oder familiären Beziehungen in Widerspruch zu geraten scheint. Der Arzt gibt dem Patienten nur, was dieser von ihm verlangt: die wissenschaftliche Garantie für die ihn umgebende soziale Ordnung.
Wenn der Arzt die ideale Stellung des treuen Ehemanns, des gutwilligen Vaters, des erfahrenen Hüters der Tradition verkörpert, paßt er sich am besten den Anforderungen der großen Mehrheit seiner Patienten an. Die psychosoziologische Untersuchung bestätigt die Existenz eines allgemeinen statistischen Status bezüglich der Übertragungsweisen zwischen Patient und Arzt. Aber der gemeinsame Grund der potentiellen Identifikationen kann nicht die endgültige Form einer Korrelation zwischen dem Bild des Vaters und der Funktion des Therapeuten annehmen. Diese These nährt bei der medizinischen Anthropologie eine systematische "ödipale" Interpretation und vernachlässigt die grundsätzlichen individuellen Gegebenheiten, die den Rahmen der Übertragungen beständig verwandeln. (8) Der Status des Arztes in der Gesellschaft, die eheliche Ökonomie, die Institutionen, die für die Sexualität verordnet werden, legen seinen Platz im unbewußten Gewebe des Individuums nicht fest, das nicht auf die Symbolik der sozialen Attribute der therapeutischen Funktion zurückgeführt werden kann.
Zwischen der Stabilität des Ehelebens und dem Gesundheitszustand existieren subtile Wertverknüpfungen, welche auf mythische Weise die Möglichkeit einer Heilung oder die Gewinnung einer Immunität sicherstellen. Wenn der Arzt "niemals krank wird" (9), so geschieht dies nicht allein wegen seiner Herrschaft über die körperliche Existenz, sondern vor allem deshalb, weil die Umsicht in seiner Lebensweise und seiner Lebensführung ihn vor den Erbsünden der Krankheit bewahrt. Bei der Analyse der sozialen Vorstellungen über die Gesundheit zeigt sich, wie der Kranke den Ein-

ıluß seiner Ökologie und seiner Arbeitsbedingungen auf den Ausbruch und den Verlauf seines Übels beharrlich interpretiert.
Die Kranken sind, was die Krankheit betrifft, Genetiker; im Bezug auf die Gesundheit sind sie Substantialisten.
"Reflektiert man über die klassischen Theorien über den exogenen oder endogenen Ursprung der Krankheit, so weisen die Auffassungen, die wir dargestellt haben (d.h. die der befragten Kranken), der Krankheit einen e r s t e n exogenen Ursprung zu. Sie kommt von der Lebensweise von der Gesellschaft. Der Entstehungsprozeß wird indessen komplexer vorgestellt: an der Krankheit haben sowohl das Individuum als auch die Lebensweise ihren Anteil; jeder Faktor spielt eine Rolle. B e i d e r G e s u n d h e i t dagegenist das einfacher: s i e g e h ö r t g a n z u n d g a r d e m I n d i v i d u u m a n u n d i s t i h m n i e m a l s ä u ß e r l i c h. Während die Krankheit als Resultat eines Interaktionsprozesses, eines Konfliktes, erscheint, ist die Gesundheit eine unmittelbare Gegebenheit. Man könnte also sagen, daß die Krankheit eine Genese hat und die Gesundheit keine." (10)
Wir glauben, daß man die Gegenüberstellung nicht so schematisch machen kann, wie das Claudine Herzlich tut; die soziologische Untersuchung enthüllt eine positive rationale Vorstellung, die nicht viel mit den tatsächlichen, von Gemeinplätzen, Mythen und archaischem Denken geprägten Verhaltensweisen des Kranken zu tun hat. Die Antinomie besteht vielmehr zwischen einer sozialen (oder ökologischen) Kausalität der Krankheit und dem "natürlichen" (aber nicht endogenen) Wesen der Gesundheit. Auch das Gleichgewicht der Gesundheit verbirgt besondere Verknüpfungen und Entsprechungen. Nur die Beziehungen und die klassifikatorischen Bereiche unterscheiden sich; es besteht die Intuition eines Systems, das durch eine wesentliche Beziehung einer intakten Natur zum Gleichgewicht des körperlichen Lebens begründet wird. Der "Naturismus" der vegetarischen Praktiker und die Begeisterung der amerikanischen Gesellschaft für den "Kampf gegen die Umweltverschmutzung" und viele andere Erscheinungen zeugen von dieser "rousseauistischen" Antizipation des Gesundheitsbegriffs. Die Gesundheit ist trotz "des Schweigens der Organe" genauscwenig ein statistischer Begriff wie die Krankheit; sondern mehr als letztere gehört sie der natürlichen, expansiven, ja sogar kosmischen Ordnung der Wörter und der Dinge an.
Die Entwicklung der industriellen Gesellschaften reaktualisiert dergleichen Vorstellungen, die sich jetzt in mit dem Konsumtionsprozeß zu vereinbarende Mythen verwandeln: die Ideologie der Massenmedien lenkt diese Bedürfnisse auf das Wasser, auf die Sonnenstrahlen, auf die "frische Luft", auf das Verlangen nach Reisen, nach exotischen Ortsveränderungen, nach ländlichen Kuren. Ein Kompensationssystem unterteilt den Planeten in zwei ökologische Bereiche: der eine ist unvermeidlich den technischen Notwendigkeiten der Produktion unterworfen, der andere funktioniert kraft einer unberührbaren "Reserve" an Lebensprinzipien. Die Gesundheit erwirbt sozusagen eine politische Geographie, in welche die Ökonomie rentabel inve-

stieren kann ("Tourismus", Ferien, "Kultur").
Kommen wir auf die gewöhnliche Ansicht von der Krankheit zurück; es kann nicht mit Bestimmtheit gesagt werden, daß die einfache Furcht vor ihren sozialen Ursachen das durch die Kranken ausgearbeitete explikative Feld wirklich beherrscht. Damit ein ätiologischer[+] Wert sich herausbilden kann, muß er zuvor von der herrschenden Ideologie und ihren aktiven Repräsentanten im Bereich der Krankheit, dem Arzt, suggeriert und beglaubigt worden sein.
So zum Beispiel bei der *Müdigkeit* (11), der "Asthenie"[+] der Praktiker; in diesem Ausdruck ist eine ganze Reihe von Gewohnheiten oder pathologischen Situationen kondensiert: der schnelle Lebensrhythmus, die Vielzahl der Reize, die Zersplitterung der Tätigkeiten, die überladenen oder zu kurz bemessenen Arbeitszeiten, die zu langen Anfahrtswege, die verpestete Luft, der Lärm, die schlechte Ernährung, der Mangel an Schlaf, der Mangel an Entspannung oder muskulärer Betätigung etc. Die "Müdigkeit" faßt eine Gesamtheit noch unausgegorener Forderungen einigermaßen zusammen, indem sie sie "biologisiert". Der Arzt vollendet dieses Vorgehen, indem er sich bevorzugt auf die biochemische Ebene einer Müdigkeit, welche er erkennt, stürzt: er greift also zu den "Stärkungsmitteln" und bietet magische endogene Erklärungsschemata an: Vitamin- oder Mineralmangel, Leberversagen, Erschöpfung des Stoffwechsels in den Nervenzellen, etc. Der Mangel wird also vorstellbar durch seinen Gegenstand, das Vitamin C, den Phosphor, das Kalzium, die Hormone. Der Durchgang durch den Körper bringt die Müdigkeit auf den Rang der Signifikate herunter und vernebelt ihren Wert als Zeichen:

$$\frac{\text{Müdigkeit (als Wirkung)}}{\text{Lebensweise (als Usache)}} \qquad \frac{\text{Stärkungsmittel (als Gegenstand des Mangels)}}{\text{Müdigkeit (als Mangel eines Gegenstands)}}$$

Die Operation eliminiert das Signifikat, die Ursache, d.h. die Existenzweise, die *Produktionsweisen und die Produktionsverhältnisse* im weitesten Sinne des Wortes.
Ein Schiedsspruch ist gefallen, der niemals auf die globale Existenz eines Individuums als den virtuellen Bereich der Intervention abzielt. Wenn der Arzt über die Einteilung der Zeit, die Sitten, die Gewohnheiten, die Ernährung sich ausläßt, bleibt er im Inneren eines prädefinierten Rahmens sozialer Anpassung gefangen und rückt ihn lediglich um einige individuelle Nuancen zurecht: das ist die spezifische Funktion der *Hygiene* in der liberalen medizinischen Praxis.
Was als Hygiene gelehrt wird, respektiert in ganz besonderer Weise die sozialen Zerstückelungen und Arbeitstechniken, die bestehenden hierarchischen Modelle, die herrschenden pädagogischen Strukturen und vor allem die Organisation der ehelichen Familie und deren ethisch-kulturelle Korre-

late. Der Unterricht über Kinderhygiene orientiert sich an einer treusorgenden Hausfrau, die von ihren häuslichen Aufgaben selten durch eine "produktive", im Widerspruch zu ihrer reproduzierenden Funktion (ihrer Mission) stehenden Tätigkeit abgelenkt wird; er orientiert sich am Bild einer treu unterworfenen, passiven und - psychoanalytisch gesprochen - durch und durch masochistischen Frau. Es ist noch nicht so lange her, daß Joannon vom Lehrstuhl für Hygiene an der medizinischen Fakultät von Paris aus in einer berühmt gewordenen Strophe die Gegenüberstellung von Mann und Frau besingen konnte: "Der Pfeil und das Ziel, der Hammer und der Amboß, der Kolben und der Zylinder, die Aktion und die Passion, der Krieg und der Frieden, die Bewegung und die Ruhe" etc. Diese verschiedenen Gegenüberstellungen schienen Teil einer wissenschaftlichen Definition der sekundären psychosexuellen Charaktere der Geschlechter zu sein.
Die jüngst erschienenen Hefte für sowjetische Psychiatrie enthüllen noch deutlicher die normative Funktion des Arztes. Die schulischen Schwierigkeiten der Heranwachsenden werden dort durch die Onanie erklärt; man schlägt weniger enge Unterhosen, "sublimierende Äquivalente", Sport und besonders das Reiten vor. Die Depression eines Studenten wird auf den "Umgang" mit einem skrupellosen Mädchen zurückgeführt. Der Ausbruch der Syphilis gilt als der organische Epilog dieser Tugendkrankheit. Das "schwierige" Kind ist ein verwöhntes Kind: die sozialistische Familie sollte wieder die heilsamen Kräfte des Hinternversohlens entdecken. Bevor die Krankheit eine Anomalie oder eine biophysiologische Devianz ist, ist sie die Sanktion einer Abweichung im sozialen Verhalten. Die neueren psychiatrischen Vorfälle in der Sowjetunion zeigen deutlich die Ausdehnung dieser medizinischen Normativität auf den Bereich der "politischen Gesundheit"; sie sind ihre Karikatur und science fiction mit einer leichten Vorwegnahme von deren Voraussagen. Zumindest kommt diesen diagnostischen Voraussagen das Verdienst zu, den Hintergrund des therapeutischen Unternehmens zu erhellen: die Übertragung der herrschenden sozialen Struktur auf die physiologische Ordnung. Schiedsspruch und Entscheidung stecken das begrenzte institutionelle Feld ab, welches das kranke Subjekt im bizarren Labyrinth eines medizinischen Kerkers gefangen hält. Wenn die "Krankheit" sich als asozial oder anomal erweist, so kann die "Heilung" nur mit einer Rehabilitierung des Kranken in einem Existenzmilieu, dessen Zwang sein Körper bloßgelegt hatte, zusammenfallen.

6. Die Chronifizierung

Sind nicht sehr viele chronische Leiden, seien sie seelisch oder nicht, richtiggehende Existenzweisen, Arten auf der Welt zu sein? Und muß diese "Welt" nicht begriffen werden als organisiert gemäß den Ebenen und Strukturen und der vorherrschenden Züge einer jeden dieser Existenzweisen oder eines jeden, der davon betroffen ist?

Le Guillant, Bonnafé, Mignot.

Im klinischen Wissen liefert die Zeit ein zusätzliches Bedeutungsmaterial. Die Krankheit, der Gegenstand der empirischen Wissenschaft und losgelöst von individuellen Zufälligkeiten, besitzt eine eigene Historizität; sie geht durch das kranke Subjekt hindurch gemäß Modulationen, die allein durch die Variationen sich erklären lassen, welche durch die jeweilige Dichte an unvorhersehbaren Unglücksfällen ins Spiel kommen. Alle diese Spannen und selbst die extremsten wirken bei der Definition eines mittleren chronologischen Wertes mit, der die statistische Grundlage einer Identifizierung des krankmachenden Prozesses bildet: "In dieser Pathologie spielt die Zeit eine begrenzte Rolle. Man räumt ein, daß eine Krankheit andauern kann und daß in ihrem Verlauf sich nach und nach Episoden einstellen können. (....) Aber diese numerisch fixierte Dauer ist Teil der wesentlichen Struktur der Krankheit selbst, wie es z.B. die Eigenschaft des chronischen Katarrhs ist nach einer gewissen Zeit zum Lungenfieber zu werden. Es gibt keinen Entwicklungsvorgang, bei dem die Dauer als solche und einzig durch ihre Beharrlichkeit neue Ereignisse hervorbrächte; die Zeit ist als nosologische Konstante integriert, nicht als organische Variable. Die Zeit des Körpers verändert sich nicht und noch weniger bestimmt sie die Zeit der Krankheit." (1)
Die Identität der Krankheit trifft auf den Körper als gelegentlichen Träger, als erborgten Weg ihrer blinden Darstellung. Sie trägt ihre eigene Dauer wie ihre Brut. Der Ort ihrer Einnistung ist letzten Endes gleichgültig; die Plastizität widersetzt sich der Unveränderlichkeit des Syndroms. Vor der Entdeckung des Chloramphenicols + änderte die Schnelligkeit der Diagnose kaum etwas am Verlauf des Typhus. Die Entwicklung des Fiebers, die zunehmende Dissoziation des "dikroten" + Pulses, waren Gewißheit gebende Zeichen, welche die aktuelle Therapeutik in keinem Fall mehr beobachten könnte, aber sie zeugten von einem Schauspiel, das von der individuellen Spezifität keinerlei Notitz nimmt, dieser fremd ist, das in den Körper gekommen ist, um ihn mit seinem flüchtigen Gefolge zu bewohnen. Diese Entfremdung an die Zeit ist von der Medizin zunehmend abgeschwächt und durch die Vorstellungswelt der organischen, lokalen oder funktionellen Störungen untermauert worden; die Hypothese von einer körperlichen Spur der Chronologie bei einem Krankheitsbefall kann also in die anatomisch-physiologische Rechtfertigung der Chronifizierung umgemünzt werden: "Diese (die Zeit der Krankheit) lagert sich nach und nach im organischen Raum ab." (2) Die Waage und das Metermaß liefern in der Ordnung der Messung dafür den unwiderlegbaren Beweis.
Indem sie mit einer ganzen Kette medizinischer Reflexionen, die in der Qualität der Versorgungsorte die wesentliche Bestimmung für die langandauernden Krankheiten sah, brach, wollte die Klinik den Krankheiten eine Identität geben. Die durch die institutionellen Therapeutiken eingeführte Erneuerung wird später dem Versorgungsmilieu seine Verantwortung wieder übertragen.
Die Zeiteinteilung des Kranken ist in gewisser Weise der Reflex seiner

körperlichen Desorganisation; sein Platz im Produktionsprozeß ist dem Zustand seiner anatomisch-physiologischen Fähigkeiten isomorph und ebenso wie diese in einer unregelmäßigen entropischen Bewegung gefangen. Die Medizin garantiert diese Entsprechung und legt - durch das Spiel der Rezepte, der heilsamen oder präventiven Ratschläge - deren Wendepunkte und Fortschrittsetappen fest.
Die Chronifizierung hebt sich als Form oder "Gestalt" vom Hintergrund der raum-zeitlichen Organisation der Existenz ab, die mit den biologischen Tag- und Nachtrhythmen nicht mehr viel zu tun hat. Einzig dieser Hintergrund gibt ihr eine relative Konsistenz und einen besonderen praktischen Wert. Wenn man den schulischen Rhythmus der Kinder der ersten Klasse modifiziert, so schafft man einen phänomenalen Rahmen, der Individuen gerecht werden kann, die man bis dahin für "unangepaßt" oder "unfähig", ja sogar für "übermüdet" oder "krank" gehalten hatte. Die Institution definiert ihre eigenen Normen und legt ihre eigene spezifische Pathologie fest: die Gesetze der Aufnahme oder des Ausschlusses der von ihr verwalteten Bevölkerung. Die Normen können in vollem Widerspruch zur Gesundheit stehen (Fabriken, Minen, das Fahren schwerer Lastwagen, Fischerei, etc.), sie können den Krankheitsbefall erhöhen und die mittlere Sterblichkeitsrate hinaufsetzen; sie werden deshalb aber um nichts weniger als die Bezugspunkte für das Refugium der Chronifizierung betrachtet.
Dank des Fortschritts des medizinischen Wissens ist die Erhöhung der mittleren Lebensdauer verbunden mit einer massiven Zunahme der funktionellen Störungen oder Schädigungen; der Anteil der Kranken und der "Chronischen" wächst beständig. Er tendiert asymptotisch auf die Totalität hin. Es ist wenig wahrscheinlich, daß man sich noch dazu durchringen wird, die "langwierigen" Kranken als inaktiv auf Kosten der Gesellschaft zu betrachten, in der sich dann die Anzahl der "aktiven" Mitglieder schwindelerregend verringern würde; hier liegt zweifellos der Ursprung des impliziten Kalküls, das den Prozentsatz der "Chronischen" in den klinischen Abteilungen reguliert.
Eine gewisse Überfüllung hängt sicher mit der "sozialen" beherbergungsförmigen Verwendung des Krankenhauses zusammen; auf der anderen Seite aber geben die Abteilungen für Chronische nur allzuleicht ihre Verantwortung preis und lassen es bei reinen Bewahrungs- oder Verwahrungsfunktionen bewenden. Das Problem des "Mangels an Krankenhausbetten" muß in diesen Zusammenhang gestellt werden, wenn man die reine und einfache Quantifizierung der "Bedürfnisse" auf der Grundlage einer allgemeinen Haltung der Gesellschaft gegenüber diesen "Sozialfällen" (Alte, Behinderte, Obdachlose) vermeiden will. Ohne in den modernistischen Exzess zu verfallen, der die Krankenhauskapazität mehr an "Plätzen" (für Examina, zusätzliche Forschungen und für Chirurgie) als an "Betten" mißt (3), so ist es doch absurd, der Medizin die Folgen einer Politik des Fallenlassens der subproletarischen und gealterten Schichten der Bevölkerung aufzubürden. Gemeinhin praktizieren Krankenhaus und Sozialversicherung unter der Ägi-

de der Medizin (und warum nicht auch der Geriatrie+) eine "Politik der Überbleibsel".
Unter Berücksichtigung der einzig präzisen Definition, die wir nennen können, wird der Begriff der Chronifizierung ebenso geprägt von den Instrumenten der Versorgung oder Immunisierung, über die wir verfügen, wie von der Qualität der behandelten Krankheit. Der Diabetes ist ein relativ chronisches Syndrom; seine Auswirkungen und Risiken erfordern in jedem Augenblick eine Überwachung, eine lange meist ununterbrochene Behandlung während des ganzen Lebens des Patienten. Trotzdem werden wenig Diabetiker aufgrund ihrer Hyperglykämie+ tatsächlich ausgeschlossen oder interniert: diese muß und kann durch eine hygienisch-dietätische Strategie beständig "ausgeglichen" werden.
Von einem gewissen Niveau der Überwachung an wird der Apparat der Laboratorien und medizinischen Institutionen ins Spiel gebracht, ohne daß diese Abhängigkeit die Fähigkeit des "Patienten" in Frage stellte, im Produktionsprozeß seinen "normalen" Platz einzunehmen. Zusätzlich ist es notwendig, daß die Systeme der Überwachung oder Kompensation wenig kostspielig sind, zugänglich sind, technisch einfach und schnell funktionieren und dem "Klienten" keinen längeren Krankenhausaufenthalt aufzwingen. Ebenso müssen diese Behandlungsmittel zu Hause oder am Arbeitsplatz leicht erhältlich sein, damit der Kranke sozusagen mit medizinischen Antennen ausgestattet ist, die es ihm erlauben, entfernt von den konzentrierten Versorgungseinheiten zu leben. In diesem Bereich sind verschiedene Versuche unternommen worden, um die Eigenverantwortung des Patienten gegenüber seiner Krankheit zu erhöhen; man informierte die Patienten ausgiebig über die physiologischen Regulationsmechanismen der Glykämie, über das Funktionieren der einzelnen endokrinen+ Drüsen, über die Zuckertests im Urin, über die Dosierung des Insulins etc.
Man modifiziert auf diese Weise im Bewußtsein des Patienten und seiner Umgebung das der Krankheit zugebilligte Territorium. Die Gleichung, welche den "Krankheitszustand" mit festgesetzten Orten und spezifischen Situationen verbindet (Konsultation einer Poliklinik, Laboratorium, diabetische Abteilung), wird annulliert durch die Übertragung medizinischer Akte in das alltägliche Universum des Patienten und durch das zeitweilige Verschwinden derjenigen Figuren (Arzt, Krankenpfleger, Laborantin), welche die pathologische Ökonomie aus einem Existenz- und Produktionsbereich ablenken, der so beständig sterilisiert wird.
In dem Maße wie die Verbannung des Risikos, der Krankheit und des Todes zum Kontrapunkt der Reinheit eines alltäglichen Lebens wird, das diese Faktoren nicht anerkennen will, begreift man, daß jeder Angriff auf diese topographische Einteilung ein mikrosoziales Gleichgewicht, das bereits durch das Eingreifen der traditionellen Medizin vollkommen durchorganisiert ist, ins Wanken bringt. Unsere Gesellschaft delegiert an die Priester und Ärzte die Aufgabe, mit den Grenzen unserer Existenz den Dialog zu führen und kann ihnen nicht auf einem anderen Wege Zugang zum Universum der Pro-

duktion und Konsumtion gewähren. Diese Gesellschaft ist Trägerin unbewußter medizinischer Verpflichtungen, die dazu bestimmt sind, die Extraterritorialität des Übels oder der Bedrohung sicherzustellen; sie konfrontiert das Übel oder die Bedrohung mit vermittelnden (therapeutischen) Funktionen, die als Schutzschild strukturiert sind. Es bildet sich ein Gefälle entgegengesetzter Kräfte zwischen der Forderung nach einer Medikalisierung der Krankheit (die selbst mit den Phänomenen der Chronifizierung zusammenhängt) und der therapeutischen Autarkie, welche bei bestimmten Affektionen (Epilepsie, Tuberkulose, Diabetes, angina pectoris) erforderlich ist. Alles spricht dafür, daß die unmittelbar betroffene Familie es vorzieht, das Individuum teilweise der Medizin zu unterwerfen, als bestimmte psycho-affektive und sexuelle Phänomene, welche stumm ihre Ökonomie regulieren, aufs Spiel zu setzen. Die Beendigung der Arbeit oder die Hospitalisierung verweisen direkt auf die Kohärenz der Umgebung oder des Arbeitsmilieus (deren Stabilität oder Rigidität) und die Krankheit wird in dem Maße chronisch, wie die sozialen Institutionen ihre eigene Kontinuität (oder Stagnation) aufrecht erhalten.
Die Überprüfung dieses Mechanismus konnte a contrario in den letzten Jahren in einer Tuberkulosestation des 'Pitié' durchgeführt werden; dort experimentierte man mit einer sektoriellen Therapie der Tuberkulose. Im Gegensatz zur üblichen therapeutischen Regel, die eine Bettruhe von mindestens 10 Monaten vorsieht, versuchte man eine aktive Behandlung nach lediglich drei Monaten Bettruhe; die Kur wurde dann zu Hause mit einer Wiederaufnahme der beruflichen Tätigkeit oder einer kurzen Periode zusätzlicher Ruhe fortgesetzt. Die hauptsächlichen Hindernisse gegen diese Art der Behandlung kommen selbstverständlich aus der Umgebung des Patienten. Selten ist es schwierig, die regelmäßige Einnahme der Medikamente oder die notwendige Ruhe sicherzustellen. Aber die Einstellung des Ehegatten, der Kinder und der umgebenden Gruppe am Arbeitsplatz macht diese Banalisierung der infektiösen Krankheit ausgesprochen delikat. Der Mythos von der Ansteckung paralysiert die Nachbarn, wenn nicht die Familienangehörigen, welches auch immer die medizinischen - selbst die fundiertesten - Argumente sein mögen (mehrere negativ verlaufene Magensondierungen im Abstand einiger Wochen). Mechanismen der Absonderung setzen sich vermittels der therapeutischen Isolierung durch, selbst wenn letztere nicht mehr notwendig ist; die regelmäßige Einnahme von Medikamenten erhöht den Aufwand an Ängsten bei einem der Familienmitglieder, das allzusehr in Zwangsvorstellungen befangen ist - oder aber sie wird zum fantastischen Zeugnis einer Schwäche, eines Mangels, einer Ohnmacht, welche der Kranke um so mehr fühlt als er von seiner Umgebung damit gezeichnet wird. In der Fabrik könnte die baldige Wiederaufnahme der Arbeit zu verschärften sanitären Kontrollen führen, und sie gilt deshalb als unerwünscht; der Unternehmer verzichtet lieber auf einen Arbeiter, als daß er die gesamte oder eine Teilstruktur seines Unternehmens im Hinblick auf eine bestimmte Rate an Versagen oder Ermüdung seiner Beschäftigten reformiert.

Unter diesem Gesichtspunkt haben die Experimente der Planung oder der Sektorisierung zumindest das Verdienst, Probleme aufzuwerfen, welche von der traditionellen Behandlung sorgfältig gemieden werden; sie sind innerhalb einer radikalen politischen Strategie verwendbar, sofern ihre Urheber entschlossen sind, bis zum äußersten ihrer technokratischen Projekte zu gehen und damit gleichzeitig die Grenzen ihres Unternehmens aufzudecken. Unglücklicherweise zeigt die Erfahrung, daß eine solche Entschlossenheit nicht die Sache der Mediziner ist; diese versichern, daß das Experiment funktioniert und daß es auf der Möglichkeit einer politischen Artikulation der Betroffenen (Patienten oder nicht) beruht. Die politische Zukunft und die Wirksamkeit dieser Methoden hängen letzten Endes von den Tatsachen ab, die von den Ärzten geschaffen oder von den Betroffenen hergestellt werden: im zweiten Falle beschränkte sich die Rolle der Ärzte auf eine rein technische Funktion zugunsten einer politisch-sozialen Entscheidung, die sich den Ärzten entziehen muß. In dem von uns erwähnten Fall sind die Experimentierbedingungen aufgrund der zentralisierenden Rolle, die dem Krankenhaus zukommt, äußerst ungünstig, vor allem auch, weil von Anfang an ein politischer Gesprächspartner fehlt, der in der Lage wäre, diesen Versuch der "Entchronifizierung" auf sich zu nehmen und auszuweiten.

Wenn die Gesellschaft ihre Prognosen verteilt, indem sie den Krankheitsträgern Räume zuweist, die der Dauer ihrer Leiden angepaßt sind, so gibt die Institution ihrerseits eine Antwort auf diese verschleierte Nachfrage: sie stellt also den Rahmen bereit, der mit dieser langen Quarantäne vereinbar ist, und, indem sie ihn organisiert, gibt sie ihm gleichzeitig eine erträgliche Beständigkeit. Die Chronifizierung wird zu einem Status, zu einer Weise, sozial zu sein. Nirgendwo ist diese neue Zurichtung des Lebens greifbarer als im psychiatrischen Krankenhaus. Seit mehr als einem Jahrhundert macht man es verantwortlich für die besondere Form der Demenz, die Vesanie; für die allseitige Verminderung der intellektuellen Fähigkeiten, welche die Irrenärzte unweigerlich am Ende einiger Jahrzehnte des Aufenthalts in einer Anstalt für "Geisteskranke" entdeckten. Wie Le Guillant, Bonnafé und Mignot dargelegt haben, bildet der Begriff "Vesanie" die Endstation und Sackgasse, die allen Psychosen, deren wahrscheinlichste Bestimmung die dementielle Entwicklung ist, gemeinsam ist. Ein Sprung des kausalen Denkens besteht darin, mit dieser Vorstellung den Begriff der "Idiopathie"+ zu verbinden: "Um der begrifflichen Bedeutung aller Ausdrücke, die zur Bezeichnung dieser Idee der reinen Geisteskrankheit möglich sind, ihren vollen Sinn zu geben, würden wir am besten eine Übersicht machen und dort dem Begriff der 'Wesensverrücktheit' und dem der 'endogenen' Verrücktheit einen besonderen Platz zuerkennen. Auf dieser Ebene hätten wir an der Spitze der Begriffe der Prädisposition oder Prädestination die Idee des 'Endon', die neuerdings von Tellenbach formuliert worden ist, und von der Ey uns versichert, daß sie eine tiefgreifende anthropologische Wurzel der Psychiatrie und ganz besonders der deutschen bedeutet." (4)

Am Ende eines langen Umwegs und weit ab vom Rahmen der Entzifferung und klinischen Beobachtung in der Institution trifft die Nosologie auf die Zeichen, die es am ehesten ermöglichen, sich bei der chronischen Psychose auf eine innere Ursache, eine Organschädigung zu berufen.
Der beschränkte Horizont einer gewissen institutionellen Praxis trägt ohne Zweifel zur Konstitution zweifelhafter nosologischer Entwürfe bei. Bei Kraepelin impliziert die Diagnostik der "Dementia präcox"+ oder der paranoiden Demenz die Fatalität einer Entwicklung hin zu einer umfassenden Auflösung der intellektuellen Fähigkeiten und zur infantilen Regression der Affektivität; die diesbezüglichen Aufzeichnungen des deutschen Nervenarztes sind aufschlußreich:
- "Was unsere Diagnostik ganz besonders wertvoll macht, ist, daß wir von jetzt an in der Lage sind, schwerwiegende Prognosen aufzustellen: wir können den Zustand der besonderen Imbezilität, die schließlich den Kranken befallen wird, voraussehen (...)."
- "Der Kranke befindet sich seit 5 Jahren in einem Asyl für Chronische. Er ist sehr manieriert und dement geworden."
- "Der Kranke befindet sich seit 9 Jahren in einem Asyl für Chronische; Demenz und Sprachverwirrung, Negativismus, Manierismus und, von Zeit zu Zeit, Perioden der Erregung (...)."
- "Der Kranke befindet sich seit 4 Jahren in einem Asyl für chronisch Kranke, ohne daß sein Zustand sich geändert hätte; von Zeit zu Zeit ist er sehr erregt, gibt delirierende, verwirrte und wechselnde Äußerungen von sich; zwischenzeitlich ist er ruhig und zeigt keine neuen auffälligen Besonderheiten (...)." (5)
Im Gegensatz zu dieser Verkennung des institutionellen Faktors für die Ausarbeitung der klinischen Bedingungen identifiziert Bleuler den Heilungs- und Stabilisierungsprozeß mit der Arbeit und mit einer noch so vereinzelten und stereotypen Aktivität: "Als Test für die Schwere der Schwächung nehme ich die Fähigkeit, sich im Asyl zu beschäftigen, das ist ein V e r h a l t e n stest. Diejenigen, die fähig sind, sich zu beschäftigen sind 'leicht dement'. Diejenigen, die in keiner Weise sozial nützlich sind, sind 'schwer dement'. Die dazwischen betrachte ich als 'durchschnittlich geschwächt'. Eine erste Untersuchung im Burghölzli ergab: von 515 Fällen waren 60 % leicht dement, 18 % durchschnittlich und 22 % schwer dement." (6)
Es ist also die Eichung des "Tests", die hier problematisch ist; wie bei allen Intelligenztests (Binet-Simon, Wechsler etc.) ist auch hier eine Erforschung der Bedingungen und der Grenzen ihrer Gültigkeit erforderlich. Wenn 515 Fälle ausreichen, um das Burghölzli zum Kriterium zu erheben, kann man ebenso aus den Modalitäten der Tätigkeit eines Kranken die Elemente einer Diagnostik seiner Situation ableiten.
Das deduktive Vorgehen der Kliniker liegt nicht immer auf der Hand; es löst sich oft in der Basis-Ideologie der Institutionen auf, welche der Klinik um so mehr Ansehen verleiht, als ihr die Hierarchie den Weg dabei ebnet. "Die Werkstatt wirkt auf das pathologische Syndrom ein durch eine Mischung

aus Verboten, Zugeständnissen, Belohnungen und Einschränkungen, bei denen das soziokulturelle Modell des Pavillions die entscheidende Rolle spielt. Die Pfleger sagen: 'sie tut nichts', die Ärzte verstehen: 'es geht ihr schlecht'. Der Interne fragt: 'geht sie in die Werkstatt?'; man antwortet ihm: 'aber ja, es geht ihr sehr viel besser'. Das Prinzip dieser Äquivalenzen ist gemeinhin anerkannt. Die Arbeit wird isoliert und bringt eigene Regeln, eine neue Legalität hervor; die institutionelle Struktur gibt der Arbeit ihre Notwendigkeit, indem sie sie ausdrücklich durch ethische Werte begründet." (7)

In der individuellen Ökonomie bezeichnet der Übergang zur Chronifizierung fast immer eine endgültige Einschränkung in den Systemen der sozialen Kommunikation; sie ist das Korrelat einer Verminderung der potentiellen Fähigkeiten des Subjekts. Die Einengung der Möglichkeiten des Körpers geht einher mit einem Zusammenschrumpfen des sozialen Raums, in den der Körper eingebettet ist. Parallel dazu verliert der Patient seine autarken Möglichkeiten, während das Gefühl seiner Abhängigkeit denen gegenüber, die ihm helfen, zunimmt. Oft sind es die "Anderen", welche die Schwelle der Toleranz und der Chronifizierung bestimmen: "Bei den Emanglons, zumindest im Fürstentum von Aples, nimmt der Kranke (der chronische, versteht sich) einen besonderen Platz ein. Er ist ein Schuldiger oder ein Dummkopf. Man untersucht dauernd, ob er das eine oder das andere ist, denn sie sind der Ansicht, daß ein intelligenter Mensch, der gemäß der Intuition handelt, die er von sich hat, nicht krank werden kann. Trotzdem haben die Kranken keinen schlechten Ruf, außer wenn sie husten. Sie meinen, daß man als Kranker auf seine wahre Grundlage zurückfällt; die Gesundheit ähnelt eher der Oberfläche des Meeres; der Platz dort ist besser aber die Unruhe ist größer. Da man die Kranken als gute Ratgeber schätzt, sind alle Minister Kranke, ja sogar Schwerkranke." (8)

Das psychiatrische Krankenhaus treibt die Vereinfachung, die in jedem Krankenhaus angelegt ist, bis zur Karikatur. Die Geschlechtertrennung bringt die Patienten auf den Weg einer unisexuellen, ja sogar homosexuellen Ökonomie, die in den Gesundheitsinstitutionen immer schon lieber geduldet wurde als das "Laster" der Heterosexualität, das anscheinend mit dem Krankheitszustand unvereinbar ist.

Einmal berichtete man einer Nonne im psychiatrischen Krankenhaus von Clermont-Ferrand, daß man zwei Männer in einem Busch gesehen habe: "Was macht das schon. Immerhin ist das weniger riskant als ...." Eine Krankenschwester in der Altenabteilung von Aix-en-Provence empört sich über die Sexualität der Alten. Sie verdächtigt sie, in den Toiletten zu onanieren und das Bedürfnis nach "Beziehungen" zum anderen Geschlecht zu haben: "Ab einem gewissen Alter sollte man das doch nicht mehr tun."

Der elementare Kampf gegen die Krankheit, der Eintritt in die Chronifizierung werden verstärkt durch eine Verschärfung der Verbote. Die Geldzirkulation wird auf ein Minimum reduziert; das Fehlen von Schubladen oder Regalen bestätigt die Pfleger in ihrer Rolle als "Verwahrer". Mit den Schlüs-

seln verfügen sie über das Geld, allzuoft über die eigenen Kleider, und immer über die Ausweise. Zu den räumlichen Einschränkungen kommt die Unterdrückung der Nachrichten, wobei nicht einmal mehr ein gelegentliches Bedürfnis eine Rolle spielt. Denn für das Wesentliche ist gesorgt: Bett, Essen, Wäsche und Zerstreuung (Illustrierte und Fernsehen); und natürlich für B e s c h ä f t i g u n g s t h e r a p i e, die den angelsächsischen Autoren so sehr am Herzen liegt (...).
Extrapolierte man diese Basissozialisation, so käme man leicht zu Verhältnissen wie in gewissen amerikanischen Gefängnissen, in denen sich die Gesellschaft insgesamt - mit Bordell, Cafés, Theater und Schwarzmarkt - im isomorphen Universum der verlorenen Freiheit reproduziert. Ein demokratischer Traum nimmt in den modernen Institutionen Gestalt an; er wird von einer Gesellschaft hervorgebracht, die nichts mehr fürchtet als die Ansteckung.
Diese offensichtliche Identität, die in den "Pioniergesellschaften" (skandinavische Länder) schon geschaffen ist, verschleiert das allgemeine Phänomen einer institutionellen Regression, die bei der Arbeit der Integration des Kranken für notwendig gehalten wird.
Jedes Krankenhaus enthält einen bestimmten Prozentsatz "angepaßter" Kranker, die je nach der Komplexität der symbolischen Systeme, welche die Struktur der Institution bestimmen, mehr oder weniger "kaputt" sind. Die Kranken verlangen nicht mehr ihre Entlassung, sie nehmen keine Medikamente mehr und ... arbeiten. Es sind die ökonomischsten Mitglieder des hospitalierenden Unternehmens, und, in dieser Eigenschaft, erfreuen sie sich einer gewissen Gleichgültigkeit auf der Seite des Versorgungspersonals, welches zunehmend das Tabu respektiert, das diese Individuen von der geringsten medizinischen Initiative fernhält. Die Therapeuten bestätigen die Chronifizierung ihrer Klienten in dem Moment, da sie sie endgültig aus dem Territorium ihrer Mission ausweisen. Sie geben sie also für ein feudales Zusammenleben frei, das durch die Beschäftigung dieses Bevölkerungsteils von Sklaven als Hausdiener oder Zuträger diesen zugestanden wird.
Welches auch immer der Aufnahmerhythmus, den das Krankenhaus sich zum Ziel setzt, sein mag, so bleibt dieses Sediment an Chronifizierung eine Notwendigkeit; es sei denn, daß dieses "Menschenmaterial" die Stabilisierung des Krankenhausunternehmens nicht mehr auf sich nimmt und es zwingt, die Anzahl der Beschäftigten zu vergrößern und die Löhne zu erhöhen. Aber die Pfleger können ihrerseits dazu gebracht werden, dieses klinische Lumpenproletariat, das ihnen zu niederen Preisen die undankbarsten Aufgaben abnimmt, zu beschützen. Jede Versorgungseinheit kann für sich - entsprechend seiner Behandlungsmittel, seiner finanziellen Ausstattung und der auf sie zukommenden Nachfrage - die Folgen und die Bedeutung der Chronifizierung festsetzen.
Die subjektiven Faktoren der Chronifizierung verstärken die ökonomischen Determinanten in dem Maße wie die "Chronischen" sich in die historische oder mythische Dimension des Krankenhauses integrieren. Durch ihre Ste-

reotypien, ihre Fähigkeit zu rituellen Aktivitäten drängen sich die Chronischen nach und nach als Anhaltspunkte auf. In einem psychiatrischen Krankenhaus wird das Zimmer für 3 bis 6 Personen mit dem Namen des "chronischen" Patienten bezeichnet, der darin wohnt und zu seinem Eigentümer, Leiter oder Hausmeister geworden ist. Ein Kranker, Muche, psychotisch, mißt jeden Tag die Außentemperatur und die Luftfeuchtigkeit; er postiert sich an der Einfahrt zur Klinik und notiert alle ein- und ausfahrenden Wagen. In einem Abstand von 10 Jahren kann er einen Besucher ansprechen und ihm das genaue Datum seines ersten Besuchs, die Marke und Zulassungsnummer des Fahrzeugs mit dem er damals gekommen war, geben. An den Wänden seines Zimmers werden farbige meteorologische Kurven von erstaunlicher Präzision angeheftet. Seine Kleider wechselt er fast nie, und niemals von sich aus; sein Bergsteigerhut aus Filz ist unverwüstlich. Er ist für ganz bestimmte Funktionen zuständig, die er eifersüchtig verteidigt - z.B. die Knöpfe des Fernsehers bedienen, vor dem Schlafengehen das Radio ausmachen. Im Klinikbereich sind die Wege seiner Wanderungen, die Ausruhstellen und die Vesperorte genau festgelegt.
Wie spricht man von Muche? Zunächst wie von einem Kind: er ist nett, schweigsam, launenhaft und man muß sich um ihn kümmern. Ist er abgemagert, ißt er? Ist er sauber? Bald, da er nicht erwachsener wird, wird man dieser verlustreichen Aufzucht überdrüssig. Man überträgt die Aufgabe, ihm sein Essen zu bringen, einer alten Patientin, den Monitor seiner Gruppe beauftragt man damit, sich um den Wechsel seines Appetits zu kümmern.
Man amüsiert sich über die Wutausbrüche, welche ein Eingriff in das Ritual durch einen gelegentlichen Fremden nach sich ziehen. Man lächelt über die Schnitzer des Neulings oder des Profanen, der, auf die Gefahr hin, einen Wutausbruch Muche's zu provozieren, es gewagt hatte, den Knopf des Fernsehers zu berühren oder ihn zu fragen: "Was werden Sie heute tun?". Diese Art von Ungeschicklichkeiten macht den Internierten (den Versorgenden und Versorgten) den "Lehrling" kenntlich, den man totemisieren muß. Die geräuschvolle Wut eröffnet einen vorübergehenden Ritus, ähnlich der Selbstmordreaktion von Lili, der ewigen Aufseherin beim Frühstück, die Anstalten macht, sich aus dem Fenster zu stürzen, sobald sie befürchtet, daß man ihr nachspioniert, sie "beobachtet" oder daß ein Neuer an ihr vorübergeht, ohne sie zu grüßen.
Der "Chronische" betreibt das Skandieren eines sich wiederholenden Lebens und schließt Tag für Tag die Stauwehre der Überraschung. Muche sorgt dafür, daß eine ausgewogene Einteilung besteht zwischen denen von "drinnen" und denen von "draußen", zwischen den Teilnehmern an der Alltäglichkeit und den Dilettanten des kollektiven Lebens. Er ist, vermittels der einzigen Sprache, die es erlaubt ihn anzusprechen, das "dialektische" Kriterium einer möglichen Annäherung an die Spielregeln, die er in einem solchen Maße beherrscht, daß er glaubt, sie zu bestimmen.
Muche stirbt im Verlauf einer Grippewelle, von der fast die Hälfte der Pensionäre betroffen sind. Man wird mit gutem Grund nach den Befallsbedingun-

gen, den prädisponierenden institutionellen Faktoren fragen. Bei manchen Kranken hält man es für notwendig, den Puls zu fühlen, die Zunge anzuschauen, die Atmung zu kontrollieren; andere verschwinden im Dekor, verdinglichen sich, werden zu Wänden oder Möbeln. Einige reklamieren, kommen zur Krankenstation, gehen auf ein Ziel zu; andere fliehen, kommen in Luftzüge. Auf der Seite der Versorgenden ordnen sich die vielfältigen zu den Kranken unterhaltenen individuellen Beziehungen zu kollektiven Wahnvorstellungen, die von vornherein die Kartographie des Virussturmes festlegen, die Opfer bestimmen und die Verurteilungen sprechen. Muche ist also an "Hospitalose" gestorben.
Mit ihm stirbt ein Zeitabschnitt der Klinik; alles, was sich in seinem Bild kristallisiert hatte, löst sich von neuem in der "Umgebung" auf und nimmt für einige Zeit den Charakter freier Elemente an, die von den symbolischen Netzen der Institution bedeutsam eingefangen werden können.
Muche hatte Zeitgenossen; sie lesen in diesem Verlust, der sie hart trifft. Sie entziffern das Ereignis des Todes, die kollektive Trauerarbeit und die widersprüchlichen Erklärungen der Behandelnden. Einige finden in diesem Hinscheiden die Gelegenheit, ihre Schuldgefühle, sogar ihr Delir ("er ist gestorben, weil ich das vorgestern zu ihm gesagt habe"), ihre Forderungen ("ihr kümmert euch überhaupt nicht um die Alten") oder ihre Gleichgültigkeit ("es ist schon richtig, daß man hier keine große Lust hatte, die Verantwortung zu übernehmen") zu untermauern. Hinterher stellt man fest, daß die "Monitoren"gruppe durch die Ferien oder krankheitsbedingt gelichtet war, daß die Front der Grippe nur eine heroische und schlecht ausgerüstete Maginotlinie war, daß eine heftige Agitation um einige Patienten des ersten Stockwerks die Behandelnden von den medizinischen Routineangelegenheiten abgelenkt hatte. Aber diese Agitation scheint selbst eine unbewußte Intention der Monitoren des ersten Stockwerks widerzuspiegeln.
Der Prozeß der Determinationen und Interaktionen scheint zu keinem Ende zu kommen; und trotzdem, das spürt man ganz deutlich, befördert er etwas von den Wünschen eines jeden Einzelnen. Komplexe Ketten verbinden Worte, Ereignisse, Unfälle. Hier funktioniert der Tod als ein Signal von ganz besonderer Intensität. Aber wo ist die Panne passiert, der Kurzschluß, die Verurteilung?
Die Chronifizierung ähnelt einem Kompromiß. Ihr Schicksal hängt oft ab von den Ausdrücken im Vertrag, von der Treue der Vertragspartner zu ihren Verpflichtungen, von der Spanne zwischen ihren Erwartungen und dem abgeschlossenen Handel. Es kommt oft vor, daß man eine gescheiterte Handlung mit Macht widerruft.
Muche's Zimmer wird nicht mehr "das Zimmer von Muche" heißen. Da es jetzt "das Zimmer von Boivin" genannt wird, wie stellt sich also Boivin an diesem Ort seinen Aufenthalt und seine Zukunft vor? Welche Absicht unterstellt er denen, die so leichtfertig mit dieser Macht der Benennung, mit diesem prognostischen Ukasen umgehen?
In Ländern, in denen sich die technologische und wissenschaftliche Verände-

rung besonders schnell vollzieht, findet man sich am besten mit "Orten für Chronische" ab. Mehr als 60 % der amerikanischen psychiatrischen Institutionen sind "für Chronische", sind selbst chronisch und vor allem anachronistisch. So bewahren sie ein abgegrenztes archaisches Territorium, an das der Fortschritt nicht herankommt. Haben die Indianerreservate andere Funktionen?

7. Das Krankenhaus und seine *W*urmfortsätze

Nach der Behandlung der ökonomischen Funktion der Krankenhausinstitution, die von den "linken" Gruppen endlos wiedergekäut wird, ist man sehr leicht versucht, auf die Methoden und Begriffe der Humanwissenschaften zurückzugreifen, um die Bestimmungen des klinischen Bereichs zu vertiefen. In den amerikanischen medizinischen Bibliotheken wimmelt es von angeblichen wissenschaftlichen Forschungen, die auf Untersuchungen oder Fragebögen (besser eigentlich, auf Messungen) beruhen; diese Untersuchungen versuchen vom "menschlichen" Funktionieren des Krankenhauses, von der Interrelation der Gruppen, von den Arbeitsmodalitäten, von der Lage der Kranken, von den Rollen und vom Status der einzelnen Mitglieder der versorgenden Equipe ein möglichst präzises Bild zu entwickeln. (1)
Diese Arbeiten vergleichen die Arbeitsbestimmungen im Krankenhaus mit dem tatsächlichen Funktionssystem, wie man es durch Erfahrung und Beobachtung entdeckt. Man gefällt sich darin, den Abstand hervorzuheben, der das konkrete, beschreibbare Modell vom idealen Modell trent. Durch dieses Vorgehen postuliert man sofort einen Bruch zwischen dem Bereich der manifesten Phänomene und der latenten Ordnung; aber diese zweite Ebene der Bestimmungen wird im allgemeinen verwechselt mit der Gesamtheit der bewußten Zielsetzungen der versorgenden Equipe und der Krankenhausverwaltung.
In einer historischen Studie über eine private amerikanische Institution, das 'Valley-Hospital', erkennt ein Soziologe mehrere aufeinanderfolgende Funktionsphasen, die wesentlich bestimmt sind durch die technologische Entwicklung der Produktion der medizinischen Versorgung und die demographische Ausdehnung der institutionellen Zuständigkeiten. Das "Wirkliche" modifiziert insgesamt die internen Kräfteverhältnisse, das Verhandlungssystem und die symbolische Ordnung: Die Institution hängt ganz und gar ab von der Gesamtgesellschaft und von den Zielsetzungen ihrer Besitzer, die mehr und mehr durch die Machtergreifung der Technokraten verdrängt werden. Der technikomodernistische Verlauf erklärt die Entstehung politischer Konflikte in der Institution, die durch den Konservativismus der Unternehmer auf der einen und den demokratischen Reformismus der Ärzte oder einzelner in der Klinik tätiger Repräsentanten der "Sozialwissenschaft" auf der anderen Seite auseinandergerissen wird. (2)
In der psychiatrischen Abteilung des Krankenhauses Michael Reese in Chicago entspringt die lokale Ordnung, "so wie sie sich einer gründlichen Untersuchung darstellt", einer mehr oder weniger stillschweigenden Abmachung, deren Bedingungen ausschließlich in den Diskussionen der versorgenden Equipe klar in Erscheinung treten. Aber die Postionen oder die Forderungen der einzelnen Gruppen hängen ab von ihrer Ausbildung, ihrer Funktion innerhalb der technischen Teilung der Arbeit und ihren Beziehungen zu den Entscheidungsgremien und zur Hierarchie. Die Aufgliederung der beruflichen Lagen erzeugt "Konflikte" und "Aspirationen", die eine Umgestaltung der Arbeit erfordern usw. usf.; (3) auch hier ist das Entwicklungsgesetz ursprünglich gekennzeichnet durch den Exponenten der globalen Pro-

duktionsverhältnisse, die Tag für Tag durch die lokale Ausarbeitung von Rolle und Status in die lokale Ordnung übersetzt werden. Die meisten soziologischen Studien eliminieren aus ihrem Untersuchungsgegenstand die Frage nach einer Leistungsfähigkeit der Institution als abhängiger Totalität.

Das heißt, daß das Krankenhaus immer - und selbst in der kritischen Einschätzung - ein beherrschtes Instrument bleibt. Es kommt selten vor, daß man es unter dem mehr anthropoligischen Gesichtspunkt der Institution ins Auge faßt; d.h. es als ein System betrachtet, das ein eigenes überdeterminiertes soziales Leben hat, von komplexen, allen Kollektivitäten eigenen Gesetzen regiert wird und mit einem gewissen Trägheitskoeffizienten belastet ist; denn als solches System ist es ein bezeichnendes Feld, das in der Lage ist, jede Sprache, die dort entsteht, jede Funktion, die dort verzeichnet wird, jede individuelle Entwicklung, die dort in Erscheinung tritt, zu verfälschen oder Lügen zu strafen.

Diese Haltung, die am vollständigsten und klarsten im Werk von Goffman oder von Caudill (4) zum Ausdruck kommt, vervollständigt das anthropologische Herangehen an das Faktum Krankheit, und zeigt eine suggestive, sogar strenge Parallele auf zwischen dem Krankenhaus und jeder beliebigen anderen Gruppierung, die durch rigide Gesetze regiert wird (Schiffsmannschaften, Klöster, Gefängnisse etc.). In den Aufnahmeriten, in der Uniformierung, in der Ritualisierung der Sexualität, der Nahrungsaufnahme und des Ausgangs findet man tatsächlich die sozioligischen Stereotypen, die wie ein roter Faden die Textur der kapitalistischen Institutionen durchziehen. Man ist von daher versucht, über ihre spezifischen Ziele hinaus in ihnen die gemeinsame, infantilisierende, hierarchisierende und Schuldgefühle erzeugende Funktion zu entdecken. Die Institution produziert Glauben, kriegsbereite Männer, Versorgung und, darüberhinaus, eine besondere, umsetzbare, symbolische Ordnung, von der in letzter Instanz die Konstituierung eines imaginären Universums untergeordneter Gewalten abhängig ist. Der Vater, dann Der Vater, schließlich Gott wären durch strukturelle Extrapolation die äußersten Bezugspunkte.

Der Weg wäre jetzt frei, daß in einem günstigen politischen Kontext die Analyse der Krankenhausinstitution in die Untersuchung ihrer ideologischen Funktion einmünden könnte. Da man es sich aber übel nehmen würde, wenn man 50 Jahre nach Freud, die Sprache des Unbewußten vernachlässigen würde, amalgamiert man flüchtig begriffliche Reihen, die zwei einander völlig fremden Bereichen der "praktischen Theorie" entstammen: dem Marxismus-Leninismus und der Psychoanalyse. (5)

Eine erste Bemerkung drängt sich auf: die revolutionäre Praxis ebenso wie die Psychoanalyse erheben den Anspruch einer möglichst kritischen Ortung des Subjekts; ob es sich nun um das historische Subjekt als Ort eines spezifischen politischen Ausdrucks handelt, oder um das Subjekt im "Experiment" der Sozialwissenschaften, das einer Gruppe, einer Kollektivität,

der Masse, der Institution gegenübersteht.
In beiden theoretischen Gebieten ist dieser Anspruch wesentlich; es gibt keine Kreativität ohne daß man diesen Anspruch zum Mittelpunkt macht. Die politische Aktion, die analytische Interpretation müssen vor allem Träger dieser Ausdrucksfunktion sein, die ebenso die Kontinuität eines revolutionären Vorgehens wie die Freisetzung unbewußter Bestimmungen in der Geschichte des Analysanden sichern kann. Die Wahrheit über das Krankenhaus findet man nicht einfach durch die Überlagerung von Freudismus und Marxismus als zweier Forschungsweisen, die sich theoretisch ergänzen und die Totalität der analysierbaren Beziehungen im Innern der Institution deckten. M a n   f i n d e t   s i e   v i e l m e h r   b e i   d e r   A u s a r b e i t u n g   e i n e s   z u   e n t d e c k e n d e n   b e g r i f f l i c h e n   S y s t e m s,   d a s   e i n e r   b e s t i m m t e n   P r a x i s   i n n e r h a l b   u n d   a u ß e r h a l b   d e r   I n s t i t u t i o n   e n t s p r i c h t,   u n d   d e s s e n   e i n z e l n e   A s p e k t e   i n t e g r i e r e n d e   B e s t a n d t e i l e   d e r   A n a l y s e   s e i n   m ü s s e n.
Der Rückgriff auf die Originaltexte scheint - durch die darin enthaltene Verallgemeinerung - diese Problematik zu verdunkeln; d i e   P r o b l e m a t i k   n ä m l i c h   d e r   D i a l e k t i k   z w i s c h e n   e i n e r   s o z i a l e n   O r g a n i s a t i o n   u n d   d e r   b e z e i c h n e n d e n   M a s c h i n e r i e,   w e l c h e   d i e s e   O r g a n i s a t i o n   t a t s ä c h l i c h   z u m   A u s d r u c k   z u   b r i n g e n   v e r s u c h t.
Das ist die grundsätzliche Kritik, die man an den Texten üben müßte, die aus der Maibewegung hervorgegangen sind. In umfangreichen Texten der Pariser Gesundheitskomitees führt die Denunzierung des repressiven Krankenhausapparats schlicht und einfach zur Verurteilung einer Funktion und eines Systems, die man unmittelbar der bürgerlichen Repression verpflichtet glaubt. In den Texten der Internen von Vinatier (6), der ausdrückliche Hinweise auf Freud, Melanie Klein, Guyotat und Valabrega enthält, herrscht ein Überfluß an psychoanalytischen Modellen, mit denen man die Rollen und die Beziehungen im Krankenhaus interpretiert; das Arsenal der libidinösen Stadien, die Dynamik der Objektbeziehungen und die Ökonomie der schuldbeladenen Sexualität scheinen bei der Analyse der vom Krankenhaus ausgeschiedenen Entfremdungsinstrumente die fehlenden Glieder zu bilden. Zwei Lücken sind diesen Texten offensichtlich gemeinsam: das Fehlen jeder Reflexion über die Zeichen der Maibewegung in der Institution (so geringfügig diese auch sein mögen) und die Blindheit gegenüber der Rolle und dem Modus der Gegenwärtigkeit des Kollektivs, das die Struktur "spricht", mit der die Bewegung konfrontiert ist. Das heißt, daß die Prämissen für ein politisches Vorgehen in der Institution dort nicht grundsätzlich geschaffen worden sind, und daß diese neuen Versuche, die vollständiger sind als vorhergehende, deshalb nicht weniger als das Produkt von "Gelehrten" in Erinnerung bleiben werden; von "Gelehrten", die zwar konsequenter und gerissener sind als ihre Vorgänger, die aber im vorsichtigen Rückzug auf ihre "Wissenschaftlichkeit" nicht weniger in Distanz zu ihrem Untersuchungs-

gegenstand geraten. Tatsächlich kommt man zu "objektiven" oder "strukturellen Stadien", die grundsätzlich in Widerspruch stehen zu einer dialektischen "Inangriffnahme" der Institution.
Wenn die Theoretiker gegen die Funktion des Krankenhauses polemisieren, ohne den geringsten Hinweis auf ihre individuelle Laufbahn oder das Schicksal ihrer Gruppe im Bereich der politischen Aktion zu geben, so wenden sie sich in der Tat an einen imaginären, anderweitigen Gesprächspartner und verlassen für einige Zeit die Sphäre ihrer eigenen Praxis; mit anderen Worten, die Sphäre ihrer eigenen Übertragungen. Dieser Kurzschluß wird im übrigen gern mit der Konzeption eines politischen Zentralismus gerechtfertigt, der untrennbar ist von einem Organisationsmodell, das auf der Dichotomie zwischen dem Bewußtseinsniveau der Massen und dem der Avantgarde beruht. Die richtige Aussage über eine politische Situation wird immer irgendwo anders gemacht und einzig ihre Übertragung kann die Bedingungen einer wirksamen Verallgemeinerung schaffen.
Die revolutionäre Erfahrung von Mai 1968 scheint in einigen bevorzugten Bereichen diesen hierarchischen Stil zu widerlegen. Über die libertären, antibürokratischen Themen der Selbstverwaltung hinaus, die durch die allgemeine Krise der Entscheidungszentren ausgegoren werden, bilden sich neue, unvorhersehbare und (unglücklicherweise für manche) "unkontrollierbare" Situationen heraus. Diese "Ereignisse" bezeugen die Geschicklichkeit einiger militanter Gruppen, aus sich heraus "richtigere" Aktionsformen zu entwickeln als die, die ihnen eine politische Leitung angeblich hätte geben können; eine Leitung, die sich durch ihre Gesamtübersicht über die Gesellschaft oder durch die Verfügungsgewalt über ein Informationssystem, für dessen mythischen Brennpunkt sie sich authentifiziert glaubt. Was heißt hier richtig? Zunächst einmal die Ausrichtung einer Strategie nicht allein im Bezug auf die expliziten politischen Ziele des Gruppen-Subjekts, sondern auch im Bezug auf dessen historische Situation; und dies auf den verschiedenen Ebenen der Kommunikation, der affektiven und sexuellen Dynamik der Gruppe in den genauen und zeitlich festliegenden Gegebenheiten einer Gruppenvorstellung oder einer Über-Ich-Zensur, die ihre Wirkungen in kollektivem Maßstab entfalten.
Das Krankenhaus kann hier als Beispiel genommen werden. Niemand verfügt von vornherein über ein begriffliches Instrumentarium, das besonders geeignet ist, das Projekt einer Analyse der Institution durchzuführen; denn die Worte überantworten ihn unweigerlich den Situationen der Gruppe, welche die bezeichnende Struktur in dem Maße interpretiert, wie sie ihre Abhängigkeit, die Modalitäten ihres "Sprechers" einkreist; wie sie den Faktor ihrer spezifischen Entfremdung begreift, der sich im sozialen Apparat des therapeutischen Unternehmens herumtreibt. Jeder politische Bewußtwerdungsprozeß einer von der Institution abhängigen Bevölkerungsgruppe wird in einem Bereich präexistierender Kräfte zu etwas aus der konstituierten Symbolik Herausragendem. Es ist Aufgabe derer, die sprechen, seinen Kontrastwert zu bewahren, als eine vom Hintergrund abgehobene "Form"; denn

diese Gedanken - die Handlungen und die Worte - sind immer in Gefahr, insgeheim im mechanischen und tödlichen Universum der Wiederholung wieder zu versinken.

Es ist nicht unwesentlich, diejenigen, welche über die kollektive Entfremdung der Krankenhausstruktur sprechen können, zu erkennen, und auch diejenigen zu bestimmen, an die deren Worte sich richten.

Selbst wenn der Protest in seinem kritischen Vorgehen von außen, aus der Sphäre eines umfassenden politischen Denkens zu kommen scheint und sich vorübergehend an der Frage nach der medizinischen Arbeit partikularisiert, so hängt seine praktische Wirkung auf der Ebene der sozialen Kämpfe von seiner Resonanz in der Institution ab. Denn es handelt sich nicht darum, eine allgemeine Strategie der Kämpfe für die Kliniken auszuarbeiten; sondern es geht um eine spezifische Kenntnis jeder Institution und der kollektiven Träger dieses besonderen analytisch-historischen Wissens.

Was fehlt, ist weniger ein programmatischer Inhalt für künftige Kämpfe, als vielmehr die Bestimmung der organisierten Träger und Garanten dieser Kämpfe; die zunehmende Schaffung dieser Kollektive ist die Grundlage einer Strategie, die sich im Bereich der wirklichen antagonistischen Kämpfe entfalten wird, wenn die Kollektive auf lokaler Ebene die charakteristischen Widersprüche der Klassenauseinandersetzung vorantreiben, indem sie diese partikularisieren. D a s K o l l e k t i v i s t a l s o d i e E m a n a t i o n d e r S t r u k t u r u n d i m H i n b l i c k a u f s e i n e n u n a u s g e a r b e i t e t e n Z u s t a n d i n g e w i s s e r W e i s e i h r e M a s c h i n e r i e. (7)

Die systematische Transkription des Funktionierens der Institution in den Kode der kapitalistischen Ziele, die aufmerksame Entlarvung des Klassencharakters, dessen was man dort macht und sagt, reichen nicht aus. Die revolutionäre Gruppe muß sich selbst im Ablauf der Bestimmungen und Wirkungen begreifen, in denen sich ihre Gegenwärtigkeit in der Institution enthüllt. Dieser Ablauf wird durch das Studium der offen zutage liegenden Funktionsebenen des klinischen Unternehmens und der unmittelbaren Aspekte der sozialen Zusammenstöße in seiner Geschichte nicht zureichend erhellt.

Eine Dialektik der Institution gibt es nur am Punkt des Zusammentreffens ihrer sozialen Gleichung mit ihrem unbewußten Sediment. Ein politisches Handeln wird in diesem Ablauf in dem Maße verzeichnet, wie seine Bestimmungen in Betracht gezogen werden, die im bezeichnenden Bereich der Institution mit den wahrnehmbaren imaginären Phänomenen verbunden sind. Das heißt, d a ß d a s R e g i s t e r d e s W u n s c h e s, d a s b e r e i t s i n d e r B e w e g u n g d e r e i n z i g a r t i g e n B e z i e h u n g d e s A r z t e s z u "s e i n e m K r a n k e n" d i n g f e s t g e m a c h t i s t, d a s Z e n t r u m d e r p r o b l e m a t i s c h e n V o r a u s s e t z u n g e n d e r K r a n k e n h a u s s i t u a t i o n i s t; a l s g r u n d s ä t z l i c h a u s g e s c h l o s s e n e U r s a c h e f ü r d i e G e g e n w a r t e i n e s S u b j e k t s i n d e r S y m b o l i k d e r k l i n i s c h e n

Funktionsmechanismen.
Jedes politische Reden über die Institution, vor allem, wenn es von einem Arzt kommt (und das ist am häufigsten der Fall), muß immer wieder zurückkommen auf die zunehmende Ausformulierung einer nie endenden Antwort auf die "Ur"frage: "Was mache ich hier?", wobei das Ich hier substitutiv den Platz des allgemeinen Status einnimmt, wie er in einem anderen Fragetypus enthalten ist: "Wofür werde ich, der Arzt, hier gehalten?".
Die radikale Überprüfung der Entscheidungen, der Ethik und der Berufung ist umso unabdingbarer, als der Arzt im allgemeinen seinen Beruf und seine Ausbildung hat wählen können. Den mehr oder weniger qualifizierten Krankenhausarbeitern sind die Verhaltensregeln klarer vorgezeichnet, wenn sie auch nicht leichter zu befolgen sind.
Die Klassenzugehörigkeit gibt nicht den Schlüssel für die bewußte politische Einstellung; die bewußten Motivationen reichen nicht aus, letztere zu erklären. Eine beträchtliche Anzahl von Vorfällen im Krankenhausleben - vor allem unvorhergesehene Todesfälle - kann in letzter Instanz auf eine Pathologie der Beziehungen innerhalb der Kollektivität zurückgeführt werden.
Damit eine postoperative Komplikation eintritt, muß in einem bestimmten Zeitraum des Funktionierens einer Abteilung ein Bündel zusätzlicher Ursachen hinzukommen; einige der Elemente dieses Überdeterminierungseffekts sind in den Modellvorschriften des Krankenhauses oder in der Gesamtheit der legalen Vorschriften, welche die Funktionen der einzelnen aktiven Mitglieder einer professionellen Einheit festlegen, nicht dingfest zu machen. Man sollte sich davor hüten, im beruflichen Versagen oder in den Mängeln der Leitung die einzige Ursache dieser Fehlschläge zu sehen. Denn bei einer minutiösen dramatischen Analyse werden sich meistens Auswirkungen der Rivalität, des Sozialprestiges, der Angst, des kollektiven Schuldgefühls, der hierarchischen Suggestion oder der homosexuellen Faszination zeigen; und alle diese psychischen Ereignisse können sich in einem Augenblick theatralischer Aktualisierung, dessen eventuelles Opfer der Kranke hinter den Kulissen sein kann, durchkreuzen.
Eine permanente Arbeit an der Sprache impliziert einen Ort des Zuhörens, impliziert ein Kollektiv, das in der analytischen Entschlossenheit, die es begründet, von Grund auf fähig ist, sich als das verankerte Ziel seiner Nachforschungen zu erkennen.
Das Vorhaben, in jeder klinischen Kollektivität analytische Gruppen zu bilden, scheint einige Militante der Aktionskomitees vom Mai-Juni 1968 inspiriert zu haben. Ihre Praxis legte Zeugnis ab von der revolutionären Mission, der es darum ging, hic et nunc die Elemente eines kohärenten Programms zur Anwendung zu bringen, sobald sie einmal die Illusion aufgegeben hatten, die lokalen Repräsentanten eines universellen politischen Wissens zu sein. Indem sie Formen der Kritik ausarbeiteten, die unmittelbar der Situation, in denen die Komitees entstanden waren, entsprachen, respektierten sie die Geschicklichkeit und ihre eigenen subjektiven Voraussetzungen.

Die Auseinandersetzungen nahmen seither schnell konkrete Gestalt an. Das Aktionskomitee im psychiatrischen Sektor des 13. Arrondissements konnte nicht mit den gleichen Waffen kämpfen und die gleichen Arbeitsformen praktizieren wie das Komitee im "traditionellen" Krankenhaus in Blois. Die Klinik von Bleuet, die Feuilleraie in Marseille konnten aufgrund ihrer Abhängigkeit von den Versicherungen und den Gewerkschaften nichts anderes tun, als politische Kampfformen und Organisationsstrukturen abzulehnen, die in Widerspruch standen zu den Arbeiter- oder Studentenorganisationen, unter deren Schutz sie standen.
Eine dieser Regeln diente beständig als Demarkationslinie zwischen Gewerkschaften und Aktionskomitees; die CGT war durch die ganzen Maikämpfe hindurch der Garant der kategorischen Fraktionierung der Forderungen. Als Hüterin der grundlegenden Dichotomie zwischen Versorgenden und Versorgten gelingt es der Gewerkschaft, der Ausbreitung der Bewegung in den Krankenhausinstitutionen Grenzen zu setzen; und das Gesetz der politischen Neutralität, das von ihren Führern geltend gemacht wurde, wurde kaum je verletzt. Während dieses Zeitraums wandten sich die gewerkschaftlichen Sektionen ebenso an die Ärzte und an das Verwaltungspersonal wie an die Masse der Krankenpfleger; sie sprachen von der kleinbürgerlichen Bedrohung durch die Studentenbewegung und forderten kategorisch eine Verstärkung der Bindungen an die Gewerkschaft. Versuche, auf Abteilungsebene Versammlungen abzuhalten, wurden systematisch sabotiert. Auseinandersetzungen zwischen Ärzten und Pflegern wurden in den Dialog gewählter Repräsentanten kanalisiert. Die Forderungen der Kranken wurden, sobald sie den Anspruch erhoben, diese selbst zu verteidigen, wiederholt unterschlagen. Einige Studenten hatten damit angefangen, innerhalb der Mauern der Salpêtrière (8) in Anwesenheit der nicht bettlägrigen Kranken und der betroffenen Familien und Freunde große Informationsveranstaltungen über die Probleme des Krankenhauses abzuhalten: das war der Anlaß für eine sofortige Spaltung, wobei der Standpunkt der Ärzte hinterher die Abwesenheit der CGT bei diesen vorbereitenden Diskussionen rechtfertigte. Die "Klassen"-standpunkte wurden also komplementär verteidigt und die Linke wurde durch diese Komplizenschaft in die Zange genommen.
Die strategische Teilung hätte als Karikatur erscheinen können, wenn sie durch die Repräsentativorgane der Arbeiter und Studenten nicht lange vorgezeichnet gewesen wäre.
Die Zurückhaltung des Pflegepersonals gegenüber dem Baupersonal (den Installateuren, Elektrikern, Köchen, Maurern und Fassadenwäschern) zeigte ebenfalls in die Richtung eines korporativen Partikularismus, wie er von den Gewerkschaften entwickelt worden war; diese Einstellung der Gewerkschaften war bestimmt von dem Bestreben, eine Mehrheit der Lohnabhängigen zu erreichen, indem man von ihren besonderen Sorgen, wie geringfügig diese auch sein mochten, ausging.
Als man sich im Mai 1968 in einer Pariser Krankenhausabteilung das Problem einer Mensa für Tuberkulosekranke stellt - bei denen in der Mehrzahl

keine Veranlassung besteht, sie ihr Essen im Bett einnehmen zu lassen -, fertigt man eine Liste der eventuellen Diskussionsteilnehmer an. Scheinbar "politisierte" Externe wehren sich gegen die Teilnahme der Köche und sehen offenbar nicht, was diese in Anbetracht ihrer Fachkenntnisse zur Diskussion beisteuern könnten. Mit umso mehr Grund werden die Bauarbeiter zurückgewiesen, "die nicht einmal wissen, was ein Koch-Bazillus ist" (...). So zeigt sich bei den "Militanten" ein zweifaches Vorgehen ihrer Reflexion: die erste Reflexion besteht darin, alle Krankenhausprobleme unter dem Primat der Versorgung abzuhandeln; die zweite besteht darin, sich mit dieser Funktion zu identifizieren. Man kann in dieser Axiomatik die Grundlagen einer funktionalistischen Krankenhaussoziologie entdecken, welche uns durch die amerikanischen Forschungen immer wieder vor Augen geführt wird: Reduktion der Institution auf ein mechanisches Modell, dessen Räderwerk reibungslos funktioniert; Erforschung des Heilungsprozesses als Funktion der Maschine mit ihren verschiedenen Zeitabläufen, Prozessen und Interaktionen; Betrachtung des Kranken als eines trägen, transformierten Produkts.
Wenn einer dieser Aspekte unter der (leitenden, allmächtigen) Kritik des Chefs ins Wanken zu geraten droht, werden andere Aspekte verstärkt (obligatorische Versammlungen des Gesamtpersonals, unter der Leitung des Chefs).
Die gaullistische Periode hat die Möglichkeiten für diese techno-modernistische Philosophie ausgiebig entwickelt. In einigen Pionierinstitutionen (z.B. im Krankenhaus Gustave-Roussy, Villejuif) kann man deren ausführliche Illustration beobachten. Drei einander beigeordnete hierarchische Organisationsbereiche (Unterbringung, medizinische Versorgung, Verpflegung) übernehmen die Verantwortung für die Grundsektoren des Krankenhausbetriebs: Versammlungen der Equipen sorgen für ein Ineinandergreifen der Arbeit in den verschiedenen Bereichen. Die Ärzte selbst arbeiten in Equipen zu je drei (Arzt, Chirurg, Röntgenologe) und diskutieren die Indikationen. Bei Gelegenheit steuert ein zusätzlicher psychoanalytischer Spezialist seine Meinung über die subjektiven Verhaltensweisen des Kranken bei. Der Psychoanalytiker wird in dieses trübe Wasser geworfen, um dem Unbewußten, dem "Strukturellen", der "Totalität", gerecht zu werden; er ist die Inkarnation der Sorge um Humanisierung, von der die Equipe beflügelt ist, wobei sie diese Sorge verwechselt mit der Forderung nach Gesamtübersicht, nach einer Kontrolle der Worte und Handlungen all derer, die mit der Behandlung zu tun haben. Der Psychoanalytiker würde also für die Untersuchung der Übertragungssituationen in der Institution sorgen, wenn die bloße Anwesenheit eines Technikers dazu ausreichen würde: da er aber selbst den Effizienzstrukturen des Krankenhauses ausgeliefert ist, wird er darauf beschränkt, in mythischer Weise die Möglichkeiten einer institutionellen Analyse zu repräsentieren, ohne daß er dafür jemals die wirklichen Mittel hätte. Als Gegenwart des Freudianischen Anspruchs in der Medizin symbo-

lisiert er die Hinfälligkeit seiner Funktion innerhalb der herrschenden Ordnung; dazu aufgefordert, hier und jetzt die Spuren einer ordnungsgemäß kategorisierten Psychopathologie aufzudecken, wird er vom Eingeständnis seiner fundamentalen politischen Entfremdung und folglich seiner fundamentalen Ohnmacht abgelenkt.

Das Gleichgewicht der Institution beruht auf dem Spiel der distinktiven Oppositionen, um die herum sich Rollen, Status, Funktionen und Verantwortungsbereiche gruppieren. Das Überschreiten der Verhaltensweisen, wie sie im Krankenhaus durch die gesellschaftliche Arbeitsteilung festgelegt sind, geht einher mit der Reintegration der "Versorgten" in das Feld der lokalen politischen Kräfte. Mit anderen Worten, die politische Radikalisierung im Krankenhaus vollzieht sich unter Berücksichtigung und Entfaltung der autonomen Protestbewegung der Kranken, die dort einen besonderen Modus der Ausbeutung erfahren. Dieser Bruch ist die einzige Garantie für ein kritisches Vorgehen der Gesundheitsarbeiter, dieser ausgebeuteten Ausbeuter, der Opfer und Garanten eines ursprünglich repressiven Systems; ein solches Vorgehen würde der Bourgeoisie keine taktischen Rückzugsmöglichkeiten mehr offen lassen: sie hätte so keinerlei Möglichkeit mehr, die Kranken die Kompensationslast der relativen Vorteile, die sie den Klinikarbeitern zugesteht, spüren zu lassen.

8. Das »Pflege«personal

Anscheinend gleichgültig gegenüber den Maiaufständen scheinen die Krankenhausarbeiter zu den Kämpfen nichts weiter beigesteuert zu haben als das Programm ihrer Lohnforderungen. Manche glaubten in dieser Passivität den Reflex einer besonderen sozialen Bestimmung zu erkennen, die den repressiven Funktionen der Polizei näher steht als der Lage der Arbeiter. Diese Hypothese hält einer Überprüfung nicht stand.
Erst einmal ist die Trägheit der Krankenhausarbeiter nur scheinbar: sie ist die Resultante eines sozialen Kräftefeldes, auf dem sich die Gewerkschaftsapparate oft der Irrenwärter oder gar der Gefängniswärter bedienen. Die Heftigkeit, mit der die gewerkschaftlichen Krankenhauszellen über die Protestaktivitäten der Aktionskomitees des Mai herfallen, bezeugt zur Genüge die Existenz einer tiefgreifenden Revolte, die von einer revolutionären Thematik getragen wird; einer Revolte und Thematik der minoritären Gruppen, denen durch die doppelte Repression der bürgerlichen Verwaltung und der reformistischen Arbeiterorganisationen die Hände gebunden sind.
Das Krankenhausunternehmen ist eine Produktionseinheit: das Produkt der Arbeit, die "Versorgung", kann auf dem Markt eingeklagt werden und wird in der erweiterten Reproduktion der Arbeitskraft der Ausgebeuteten verbraucht.
Eine kleine Minderheit von "Gesundheitsarbeitern" verfügt über eine Qualifikation ihrer Arbeitskraft, die der der Industriearbeiter vergleichbar ist. Für die Meisten bringt die Spezialisierung keine erweiterten Fähigkeiten mit sich, die über die einer gewöhnlichen Berufsausbildung hinausgingen. Aus der Ausbildung "während der Arbeit" und unter den miserablen Bedingungen des Krankenhauses gehen regelrechte Proletarier hervor. Die Entwicklung der "Bestände" und des Bedarfs an Krankenpflegern in den öffentlichen Krankenanstalten illustriert deutlich eine tiefgreifende Entfremdung gegenüber diesem Beruf, die noch durch eine malthusianische klinische Erziehungspolitik verschärft wird.
Jedes Jahr geben 10 % der weltlichen Krankenschwestern endgültig ihren Beruf auf. 1965 waren 43 % derer, die ihre Karriere aufgaben, im Alter zwischen 20 und 24 Jahren. Durchschnittlich haben sie 4 Jahre in dem Krankenhaus gearbeitet, das sie dann verlassen haben. 51 % von ihnen sind nicht verheiratet. Die Bedarfsrate ist derzeit im Sinken begriffen. Im Jahre 1965 wurde eine von zwei neuen Krankenschwestern, als Ersatz für eine Krankenschwester, die im Verlauf ihrer Karriere das öffentliche Krankenhaus verlassen hatte, eingestellt. (1)
"In Frankreich fehlt es an Krankenschwestern: zahlreiche Krankenhäuser, Pflegeheime und Kliniken müßten sofort geschlossen werden, da sie gegen die geltenden Gesetze und Bestimmungen verstoßen. Ausgerechnet in dieser Situation organisiert das Gesundheitsministerium eine Aufnahmeprüfung für die Schwesternschulen, deren Resultate so bestürzend sind, daß sie sofort annulliert werden und neue Examina durchgeführt werden sollten." (2)
Und Autoren, die linker Neigungen wenig verdächtig sind, verbürgen sich für folgende Zahlen: "Im Jahre 1962 kam im Durchschnitt eine Krankenschwe-

ster auf 630 Einwohner. Für 1970 wurde das Verhältnis 1 zu 350 angestrebt. Die Schätzungen für dieses Jahr belaufen sich auf eine Gesamtzahl an Krankenschwestern zwischen 98 000 und 115 000 und dies bei einem Bedarf der auf 150 000 geschätzt wird: die Spanne zwischen diesen beiden Schätzungen bewegt sich also in der Größenordnung von 32 000 fehlenden Krankenschwestern." (3)
In diesem Frauenberuf sind die Arbeitsbedingungen besonders hart und das ist kein französisches Spezifikum. Die intensive Ausbeutung kann auf allen Ebenen festgestellt werden: Rhythmus und Tempo der Tätigkeit, unregelmäßige Arbeitszeit, Nachtdienst, lange wöchentliche Arbeitszeit, harte und oft brutale Disziplin, zahlreiche Risiken (Ansteckung, Strahlen) übermäßige Verantwortung, geringer Lohn.
Der subjektive Kontrapunkt zu dieser konkreten Situation entstammt einer besonderen hierarchischen Mythologie; die Krankenschwester scheint für den sozialen Aufstieg prädestiniert zu sein, der garantiert wird durch die partielle Delegation von Macht von Seiten des medizinischen Korps oder durch die Wahrscheinlichkeit einer Heirat mit einem Arzt aus der Abteilung. In jedem Fall stattet die direkte Beziehung zum Kranken das Pflegepersonal mit einer imaginären undiskutierbaren Autorität aus, und die Krankenhausgesellschaft folgt mehr oder weniger dem Gesetz des "Pflege"personals. Die Krankenschwestern können bei "ihren" Kranken ein Herrschaftsverhalten reproduzieren, das sie in ihren Arbeitsbeziehungen zu den Ärzten erworben haben, und sie können die wirklichen sozialen Beziehungen, die Effizienzfaktoren, durch die sie mit ihrer Aufgabe verbunden sind, verkennen. Als oft wirksames psychodramatisches Substrat verschafft ihnen dieses Rollenspiel Zugang zum Mysterium der medizinischen Ethik.
So ausgerüstet umgeben sich die Krankenschwestern mit einem Rattenschwanz von Stubenmädchen, von Pflegehelferinnen, von Schwesternschülerinnen, Sanitätern und Faktoten, die selbst oft jeder Aussicht auf einen beruflichen Fortschritt beraubt sind; durch einen den Forderungen des Tages angepaßten Kolonialisierungseffekt besetzt die Verwaltung diese Stellen mit Mädchen aus den Antillen oder mit Afrikanerinnen (4), deren Anforderungen bescheiden sind, und für die die meisten gewerkschaftlichen Sicherungen, deren sich ihre Kolleginnen in den Metropolen erfreuen, nicht gelten.
Die insgesamt schwache gewerkschaftliche Verwurzelung folgt in etwa den professionellen Verwerfungen. Die CGT rekrutiert ihre Mitglieder unter den Reparaturarbeitern der Abteilungen, die CFDT findet aktive Mitglieder unter den Krankenschwestern. Die Verwaltungsleute, die sich ganz auf korporative Forderungen beschränken, schließen sich der FO (5) an, die sich oft den anderen Gewerkschaften widersetzt und diese als "politisch" denunziert; womit sie wohl das schlimmste Anathema auszusprechen glaubt.
Die großen Aktionen sind selten und werden umso härter geführt je lächerlicher die Forderungen erscheinen. Im Jahre 1964 paralysiert ein Generalstreik der psychiatrischen Krankenhäuser des Departements Seine für drei Wochen jede Aktivität, die über die Unterbringung hinausging; dabei ging es

um eine Lohnerhöhung von 2,5 % und um einige minimale Zugeständnisse bezüglich der Arbeitsbedingungen.
Der Krankenhausstreik ist also eine schwierig zu handhabende Waffe. Er wird selten von der "öffentlichen Meinung", welche eine humanitäre Demagogie sehr leicht gegen die "Unverantwortlichkeit" des Pflegepersonals mobilisiert, unterstützt. Die Streikkomitees haben große Schwierigkeiten, den Angehörigen der Kranken zu versichern, daß ein Überwachungsdienst gewährleistet ist. Die Situation der Kranken taucht explizit im Forderungskatalog der Gewerkschaften überhaupt nicht auf; von daher ergibt sich die Unfähigkeit, in Perioden sozialer Kämpfe ihrem Kampf die Stoßrichtung einer Verteidigung des "Rechtes auf Gesundheit" zu geben.
Die Maiüberraschung hat den Gewerkschaftsführungen klargemacht, daß eine sehr viel tiefgreifendere politische Haltung existiert; vor allem bei denjenigen Krankenhausarbeitern, die für eine Taktik des Feilschens, die ihnen vom Apparat vorgeschlagen wird, wenig Neigung verspüren. Einige Streikkomitees und noch mehr die Aktionskomitees - die vom Spiel der syndikalistischen Rivalitäten unabhängiger sind - haben exorbitante Forderungsprogramme aufgestellt, in denen sie gleichzeitig die Zielsetzungen der klinischen Institution, ihre hierarchische Organisation und den Status der Kranken in Frage stellen.
In einer Lungenstation der Salpêtrière wird das Kollegialitätsprinzip praktiziert. Vorbereitet durch eine lange Arbeit interner Transformationen kann die Institutionalisierung einer kollektiven Verantwortung etappenweise in Angriff genommen werden: die Oberschwester verliert einen Teil ihrer Vorrechte und beteiligt sich direkt an den Aufgaben der Versorgung; die Zeiteinteilung und die Organisation der Versorgung werden von allen diskutiert. Die doppelte Bevormundung durch den Arzt und die Verwaltung ist für einige Tage außer Kraft gesetzt und ihre Direktiven können sich gegen die kollektiven Entscheidungen, die unmittelbar umgesetzt werden, nicht durchsetzen. Die Kranken werden angesteckt und fangen von sich aus an zu sprechen. Sie wundern sich, daß sie das Essen im Bett einnehmen, und fordern eine Mensa; sie verlangen Beschäftigung und Räumlichkeiten für Betätigung. Einige stellen Gegenstände her, die sie zugunsten des Streikkomitees an die Besucher verkaufen. Die Aufschlüsselung der Macht wird einer heftigen Kritik unterzogen, die Antinomie zwischen Leitenden und Geleiteten, zwischen Chefs und Ausführenden wird klar aufgezeigt; die medizinische Autonomie erweist sich als einer der wesentlichen Widerstandsfaktoren gegen die Rationalisierung der Arbeit in der Abteilung.
Einzig die verallgemeinerte Krise der Gesellschaft erklärt und rechtfertigt die Entstehung einer solchen Kampfform; ihre politische Bedeutung entspringt einem Kontext vielfältiger Auseinandersetzungen in einer Phase des Streiks, in der die Frage nach einer autonomen Strategie der Arbeiterklasse auf die Tagesordnung gesetzt wird, während die politischen und gewerkschaftlichen Apparate die Richtung auf Wahlen einschlagen und ihre spezifischen Waffen preisgeben.

Das Kollegialitätsprinzip geht nicht bewaffnet aus der Front der Revolution hervor; es geht ihm eine lange Entstehungsgeschichte voraus, deren einzelne Phasen auf der Herausarbeitung eines Gruppensubjekts, das eine zweifache Perspektive hat, beruhen: die permanente Transformation der Arbeitsweisen auf den Abteilungen und eine radikale Kritik an den Normen und Verordnungen, die den Rahmen der Effizienz festlegen. Diese Stoßrichtung ist nicht zu trennen von einem absoluten Bruch mit den traditionellen Verhältnissen der Arzt-Patient- oder Pfleger-Kranken-Beziehungen; sie beruht auf der Einführung einer Repräsentativität für die Internen der Abteilung, die umso schwerer zu verwirklichen ist, als die abhängige Trägheit der Kranken ihre Entwicklung behindert.
Die Hierarchie als unbewußte logische Ordnung imprägniert das ganze System der Beziehungen im Krankenhaus; sie infiltriert die Sprache der Kollektivität und konkretisiert ein magisches Monopol des Wissens und der Entscheidungen. In einigen Abteilungen, in denen der Chef während der Maiereignisse vorübergehend "abgesetzt" worden war, macht sich die Hierarchie hinterher wieder heftiger breit als je zuvor; und zwar durch die Forderung gerade derjenigen, die am tiefgreifendsten von ihr entfremdet sind, der Pfleger und der Kranken nämlich, die schon immer von dieser vertrauensseligen und ehrerbietigen Disziplin durchdrungen waren: mächtige Introjektion und Todfeind des Hervorbrechens revolutionärer Subjektivität!
Es leuchtet ein, daß im Feuer der Aktion die programmatische Auseinandersetzung nicht zu Ende geführt werden kann: Diskussionen zwischen politischen "Führern" können nicht in einigen Tagen eine Distanz beseitigen, welche durch die Hierarchie und die Ordnung der Institutionen im traditionellen Krankenhaus fast ein Jahrhundert lang errichtet worden ist. Einzig Equipen, die durch ihre kollektive Effizienz in einer Abteilung zusammengehalten werden, sind in der Lage, eine solche gemeinsame politische Arbeit durchzuführen. Der permanente Wechsel der Internen, der rasche Durchlauf der Externen, machen die Konstituierung solcher Kollektive praktisch unmöglich, denn sie implizieren für die Ärzte, die daran teilnehmen, ein immer nur begrenztes Engagement. Im Bereich der Psychiatrie ist die Situation anders; die Bemühungen, die verschiedene Mitglieder der versorgenden Equipe in ihrem Bereich zu solidarisieren, sind schon etwas älter, verwurzelter, anerkannter und theoretisch begründet (institutionelle Therapeutiken).
Es scheint also, daß der Politisierungsprozeß unter den Gesundheitsarbeitern abhängig bleibt von einer vorbereitenden Arbeit, die in der Textur der Versorgungsinstitution verzeichnet wird; diese Arbeit impliziert die kritische Analyse der therapeutischen Produktionsweise, der Arbeitsbedingungen, der Disziplin, der ehtischen Regeln des Berufs und aller Zugeständnisse, welche die Institution auf ihren verschiedenen Funktionsebenen und durch ihre Organisationsstruktur dem sozialen Gesamtsystem macht. Diese kritische Analyse kann nur in Angriff genommen werden von einer Praxis aus, welche in begrenztem Unfang die Herrschaftsverhältnisse, die das

therapeutische Gebäude tragen, umstürzt, um sie beständig in Frage zu stellen, und die sich das Problem der Versorgung außerhalb des Bereichs der Technizität stellt. Die Mai-Bewegung hat sporadisch solche Erfahrungen hervorgebracht und ihre politische Reichweite aufgezeigt. Aber die Trägheit der Versorgungsstruktur und das beständige Durcheinanderwürfeln der Ärzte auf den Abteilungen haben die Konstituierung von Basiseinheiten zumindest auf der untersten Stufe zum Scheitern gebracht. In den "zweitrangigen" Krankenhäusern, in den Strukturen chronischer Hospitalisierung oder in den psychiatrischen Departements-Krankenhäusern haben sich dank der Beständigkeit der versorgenden Equipen diese Foci der Kritik und der Agitation paradoxerweise am weitesten entwickelt.

9. Sozialversicherung und Arbeiterdisziplin

Nach den neueren kommunistischen Texten über das Gesundheitswesen verkörpern sich die antagonistischen Rollen der Bourgeoisie und des Proletariats im "Unternehmertum" und in der Sozialversicherung. Diese Überlegungen verfestigen in der politischen Vorstellungswelt der Arbeiterklasse die Bedeutung der durch das Problem der Krankheit entstehenden Konflikte. Im Verlauf eines permanenten Kampfes ringen sich Arbeitgeber und Arbeitnehmer Konzessionen ab, die im Etat der Sozialversicherung abgebucht werden können; diese tritt so die historische Nachfolge der genossenschaftlichen Gruppen und Institutionen an, die mit der Verteidigung der "Interessen der Arbeiter" beauftragt waren. Der Übergang von der Installierung einer Sozialversicherungsstruktur (als dem System der kapitalistischen Ausbeutung inhärente Funktion) zur Bestimmung eines Kampfmittels der Arbeiter für die erweiterte Reproduktion der Arbeitskraft vollzieht sich unmerklich.
Die klassische Demonstration der "Demokraten" besteht darin, in den Erlassen der Regierung oder den Entscheidungen der Unternehmer die Anwandlungen einer politischen Repression aufzuspüren, deren verschiedene Auswirkungen zum Zustand einer "absoluten Verelendung" passen, auf den die ökonomistischen Texte der Partei seit langem angespielt haben, ohne Gefahr zu laufen, in Heterodoxie zu verfallen. (1)
Zwischen einem für den Fortschritt der kapitalistischen Entwicklung notwendigen System der Kompensation und dem Instrument der Unterdrückung der proletarischen Forderungen, hat man die Sozialversicherung dazu berufen können, die Kampffront festzulegen, an der die Gesundheit der Arbeiter und die Profite der Unternehmer kontradiktorisch aufs Spiel gesetzt werden. Es ist Aufgabe der "Militanten", diese Etappe der sozialen Kämpfe mit einem bestimmten Niveau des politischen Bewußtseins zu verbinden. Die Brechungslinie zwischen dem Individuellen und dem Kollektiven ist - so scheint es - dabei ein wesentliches Moment: "Zu Beginn der kapitalistischen Ära wünschte sich der Arbeiter ebenso wie heute eine gute Gesundheit für sich und die Seinen. Aber dieses Bedürfnis blieb *individuell*. Sicherlich hinderte ihn die Geringfügigkeit seines Lohns daran, die Wohltaten der Medizin in Anspruch zu nehmen, und die Arbeiter fühlten das sehr wohl; was in ihrem Bewußtsein noch nicht klar war, war die Möglichkeit, das Bedürfnis nach Gesundheit auf einer nicht individuellen, sondern gesellschaftlichen Ebene zu organisieren. Während schon seit langem der Widerspruch zwischen gesellschaftlicher Produktion und privater Aneignung der Produktionsmittel offenbar geworden war, ist der Zusammenhang dieses Widerspruchs mit dem Gesundheitszustand der Arbeiter nicht in das gesellschaftliche Bewußtsein getreten." (2)
Das Verdienst der Sozialversicherung besteht also darin - vermittelt über die Kenntnis der Ausgaben für Gesundheit - "die direkte Verantwortung des kapitalistischen Regimes für den Gesundheitszustand derer, die es ausbeutet", klar im Bewußtsein der Arbeiter erscheinen zu lassen. Trotzdem unterstellen die Erlasse von 1967 das Geamtsystem der Sozialversicherung

der direkten Kontrolle der Unternehmer, ohne daß die Arbeiterklasse in ihrer Masse merklich reagiert hätte. Die Sozialversicherung hat das Lager ihrer unmittelbaren Nutznießer bereits verlassen. Der bürokratische, distanzierte und indifferente Charakter dieser schikanierenden Administration läßt die Gesamtheit des reformistischen Systems sich auf die andere Seite der Klassenschranke neigen. Die Sozialversicherung nimmt den trügerischen Aspekt eines "Dienstes" der Bourgeoisie und ganz besonders des Staates an; sie liegt in dem weiten und schwer abgrenzbaren Bezirk einer Verfolgungsmaschinerie fiskalischen Charakters und ruft zahlreiche "poujadistische (3) Reaktionen hervor. (4) Sie hört auf eine Konfliktzone zu sein und fährt in einem geschlossenen politischen Bereich fort, einen alltäglichen Dialog über die Gesundheitsausgaben zu führen. Sie scheint also endgültig zu jenem ontologischen Status zurückzufinden, den man ihr schon immer zuschrieb.

"Die Überausbeutung der Arbeiter, die ihre Gesundheit ruinieren, und die Sozialversicherung, die ihre beste Waffe ist, diese Gesundheit zu erhalten und wiederzugewinnen, treten also zueinander in Konkurrenz. In jedem Augenblick ist diese Gesundheit das Produkt eines Gleichgewichts als Resultat des Kräfteverhältnisses der Klassen. Es handelt sich also um die Einheit zweier entgegengesetzter Faktoren: Die Wirksamkeit der Sozialversicherung, welche den schädlichen Auswirkungen der kapitalistischen Überausbeutung entgegenwirken soll und die gleichzeitig eine Vermehrung der medizinischen Konsumtion zur Folge hat." (5)

Immerhin liegen in den Ursprüngen des Systems beträchtliche Zweideutigkeiten. Ganz sicher ist fraglich, ob man - wie Jaques Doublet es macht - *die Arbeit* und *das Bedürfnis* als kontradiktorische Gravitationszentren der verschiedenen Zweige der Sozialversicherung einander gegenüberstellen kann, wenn man die Deckung der Risiken, welche die Arbeitskraft vermindern, zu der relativen Verteilung der Einkünfte, die das Existenzminimum garantieren, ins Verhältnis setzt. Tatsächlich sind Arbeit und Bedürfnis begrifflich durch das Kapital in dem korrekteren Begriff des *Mehrwerts* miteinander verbunden, da ihre meßbaren Werte wechselseitig festgelegt werden durch die Notwendigkeit einer Akkumulation. *Die allgemeine Problematik der erweiterten Reproduktion nimmt im Bereich der Gesundheit eine umso spezifischere Gestalt an, als deren Auswirkungen sich unmittelbarer quantifizieren lassen als die der Wohnungs- oder Erziehungspolitik.* Und eben über den Verlauf dieser Reproduktion fällt die Medizin ihr Urteil, selbst dann, wenn die "gesundheitlichen" Verhältnisse einer Bevölkerung nicht der Hauptfaktor ihrer Langlebigkeit oder der Rate ihrer Krankheitsanfälligkeit sind. Aber es liegt auf der Hand, daß die Entwicklung der Sozialversicherung unabhängig ist von den Transformationen der medizinischen Wissenschaften: "Neben den Unzulänglichkeiten der klassischen Methoden waren die Hauptursachen, die zu-

nehmend zur Entstehung neuer Versicherungstechniken und vor allem zur Entwicklung eines neuen Denkens beigetragen haben, folgende: die vielfältigen Auswirkungen einer wachsenden Industrialisierung, der demographische Aufschwung des industriellen Europa im 19. Jahrhundert, die Intensität der ökonomischen Krisen, die Erschwerung der Lebensbedingungen des Proletariats, d i e E n t w i c k l u n g d e s E i n f l u s s e s d e r G e w e r k s c h a f t e n u n d d e r s o z i a l i s t i s c h e n P a r t e i e n. Und schließlich auf der bestimmteren Ebene der Sicherung der familiären Ausgaben d e r E i n f l u ß d e r B e w e g u n g u n d d e r G e d a n k e n, die innerhalb des Katholizismus durch die Enzyklika R e r u m n o v a r u m ausgelöst worden waren." (6)
Das Sozialprogramm Bismarcks von 1880 wird beschleunigt durch die mächtige Entwicklung der Arbeitersyndikate, die mit der zunächst Lassalleschen, später marxistischen sozialdemokratischen Partei verbunden sind.
In Frankreich stößt die Sozialversicherung seit ihrer Gründung im Jahre 1928 auf den feindseligen Widerstand der Landwirte, der Arbeitgeber, der gemeinwirtschaftlichen Gesellschaften und vor allem der liberalen Berufe, allen voran die Ärzte, die offensichtlich am meisten betroffen sind.
Im Jahre 1945 verallgemeinert die aus der Resistance hervorgegangene Regierung die Sozialversicherung für eine sehr viel größere Anzahl Berechtigter; sie erweitert die Garantien und vereinheitlicht das System, indem sie es vereinfacht. Diese Umstrukturierungen schlagen die Richtungen der internationalen Konferenz für Arbeit und des Beveridge-Planes (7) ein und unternehmen infolgedessen den Versuch, auf der Ebene der Siegermächte des zweiten Weltkriegs das Gleichgewicht herzustellen zwischen den fixen Elementen des Kapitals und den Löhnen - unter Berücksichtigung einer geringen Arbeitslosenrate im Europa der Rekonstruktionsperiode. Sie führen zur Institutionalisierung einer vollständigen Garantie der Existenzmittel. In dieser Periode insistiert man auf der Bedeutung der ökonomischen Funktion der Sozialversicherung für die Stabilisierung des Kaufkraftvolumens der Gesamtheit der Bevölkerung. Die Anstrengung einer Reorganisation erstreckt sich indessen einzig und allein auf den zu erkennenden Bereich des Arbeitsministeriums. Keine Maßnahme verändert parallel dazu in erwähnenswerter Weise die Organisation der Leistungen im Gesundheitswesen.
Seit der Schaffung der Sozialversicherung wird der politische Kampf um die Frage einer "demokratischen Leitung" der Kassen geführt. Die CGT, unterstützt durch die Kommunistische Partei, die von dem Gedanken einer Leitung durch die Betroffenen "selbst" geleitet wird, kämpft Zug um Zug gegen alle technokratischen Abweichungen der Sozialversicherung und erlangt im Februar 1947 dank einer stark politisierten Kampagne 60 % der Stimmen und die Mehrzahl der Sitze in fast allen Verwaltungsräten.
Die grundlegenden Voraussetzungen der späteren sozialen Konflikte liegen also schon fest. D i e V e r t r a g s k l a u s e l n, d i e d e n R a h m e n d e r F o r d e r u n g e n d e s P r o l e t a r i a t s f e s t l e g e n, b e r u h e n a u f d e r i m p l i z i t e n A n n a h m e

eines Gegenstandes gesundheitlicher Konsumtion, dessen Rate auf Grund sukzessiver Druckausübung lediglich quantitativ variieren wird. Der gleiche Prozeß regelt die Frage der jährlichen Ferien und der wöchentlichen Arbeitszeit.
Seit dieser Zeit betrachten viele den Organismus der Sozialversicherung als eine Strukturreform, die geeignet wäre, in entscheidender Weise auf die allgemeine Organisation des öffentlichen Gesundheitswesens Einfluß zu nehmen. Man geht davon aus, daß einzig die aktive Teilnahme der Verwalteten, der Berechtigten und der Lohnabhängigen dieses Instrument zum Ausgangspunkt einer Infragestellung der Institutionen des Gesundheitswesens machen kann. Wenn - in dieser Perspektive - die Sozialversicherung nur eines der Teile eines Ganzen ist, das den gesundheitlichen Schutz garantieren kann, so ist sie, durch die Anwesenheit der Arbeiter in den Organen, die zu ihrem Schutz bestimmt sind, ein ganz und gar außergewöhnliches Element. Von der Sozialversicherung aus kann das Proletariat am besten seinen Kampf führen gegen die abgedroschenen Phrasen der liberalen Medizin, gegen die Heuchelei des "direkten gegenseitigen Verständnisses", gegen die Ironie der "freien Wahl" und den falschen Schein der "freien Therapeutik". Die Sozialversicherung kann die Entwicklung der klinischen Institutionen beeinflussen, sie kann eine Rolle spielen im Prozeß der Spezialisierung, und, weil sie Zugang verschafft zu kostspieligen Therapeutiken, die technische Organisation jener Behandlungen fördern, die höhere Investitionen erfordern. Dieser Druck hat nie zu wirken aufgehört; aber unter Bedingungen, unter denen er sich zunehmend löste von jeglichem politischen Bewußtseinsphänomen und unter denen die vorbeugende Rolle der Sozialversicherung sich zuungusten ihrer kritischen Funktion entwickelte.
In diesem "Dialog" hat der Staat die ausschlaggebende Rolle eingenommen; er schlichtet die Konflikte, die sich auf der höheren Ebene der Repräsentation abspielen, und gibt ihnen den Charakter eines Dreiparteiensystems, der darin besteht, den ihnen zugrunde liegenden fundamentalen Antagonismus endgültig zu verschleiern.
"Tatsächlich greift der Staat ein, und dies in einer oft zwingenden und endgültigen Weise. Die Ärzte mißtrauen ihm. Selbst wenn sie bereit sind, mit der Sozialversicherung zu verhandeln, sind sie zurückhaltend, weil der Staat eine Vormundschaft über die Institution ausübt; denn in Frankreich ist die Sozialversicherung hybrid. Man wollte eine Organisation autonomen Typs konstituieren. Aber die Bedeutung dieses öffentlichen Dienstes ist so groß, daß sich der Staat dafür interessieren muß ; von daher die Zweideutigkeit. Die Sozialversicherung ist weder vollständig funktionärisiert noch vollständig autonom. Eine Verhandlung zwischen drei Gesprächspartnern ist verschieden von einer bilateralen Übereinkunft, vor allem dann, wenn einer der drei Verhandlungspartner ein Übergewicht hat und wenn die Entscheidung sehr leicht zum Ergebnis der Übereinkunft des Staates mit einer der beiden gegenüberstehenden Parteien wird. "(8)

Man kann, wie es Hatzfeld macht, die Dreieckssituation beim Wort nehmen. An der Übereinkunft des Staates mit einer der beiden Parteien besteht von daher gesehen kein Zweifel. Man muß allerdings auch einräumen, daß die Sozialversicherung in der politischen Problematik des Gesundheitswesens eine ganz besondere Rolle als Puffer gespielt hat. Eine gewisse Anzahl von Veränderungen im Bereich des Gesundheitswesens ist durch den direkten Einfluß der Versicherten eingeführt worden, aber es gibt - bishin zum berühmten Dekret Bacon vom 12. Mai 1960 - keine "Errungenschaft der Arbeiter", die unter dem direkten Einfluß der Massen zustande gekommen wäre. Es waren "Links"- oder "Mitte-Links"-Regierungen, "progressiv"-technokratische Minister, die, außerhalb jeder Kampfperiode, Lösungen vorschlugen, welche die Richtung einer Rationalisierung der Gesundheitsökonomie des Landes einschlugen; sie betrachteten die Tätigkeit der Sozialversicherung als den Eingriff eines nationalen Organismus in ein System der finanziellen Neuverteilung zur Stärkung gewisser Strukturen des Gesundheitswesens. Vermittels des Etats der Sozialversicherung sind einige Verbesserungen eingeführt worden auf dem Gebiet der medizinischen Forschung, der Krankenhausausstattung, der Statistik und der Vorbeugung. Die Gesundheits- und Sozialkredite, wenngleich sie immer noch unter 3 % der Steuereinnahmen liegen, lagen bis heute allein für den Bereich der Allgemeinmedizin weit höher als die im Staatshaushalt für die Krankenhausausstattung vorgesehenen. Dank der Sozialversicherung konnten das Zentrum für Bluttransfusion, das Zentrum für Traumatologie in Straßburg, das nationale Institut für Sicherheit (gegründet 1948) zufriedenstellend funktionieren. Die Finanzierung zu 40 % und die Verbesserung der klinischen Ausstattung, begleitet von einer Anhebung der Preise für Krankenhaustage, die von den Versicherten gezahlt werden, haben die Sozialversicherung zur Dauerbank für die Entwicklung des französischen Krankenhaussystems gemacht. Solche Einsparungen, die von der Gesamtheit der Lohnabhängigen erbracht wurden, hätten normalerweise begleitet sein müssen von einer grundlegenden politischen Initiative in Bezug auf die Orientierung der Transformation des Gesundheitssystems. Aber indem die Verwalter der Sozialversicherung die Tätigkeit der Sozialversicherung der Respektierung eines Arbeitsgesetzes unterordneten, das sie offensichtlich nicht in Frage stellen konnten, legten sie einen Rahmen fest und verbürgten sich für Grenzen, innerhalb derer die Arbeit der Sozialversicherung sich auswirkte und wobei stets das respektiert wurde, was man dann "die nationalen Belange" nannte:

"Tatsächlich bleibt die soziale oder gesundheitliche Tätigkeit, deren Institutionalisierung in der Sozialversicherung das Ziel hat, die Arbeitsfähigkeit der Lohnabhängigen oder der Angehörigen spezieller Berufszweige zu erhalten oder wiederzugewinnen, doktrinär begründet. Die Sozialversicherung darf sich nicht darauf beschränken, eine Versicherung im engen Sinne des Wortes zu sein, d.h. Risiken und Aufwendungen zu decken; sie muß ihren ordnungsgemäßen Leistungen, die ihre gesetzmäßige Tätigkeit zum Ausdruck bringen, eine Anstrengung hinzufügen, um den Risiken vorzubeugen und es in gewissem Maße vermeiden, Kranke und Verletzte zu pflegen. Und wenn diese Risiken trotzdem entstanden sind, muß sie die Tätigkeit ihrer Organisationen den Bedürfnissen der Versicherten anpassen, deren individuelle Situationen sehr verschieden sein können." (9)

Auf der Ebene des Unternehmens sieht man, in den Verhandlungsausschüssen zwischen Unternehmern und Lohnabhängigen, die Auswirkungen dieser Doktrin sich entfalten: in Komitees für Hygiene und Sicherheit, den Ausschüssen für Arbeitsmedizin und den Vereinigungen der Unternehmer; private Initiativen, die das Ziel haben, "Untersuchungen über die Ursachen von Unfällen durchzuführen und bei den Unternehmensleitern die notwendigen Kenntnisse über die Organisation der Arbeitssicherheit zu verbreiten". Selbst wenn der Eingriff der Sozialversicherungsorgane, Struktur für Struktur, Reformen zur Folge hatte, die geeignet waren, das Gesundheitsniveau der Arbeiter zu verbessern, so war doch keiner dieser Schritte begleitet von einem Fortschritt des politischen Bewußtseins oder der aktiven Teilnahme der Versicherten an Auseinandersetzungen, die über das Versicherungssystem, das sie teilweise schützt, hinaus die Problematik der Gesundheit als eine politische Frage hätten aufwerfen können, um eine globalere ökonomische Transformation und folgerichtig den revolutionären Kampf auf die Tagesordnung zu setzen. Vor allem vom Organisationsmodell der Sozialversicherung würde es abhängen, ob die Teilnehmer im Räderwerk der Kassen und durch eine Vielzahl von Auseinandersetzungen mit dem Unternehmertum hindurch einen politischen Kampf um die Probleme der Gesundheit entwickeln und zunehmend eine Aktionsbewegung organisieren können, die über die begrenzte Forderung nach Leitung und Verhandlung hinausgeht. Die Funktionärisierung der Administratoren und die Rigidität des Wahlsystems für die Sozialversicherung zeigen genau die Verwüstungen, die bis hinein in die von der Arbeiterklasse hervorgebrachten Instrumente des sozialen Kampfes durch das bürgerlich-demokratische und parlamentarische Modell angerichtet worden sind. Einer von ihrer Basis abgeschnittenen Hierarchie, dem Fehlen eines jeglichen wirklichen Dialogs zwischen Repräsentanten und Repräsentierten und der zunehmenden Technisierung eines fundamentalen politischen Problems entspricht der Aufstieg einer Bürokratenkaste aus militanten Spezialisten, welche die bestehende Institution zum Nachteil einer progressiven Transformation ihres Funktionssystems "verteidigen".

Seitdem die Verwaltungsorgane der Sozialversicherung in die unmittelbare Kontrolle des Unternehmertums übergegangen sind, hat sich die Tendenz hin zur "administrativen Leitung" immer mehr verstärkt und schließlich zu einem Drahtseilakt des Staates geführt, der durch den Druck und die Forderungen der verschiedenen betroffenen Gruppen bedrängt wird.

Berücksichtigt man das für das Jahr 1975 vorausgesagte Gesamtdefizit von

14 Milliarden Francs, so muß der Aufsicht führende Minister zu ökonomischen Maßnahmen greifen; er muß die Beiträge erhöhen, gewisse Kosten herabsetzen und die Ausgaben für Gesundheit global kontrollieren.
Der Bordaz-Bericht, ohne die Besteuerung der Sozialversicherung zu erwähnen, legte eine Herabsetzung der Höchstgrenze für die Beiträge nahe. (10)
Der heftige Widerstand der "Kader" hat den Staat dazu gezwungen, auf dieses Projekt zu verzichten.
Der französische Gesundheitsapparat, der teuerste in Europa, schien über seine Verhältnisse zu leben. Der Bericht hatte auch einen Angriff auf die Gewinnspanne der Apotheker und die Herstellungskosten der Medikamente unternommen. 2 000 Markenartikel sind verboten, verschwenderische Aufmachungen streng kontrolliert worden. Aber die politisch einflußreiche Kaste der Pharmazeuten läßt sich weder um ihre Gewinne bringen noch läßt sie einen Konkurrenzmutualismus sich entwickeln.
Die klinische Neuorganisation ist verbunden mit einer gewaltigen Transformation der für die Alten, Behinderten, Geisteskranken und geschädigten Kinder verantwortlichen Systeme. Sie geht über den Rahmen einer Organisation der Leitung hinaus und stellt das Problem der sozio-politischen Lage dieser enterbten Massen.
Die Erstellung von "medizinischen Querschnitten", d.h. von Kostenhinweisen in Bezug auf die verschiedenen Krankheiten, wird noch einige Zeit auf den Widerstand des konservativen Flügels des ärztlichen Syndikalismus stoßen, der darin einen Angriff auf die "freie Rezeptur" erblickt. Die Verminderung der Leistungen, wie sie durch den Versuch mit "Anteilscheinen" und mit dem "geringen Risiko" in Angriff genommen worden ist, wird die Unzufriedenheit und die Feindseligkeit der Arbeiter nur noch steigern. Die Sozialversicherung hat die Aufgabe, ein bestimmtes gesundheitliches Gleichgewicht im Lande herzustellen, das sich darstellt als Resultat von Kompromissen und Konzessionen, von denen letzten Endes das Lebensschicksal der Einzelnen abhängt. Das Trugbild der "autonomen Leitung" verschleiert die vorherrschende Rolle der herrschenden Klasse bei der Bestimmung des Gesundheitsniveaus der Ausgebeuteten und läßt auf die undifferenzierte Bevölkerung den universellen Mangel der Krankheit zurückfallen.
Wenn die "Arbeiterorganisationen" den politischen Kampf auf die Kosten der Versorgung und die Deckung der Ausgaben lokalisieren, so haben sie entschieden einen bestimmten Verteilungsmodus der Versorgung und einen bestimmten Typus der Allianz der Medizin mit dem Produktionssystem akzeptiert. So wird das Problem des K r a n k f e i e r n s und der A r b e i t s n i e d e r l e g u n g e n schließlich im Geist der Gesetze behandelt. Der Begriff des Betrugs wird schlicht und einfach aus einem bürgerlichen Ehrenkodex übernommen, ohne jeden Bezug zum realen Zusammenhang der Produktionsverhältnisse. Und die medizinischen Ratgeber der Sozialversicherung (die selten gemäß ihrer politischen Einstellung ausgesucht werden) stellen eine nach den sozialen Kriterien der Bourgeoisie geformte wissenschaftliche Erkenntnis in den Dienst der Syndikate. Die gewählten Administratoren

nehmen so aktiv an einem System der Unterdrückung teil, das in die Kanäle des rituellen Austauschs in der therapeutischen Beziehung gelenkt wird. (11)

Die wesentliche Brechungslinie zwischen ausgebeuteter und ausbeutender Klasse wird ins Innere des Proletariats verlegt, wo sie die Form eines Gegensatzes zwischen den Interessen des Einzelnen und denen des Kollektivs annimmt. Der Paternalismus der konservativen Ärzte leitet daraus erbauliche Maximen ab: "In jedem Fall und unter Berücksichtigung des wesentlich ökonomischen Aspekts der Behandlungskosten, kann allein die Beteiligung jedes Einzelnen an den Gesamtausgaben jedem Einzelnen ein Bewußtsein von der Bedeutung des Problems vermitteln und ihm ein individuell maßvolles Verhalten auferlegen, das den Zusammenbruch verhindert." (12)

Als besondere Konsumgüter sind die Versorgungsleistungen Gegenstand von Forderungen: eine Meinungsumfrage der SOFRES bestätigt, daß für 91 % der Franzosen die Ungleichheit vor Krankheit und Tod die unerträglichste ist.

In der Hierarchie des Wachstums der familiären Ausgaben kommt die Gesundheit gleich nach dem Auto und dem Fernseher. Die größten Verbraucher sind auch hier die mittleren Berufe. Alles läuft darauf hinaus, die Sozialversicherung mehr zu einer Sparkasse für diese besonderen Ausgaben als zu einem Instrument grundlegender Reformen der Konzeption der Versorgungsleistungen zu machen.

"Die Sackgasse, in der sich die Sozialversicherung befindet, ist unvermeidlich und auf Zeit; und das ist ganz normal: sie ist der einzige sozialisierte Sektor in einer Gesellschaft, in der die herrschende Ideologie und die Gesamtheit der Verhaltensweisen auf die Verfolgung des privaten Interesses und des Profits zum Nachteil der Gesamtheit gegründet sind. Damit jeder Kranke aufhört, Ausgaben herauszuschinden, und aufhört zu glauben, daß 'etwas desto besser ist, je teurer es ist', und daß die Gesellschaft ihm Sachen wegnimmt, die sie den Reichen vorbehält, müßte die Gesamtheit der Modelle und sozialen Beziehungen umgestürzt werden. Die Sozialversicherung zu plündern wird so lange eine Versuchung bleiben, wie die Gesamtheit unter dem Schutz der öffentlichen Gewalt der Plünderung durch die private Gewalt unterworfen ist." (13)

Gegen das Aufbrechen der Problematik des Gesundheitswesens versucht sich die Sozialversicherung durch finanzielle Leistungen abzusichern; sie sucht die sozialen Kämpfe zu absorbieren, die nicht dahin kommen, die Medizin als Hauptangriffspunkt zu begreifen. Die therapeutische Praxis hat sich in Versorgungsleistungen entfremdet, in Serienprodukten eines partikularen Interesses, deren Verteilung der Staat als Anhängsel seiner Lohnpolitik kontrolliert. So wird die Kette, welche die Medizin an die Ökonomie bindet, die sie beschäftigt, mit der Komplizenschaft der "autorisierten" Vertreter der Arbeiter täglich enger zusammengeschweißt.

10. Patienten und Strategie

Die politischen Strategien, die auf der Entlarvung des ideologischen, empirischen und vertragsmäßigen Charakters der Therapeutik basieren, vernachlässigen die gemeinsame Erfahrung all derjenigen, welche die medizinische "Situation" durchlebt haben: Technik und Wissenschaft erscheinen darin als die bestimmenden Elemente einer Handlung, bei der die körperliche Unversehrtheit (oder ganz einfach das Überleben) hauptsächlich auf dem Spiel stehen.
Es ist deshalb wenig wahrscheinlich, daß ein Frontalangriff auf die entfremdete Forderung nach medizinischen Leistungen als eine berechtigte Kritik am Gesamtbereich der auf die Medizin abgelenkten Forderungen begriffen werden kann; deren Ziel liegt nämlich ganz woanders - in der politischen Sphäre. Dieser Bereich der Forderungen deckt sich in etwa mit der Zone der "funktionellen Krankheiten"; seit Mai 1968 griffen die Flugblätter der "Aktionskomitees Gesundheit" dieses Unbehagen mit der ihnen eigenen Ironie auf, um eine wirkliche Verhaltensänderung im psychodramatischen Sinn des Wortes - den Symptomen gegenüber zu erzeugen. So hoffte man, eine V e r s c h i e b u n g aufdecken zu können. Darüberhinaus müßte man sehr viel genauer die Grenze festlegen zwischen dem unangreifbaren Kern an Technizität, der im Zentrum der therapeutischen Erfahrung gebunden ist, und der Unzahl von Leiden und Klagen, die durch das "Milieu" erzeugt werden; als soundsoviele Ausdrucksformen einer kollektiven Ohnmacht, dem umgebenden Ausbeutungssystem Widerstand zu leisten.
Als im Oktober 1969 die Studenten des CHU Cochin in den Streik treten, sind die hospitalisierten Kranken erstaunt, daß ihre "guten Ärzte" von vom Teufel Gerittenen angegriffen werden; sie greifen notwendigerweise auf hierarchische Modelle, auf die traditionellen Garantien der medizinischen Ordnung zurück. Sie holen also die Polizei und fordern sie inständig auf, die Gewalt zu unterdrücken, die von Grund auf und in katastrophaler Weise die bis dahin mühsam aufgebauten Garantien ihrer Heilung umstürzt.
Um sie herum gibt ihnen nichts den Eindruck, eine besondere Situation der Entfremdung zu durchleben; die Ausstattung, die technischen Mittel, die Genauigkeit und Pünktlichkeit der Beschäftigten zielen darauf ab, den Kranken die Vorstellung einer präzisen Maschinerie aufzuzwingen, in der der Anteil der Meinungen und der metaphysischen Spekulationen ausgeschaltet scheint. Auf ihre Weise verstehen die Studenten sie gut: als sie sich endlich dazu entschließen, sich an die Kranken zu wenden (der Streik dauert schon eine Woche), rechtfertigen sie sich damit, daß sie vom "Recht auf Gesundheit" der Kranken sprechen und einige Anspielungen auf die quantitativen Aspekte ihrer Bedürfnisse machen (Mangel an Ärzten, Pflegepersonal und Geld, die Beschränktheit der Räumlichkeiten etc.).
Ihrem Wesen nach weist die Klinik die "funktionell" oder "psychosomatisch" genannten Äußerungen zurück, auf die sich bisher die Kritiker der medizinischen Ideologie konzentriert haben; einem hohen Akkumulationsgrad der Behandlungsmittel entspricht fast immer die Aufnahme von Kranken, die ordnungsgemäß als "organisch" eingestuft werden und bei denen die psychische

Dimension (in dieser völlig künstlichen, dualistischen Gegenüberstellung) als sekundär erscheint. Die Verteilung der Nachfrage ist so geregelt, daß die verstreuten niedergelassenen Mediziner ihre Patienten im Bereich der zweifelhaften "funktionellen" Krankheiten rekrutieren, während die Klinik durch ein System abgestufter Auswahl nur das zurückbehält, was ausdrücklich auf im Körper materialisierbare Störungen bezogen werden kann.
Es gibt allerdings einige Ausnahmen: Abteilungen der "psychosomatischen Medizin" versuchen in gewissen Sektoren der Pathologie (Dermatoligie, Probleme des Asthmas, Störungen bezüglich Geburt und Schwangerschaft) eine Vorgehensweise einzuführen, die der Vielzahl der eine Rolle spielenden Faktoren Rechnung trägt, gleichgültig, ob diese "endogen" oder "exogen" sind, wenn sie nur Überschneidungen von Krankheitsbildern oder überdeterminierte Symptome hervorbringen. Trotzdem verkörpert sich selbst in diesen privilegierten Abteilungen die "psychologische" Tätigkeit in der Funktion des Psychotherapeuten oder Psychoanalytikers, die sorgsam abgesondert vom behandelnden Team arbeiten; und dies wiederum handelt vermittels annähhernder und gleichgültiger Vorgehensweisen, ohne jegliche Analyse seiner libidinösen Ökonomie, seiner kollektiven Sprache und des Spiels der imaginären Gruppeninterrelationen. Man findet im Krankenhaus eine kompensatorische Denkweise wieder, deren Aufkeimen wir schon im liberalen Sektor der medizinischen Praxis beobachtet haben; dies in der Form eines ziemlich neuen und diffusen Interesses für die Einführung der Ärzte in die Psychoanalyse, wie sie Michael Balint befürwortet. (1)
Das Krankenhaus und das Sprechzimmer teilen unter sich die Auswirkungen einer echten Teilung der "medizinischen" Arbeit auf. Die institutionelle Dichothomie zwischen den Funktionen, die sich auf die organische Gesamtheit des Körpers beziehen (und die in der Klinik konzentriert sind) und der Übernahme der Psychologie, (die der ambulanten Praxis zufällt), erklärt die Schwierigkeit, in den technischen Abteilungen der Versorgung - den Polikliniken, den Gesundheitszentren, den Krankenhäusern und Kliniken - die ideologischen Elemente des Wissens herauszuarbeiten; in diesen Bereichen der Konzentration muß eine politische Strategie der "Naivität" der Konsumenten gegenüber der fundamentalen Verfallenheit der medizinischen Sprache an die Mythen und Gewohnheiten der herrschenden Klasse Rechnung tragen. Die Kranken des Krankenhauses Cochin holen die Polizei; sie kehren die therapeutische Beziehung um und halten die Studenten, die ihre guten Ärzte verhöhnen, für "Irre". In der allgemeinen Verwirrung (es gibt keine Ärzte mehr), wenden sie sich an einen Beruf, der auf der gleichen Ebene liegt, auf der sich die Tätigkeiten des Richters, des Professors, des Polizisten oder des Irrenwächters entfalten. Die Polizisten haben ein "tatsächliches" Recht im Krankenhaus, weil sie sich auf der imaginären Szene bewegen und handeln, auf der sich der therapeutische Akt abspielt. Die unbewußte Topik des Krankenhauses erlaubt solche Äquivalenzen und - in Augenblicken der Krise - die Wiederherstellung eines befriedigenden metonymen Gleichgewichts. (2)

Man ist also letzten Endes mit der Situation einer bipolaren, scharfen Trennung konfrontiert: an den Orten der Konzentration der Versorgung, in denen die Kranken zeitweise als passive Verbraucher der Medizin leben, ist die ideologische Infiltration der medizinischen Handlung hinterhältig und verschleiert. Auf der anderen Seite haben die potentiellen Verbraucher in den Stadtvierteln oder den Dörfern die Tendenz, eine Unzahl von Klagen zum Ausdruck zu bringen; aber ihre Zersplitterung macht sie zu einem relativ unfruchtbaren Bereich politischer Sensibilisierung.

Das Aktionskomitee von L'Hay-les-Roses hat in den Monaten nach der Erhebung von Mai-Juni 1968 versucht, diese Schwierigkeit zu bewältigen. Ärzte des CAS (Comité d'action Santé), die durch die kritische Analyse ihrer eigenen Praxis an deren Verbindung mit der Politik interessiert sind, versammeln sich im Saal eines Stadtviertels mit etwa hundert Personen. Auf den ersten Sitzungen werden die Zielsetzungen und die Privilegien der Ärzte verurteilt. Durch suggestive Anschlagtafeln und statistische Informationen zeigt man die Ungleichheit der verschiedenen Schichten der Bevölkerung gegenüber Krankheit und Tod auf. Man beweist - wie das schon die Studenten für die Universität getan haben - daß die medizinische Konsumtion und der medizinische Beruf grundsätzlich antidemokratisch sind. Aber der Dialog reißt schnell ab, und es scheint, daß man über diese erste Etappe nicht hinauskommen kann.

Zaghaft versucht man darzulegen, daß eine Unzahl von Fragen, die an die Ärzte des Viertels gestellt werden, nichts als die künstliche Individualisierung kollektiver Probleme sind, welche eine ganze Bevölkerunngsschicht oder eine ganze Altersgruppe in deren materiellen oder sozialen Lebensbedingungen betreffen. Sehr schnell erliegen die Zuhörer der Versuchung, die Ärzte aufzufordern, wieder ihre Rolle zu spielen; d.h., sie um Rat zu fragen zu bestimmten Punkten, an denen ihre Angst sich festmachen konnte (der Krebs, die Geisteskrankheiten, die bösartigen Blutkrankheiten usw.). Diese Situation bezeichnet das Scheitern des Versuchs, die individuelle pathologische Problematik hin auf einen gemeinschaftlichen Bewußtwerdungsprozeß über die psychologischen, sozialen und ökonomisch-politischen Phänomene zu verlagern, die den gemeinsamen Hintergrund dieser zerstückelten Forderungen bilden.

Es fehlt dem Aktionskomitee, das, was es von dem zentralen Widerspruch zwischen seinem proklamierten Anspruch (der Aktion) und den im wesentlichen diskursiven Mitteln, die bei der Entfaltung seiner Aktivität eingesetzt wurden, befreien könnte; d.h. eine politische Praxis, die in der Lage ist, die politische Rolle des medizinischen Systems zu entlarven und gegen die lokalen aufständischen Versuche, neue Beziehungen im Bereich der medizinischen Praxis zu schaffen, die organisierte Repression der Bourgeoisie zu entfesseln.

Die Besetzung einer Poliklinik für Mutter- und Kinderschutz durch ein Ko-

mitee von Betroffenen, verbunden mit einer Umwälzung der Arbeitsteilung, der Sprechstunden, der ethischen Normen der Betreuenden und des Aufnahmesystems hätte ohne Zweifel einen geringfügigen und konzentrierten Gegenschlag der städtischen Verwaltung, der Sozialversicherung und der medizinischen Körperschaft zur Folge gehabt, deren Vertreter durch diese Zäsur im legalen und geordneten Kontinuum der Versorgungstätigkeit erst einmal alle vor die Tür gesetzt worden wären.
Die Umwälzung der Versorgungssektoren ist nicht nur - wie das z.B. für die psychiatrische Betreuung in der UdSSR nach 1923 der Fall war - eines der Elemente einer globalen Transformation der Gesellschaft n a c h dem einleitenden revolutionären Akt; sie ist auch eine der Ebenen, über die die revolutionäre Aktion in eine Gesamtstrategie einmünden kann, deren unmittelbares Ziel nicht notwendigerweise die politische Zentralmacht ist - nur so kann letztere überhaupt zum ausdrücklichen und fundamentalen Ziel werden. Ein 'Aktionskomitee Gesundheitswesen' verteilte im Februar 1969 an den Toren der Renault-Fabriken in Flins Flugblätter, die mit einer subversiven Ironie eine unwiderlegbare Wahrheit - den Fäulnisprozeß des medizinischen Systems - aufzeigten (siehe folgende Seite).

Zwischen dem Aufruf zur Revolution (der Lösung aller individuellen Schwierigkeiten) und der unmittelbaren Insubordination gegenüber dem medicotechnokratischen Imperialismus läßt dieser Text eine Leerstelle bestehen, aus der keinerlei Strategie auf diesem ganz bestimmten Sektor - dessen Zukunft von den Umwälzungen der Gesamtheit der Gesellschaft abhängig bleibt - abgeleitet werden kann. Er räumt implizit ein, daß das therapeutische Unternehmen und die medizinischen Berufe für die politischen Kämpfe ein totes Feld darstellen. Der Bewußtwerdungsprozeß muß also diese Zone umgehen, um jenseits einer revolutionären Kritik der bürgerlichen Medizin Organisations- und Kampfformen aufzusuchen, deren Garanten und Theoretiker nur "politische" Köpfe sein können; d.h. Einzelne oder Gruppen, die im Brennpunkt der sozialen Widersprüche leben und die einzig fähig sind, die allgemeinen Gesetze einer von der Geschichte beherrschten Entwicklung zum Ausdruck zu bringen. Dem phänomenalen und direkten Eindruck der Ausgebeuteten über die Tatsache ihrer Entfremdung, in der sie leben, stellt diese Doktrin eine Distanzierung - einen radikalen kritischen Abstand - gegenüber, der, indem er den notwendigen qualitativen Sprung ausführt, über einen ganz bestimmten Umweg eine Randgruppe von Militanten in das Lager der Revolution führt.
Dieser Kurzschluß behandelt den medizinischen Bereich lediglich als einen besonderen Komsumtionssektor.
Die politische Extrapolation eines ursprünglich im System der Organisation der Versorgung isolierten Konflikts stellt das Problem der Kämpfe, die sich auf dem therapeutischen Sektor abspielen; nämlich dasjenige der Norm. Tatsächlich geht die Tendenz zu deren Einführung immer von den Patienten aus; sie sprechen sie aus, weil sie durch sie spricht: "Es ist richtig, daß in der

" - Trinkt keinen Alkohol, nehmt keine Medikamente um euch einzuschläfern oder zu beruhigen. Nehmt keine Stärkungsmittel: übernehmt die Macht, das ist gesünder.
- Wenn ihr euch vor dem Fernseher unwohl fühlt und euch langweilt, so deshalb, weil das Fernsehen euch vergiftet.
- Achtung, F e r n s e h e n: Gift.
- Der Alkohol tötet bei hundert Kilometern in der Stunde.
- Die kapitalistische Gesellschaft tötet sogar zu Fuß.
- Arbeitsmedizin: Medizin der Ausbeutung oder Ausbeutung der Medizin.
- Arbeitsmedizin: Schutz der Arbeiter oder Werkschutz? ...
- Schutz, 11 Monate zu arbeiten, um in vier Wochen bezahlter Ferien zu leben. Man muß 12 Monate im Jahr leben.
- Nach einem aufreibenden Arbeitstag ohne jedes Interesse habt ihr nicht einmal mehr Lust zu vögeln. Die Medizin mit ihren Medikamenten und schönen Worten kann daran gar nichts ändern. Man muß den Arbeitstag ändern und lebenswert machen. Der Arzt, das seid ihr. Übernehmt die Macht im Betieb und in der Gesellschaft, werdet die Herren eures Lebens.
Ihr seid müde, weil die Arbeit, die ihr macht, euch ankotzt. Verweigert die Stärkungsmittel.

A r b e i t e r !
Wenn ihr das Arbeitstempo des Vorarbeiters, des Bosses, der Maschinen satt habt, gibt es zwei Möglichkeiten:
1. Ihr laßt euch ohne zu zögern krank schreiben. Die Sozialversicherung ist dafür da. Und seid euch darüber im klaren, daß ihr es seid, die am Schluß drauflegen.
2. Oder aber ihr übernehmt die Macht im Betrieb, ihr macht die Revolution, das ist besser."

Medizin der Normalzustand des Körpers derjenige Zustand ist, den man wiederherzustellen wünscht. Aber soll man ihn normal nennen, weil er von der Therapeutik als übliches Ziel angestrebt wird; oder wird er von der Therapeutik angestrebt, weil er vom Betroffenen - d.h. dem Kranken - für normal gehalten wird? Wir behaupten, daß die zweite Beziehung der Wahrheit entspricht." (3)

Selbst wenn man - im Gegensatz zu Canguilhen - das Kriterium der Norm nicht in der Ordnung der Biologie sucht, um zu versuchen, sie durch eine "normative vitale Aktivität" zu begründen, von der die Erforschung der Behandlungsmethoden lediglich die bewußte Verlängerung ist, so muß man doch einräumen, daß es die Nachfrage ist, von der her die Norm, die niemals endgültig ist, formuliert und modifiziert wird. Der Fortschritt der Wissenschaften und die Verfeinerung der Techniken können ohne Zweifel dazu führen, die Methoden, die zur Auflösung der Norm in partiellen Normen entwickelt werden, zu spezifizieren; die Beziehung letzerer zum fundamentalen Kriterium des Lebens ist selbstverständlich zufällig. Aber wir stellen auch täglich fest, daß die soziale Tätigkeit der "Nachfragenden" - auf welcher Ebene immer sie sich auswirkt (Schule, Familie, Arbeit, Freizeit etc.) - einen direkten Einfluß hat auf die Festlegung der Normen, und dies umso mehr, je größer die Distanz zum vitalen Kriterium ist.

Wenn der Einfluß aller sozialen Faktoren sich als Sprachwirkung in die therapeutische Beziehung hinein auswirkt, so spielt die Institution der Versorgung eine beträchtliche Rolle für die syntaktische Struktur der Organisation der Nachfrage; in einer stereotypen Zwecksetzung tendiert die Institution dahin, diese verschiedenen Austauschebenen um eine rituelle Bewahrung des festgegründeten Bereichs des Sprechens herum zusammenzufassen.

Die medizinische Ideologie macht glauben, daß das zentrale Kriterium der Aufrechterhaltung des menschlichen Lebens der Entwicklung aller partiellen - physikalisch-chemischen, physiologischen, biologischen - Normen innewohnt, die leicht meßbar und quantifizierbar sind und für jede medizinische Spezialität die Orientierungsmarken der Pathologie bilden. Alles läuft so ab, als würden diese variablen Quantitäten durch Kettenreaktion die Gesamtheit der vitalen Struktur in Gefahr bringen.

Die Institutionen leben im Kontrapunkt zu diesen Normen; gemäß ihrem Vorhaben, sie zu erkennen, sie aufzuspüren, zu veranschlagen und in der diagnostischen und prognostischen Arbeit zu verwerten. Der Markt von Angebot und Nachfrage ist so organisiert, daß man am Ende der Nachforschungen und Befragungen dahin kommt, eine Summe der Abweichungen festzusetzen, die gemäß den Gruppierungen und signifikanten Beziehungen - d.h. operationsspezifisch - verteilt werden kann. Die Veränderungen, die in einer Versorgungsinstitution durch die sich dort abspielenden Kämpfe eingeführt werden, haben die Tendenz, das bezeichnende Feld, auf dem die Krankheit "gehandelt" wird, den Raum, in dem die Angst des Kranken und der Wunsch des Therapeuten zusammentreffen, neu zu gestalten. Der Ort der Nachfrage in seiner doppelten Qualität der Angleichung an ein Übereignungsverhältnis und der Abstimmung auf ein diffuses medizinisches Wissen stellt sich dar als die Szene des Ausdrucks und der Formulierung eines Versorgungsersuchens. Der Begriff des "Ortes" muß hier im ganzen Umfang seiner Bedeutung genommen werden: nicht allein Organisation des Raums der Konsultation, sondern auch Beziehungen, wie sie durch die vorherrschende Organisation der Arbeit in den Institutionen begründet werden. In dieser Hinsicht sind die hierarchischen Produktionsmodelle in der Versorgungskollektivität (ebenso wie die architektonischen Gegenheiten oder die Ideologie) die strukturellen Agenten eines bestimmten Dialogtypus, dessen implizite Zielrichtung die Orientierung einer Variation in Bezug auf die Norm ist. Gewisse Konsultationen können Kranke "anerkennen", die von anderen Versorgungsorten abgewiesen werden. Damit die Poliklinik eines Stadtviertels oder ein Gesundheitszentrum wirklich den an das Versorgungspersonal gerichteten Forderungen gerecht werden kann, ist es notwendig, daß die Betroffenen aus dem Stadtviertel die Entscheidungen des Therapeuten kontrollieren können und Formen der Leitung durchsetzen, die der Vielzahl der Probleme entsprechen, die sich durch die "Übernahme" der Gesundheitsfürsorge stellen. Dieser Begriff der Kontrolle kann nicht beschränkt bleiben auf die simple Möglichkeit der "Inspektion" oder "Visite", die nur allzuleicht auf das Vorbeikommen einer Überwachungskommission oder die Entsendung von mehr oder weniger spezialisierten und repräsentativen Delegierten reduziert wird. Die Kontrolle muß das Funktionieren der Versorgungsinstitution auf allen Ebenen betreffen; d.h. die Struktur selbst ihrer Austauschakte, die Modalitäten des Dialogs, die beständige Transformation ihres libidinösen Bereichs. Die Arbeit der Kollektivität modifiziert beständig – gemäß dem Ermessen der Betroffenen und der Angestellten – die sozialen Beziehungen in der Versorgungsinstitution. Die Struktur in ihrem Funktionsmodus erstarrt also nie und unterliegt einem Prozeß der Institutionalisierung, der allein – das versteht sich von selbst – durch eine Volksmacht gesichert werden kann. Wenn die Installierung einer Praxis dieses Typus auf lange Sicht unmöglich scheint, so ist es doch vorstellbar, aus dem Zustand dieser Zonen einer "Doppelmacht" heraus eine politische Strategie zu entwickeln; Schulungen und Agitationsherde, die ein radikaleres Vorgehen vorbereiten. Es ist ohne Zweifel diese Haltung, die in der militanten Orientierung eines sektoriellen Gesundheitsprogramms der Black-Panther-Party überwiegt; einer geschickten Verbindung von Vorbeugung, Reihenuntersuchungen, Versorgung und einer politischen Sensibilisierung der Gemeinschaft:

"Was folgt ist ein taktisches Projekt für das kostenlose medizinische Programm, das in jeder beliebigen Gruppe angewendet werden kann. Es setzt ein Minimum an finanziellen und technologischen Investitionen voraus und garantiert ein Maximum an Vorteilen für die Gemeinschaft und ein Maximum an politischer Erziehung.

Erster Monat - Monat der A n ä m i e. 30 % der Armen in den USA leiden an Anämie. Die Anämie kommt von der Unterernährung, den Darmwürmern, den starken Menstruationen und anderen Krankheiten. Sie ermüdet das Volk, schwächt es und verkürzt seine Lebensdauer. Die Gesundheitskader werden das Gemeinwesen mit einem von Haus-zu-Haus-System überziehen. Rasche Tests (durch Entnahme eines Tropfen Bluts aus dem Finger) werden es ermöglichen, die bestehenden Anämien zu erkennen.
Zweiter Monat - Monat der D a r m w ü r m e r. Ein Zehntel der Armen in Amerika haben Darmwürmer (Parasiten). Diese leben in unseren Eingeweiden und machen uns krank, indem sie unser Blut aussaugen, unsere Nahrung aufzehren und Durchfall erzeugen. Diese Würmer können leicht festgestellt und beseitigt werden. Aber die Regierung hat sie sehr gern, weil sie die Unterdrückten in Krankheit und Schwäche halten. Die Gesundheitskader werden von jedem Kotproben entnehmen und die Würmer unter dem Mikroskop suchen. Bei der Reihenuntersuchung werden Medikamente verteilt und Anweisungen gegeben werden.
Dritter Monat - Monat der U n t e r e r n ä h r u n g. Zwei Drittel der Weltbevölkerung sind unterernährt und erhalten nicht genug Nahrung, um ihre Arbeits- und Körperkraft aufrechtzuerhalten. Wenn wir es geschickt anstellen, können wir unsere Ernährung verbessern. Die Gesundheitskader werden überall erklären, wie man klug seine Einkäufe tätigen und seine Mahlzeiten machen kann. Die kostenlosen Frühstücke sind ein gutes Mittel, um genügend Nahrung für unsere Kinder zu erhalten. Stoppt die Unterernährung mit allen Mitteln.
Vierter Monat - Monat der S i c h e r h e i t d e r W a f f e n. Das Volk lebt in der Frustration, und oft bekämpfen wir uns unter uns mit Messern, Knüppeln und Pistolen, weil wir keinen anderen Weg der Revolte kennen. Das ist genau das, was sie von uns erwarten; so entgehen sie unserer Wut, denn wir erschöpfen uns unter uns. Die Verwendung von Revolvern, von Messern, von Handgranaten usw. ist die einzige Möglichkeit, sich den bewaffneten führenden Kreisen unseres Landes zu widersetzen. Es ist eine verrückte Einstellung, wenn wir sie gegen uns selbst einsetzen.
Die Gesundheitskader werden während eines Monats über die Natur der Gesellschaft, über die Notwendigkeit der Waffen und über die Notwendigkeit, sie richtig einzusetzen, sprechen.
Fünfter Monat - Monat des A u g e s u n d d e s O h r s. Die Gesundheitskader werden zwecks Untersuchung der Augen und der Ohren mit tragbaren Geräten in jedes Haus gehen. Wir werden dabei helfen, alle Probleme des Gesichts- und Gehörsinns zu lösen, damit du und deine Familie hören und sehen können, was sich abspielt.
Sechster Monat - Monat des M u n d e s. Die Gesundheitskader werden den Mund der Leute untersuchen, um Karies, Vitaminmängel und Zahnfleischentzündungen festzustellen. Die meisten Zähne der Armen verfaulen gegen das vierzigste Lebensjahr wegen unzureichender Behandlung und schlechter Ernährung. Wir werden euch beraten und euch einen Überblick

über euren Zustand geben; wir werden euch behandeln oder euch sagen, wie ihr eure Zähne und euer Zahnfleisch besser pflegen könnt.
Im übrigen bietet die Sektion der B.P.P. eine fortlaufende Behandlung gegen Drogenvergiftung und adäquate Unterstützung für die Befreiung vom Wehrdienst. Wenn ihr diese Unterstützungen braucht, wendet euch an einen Gesundheitskader.
Gesundheitsdienst - Sektion Staten Island (N.Y.)
Black Panther Party." (4)
Diese Vorgehensweise ist umso bedeutsamer, als sie für zahlreiche organisierte Minderheiten der Vereinigten Staaten (Chicanos, puerto-ricanische Young Lords, Indianer der Red Power und sogar für die revolutionären jüdischen Gemeinschaften) einen zentralen theoretisch-praktischen Hinweis darstellen für die Lösung ihrer eigenen Probleme bei der Politisierung des Bereichs der Gesundheit. Vor allem aber konkretisiert sich die "didaktische" Linie der B.P.P. - verbunden mit dem Pragmatismus der Hippie- und Yippie-Bewegung der Ostküste - in den originären institutionellen Strukturen der selbstverwalteten und militanten 'free-clinics' (kostenlose Polikliniken), den bevorzugten Treffpunkten, in denen die Möglichkeiten der Haushalte und der Jugendhäuser, der kulturellen Clubs und der ärztlichen Beratung verschmolzen werden.
Ein trivialerer Aspekt der Kämpfe um die Kontrollmacht der Betroffenen zeigt sich in der Stellungnahme des Aktionskomitees Gesundheitswesen von Lower East Side, New York, das in einen langen Konflikt mit dem Beth Israel Krankenhaus verwickelt war; dies aus Anlaß eines regionalen Familienprogramms, das von einem Arzt dieser Institution, Doktor Sheps, lanciert worden war.
Am 4. Juni 1968 erscheint Sheps vor dem Komitee (5) und erklärt, "daß zum ersten Mal Beth Israel Repräsentanten des Stadtviertels in ein Programm dieses Typus integrieren wird". Das ist nur eine Täuschung: das Komitee findet heraus, daß der Vorschlag wegen der Zuteilung der Gelder bereits der öffentlichen Verwaltung unterbreitet worden war. Im Februar war er zurückgewiesen worden "wegen mangelnder Teilnahme der Betroffenen bei seiner Ausarbeitung". Im Juli endlich kann das Komitee Kenntnis von dem Projekt erhalten, das sich in nichts von dem unterscheidet, das im Februar verworfen worden war. Das Komitee läßt sofort die für dieses Projekt bestimmten Subventionen sperren und fordert, daß nichts unternommen wird ohne die ausdrückliche Zustimmung des Gemeinwesens. Das Komitee Gesundheitswesen verlangt die Schaffung eines neuen Redaktionsrates für das Projekt, der zur Hälfte aus Betroffenen bestehen soll. Man fordert, daß dieser neue Rat die Vollmacht für die Einstellung oder Zulassung des Personals erhält. Der stellvertretende Direktor von Beth-Israel und Dr. Notkin, der Direktor des "Governor"-Krankenhauses, finden diesen Vorschlag "interessant", verlangen aber die vorherige Zustimmung des Personalrats von Beth-Israel. Dieser Personalrat, den man entmachtet, findet es geschickt, zu

verkünden, daß die Gewerkschaft der Krankenhausarbeiter niemals den Anstellungsregelungen zustimmen können wird, wie sie in dem neuen Projekt vorgeschlagen werden. Man erkundigt sich, und die Gewerkschaft gibt zu, niemals von Beth-Israel über dieses Projekt befragt worden zu sein. Der Versuch, das 'Komitee Gesundheitswesen' und die Gewerkschaft gegeneinander aufzubringen, ist fehlgeschlagen: Beide Organisationen beschließen eine gemeinsame Versammlung.
Die Gesamtheit der Kämpfe, die durch diese relativ zweitrangige Episode hervorgerufen worden ist, hat immerhin zum Ansatz eines politischen Bewußtwerdungsprozeß geführt. Bruce Mitchell schrieb darüber in einer amerikanischen Tageszeitung unter dem Titel "Gesundheitswesen in der Gemeinschaft und politische Macht" folgenden kritischen Kommentar: "Der Zwischenfall mit dem Projekt für Familienplanung von Beth Israel illustriert ziemlich genau, wie ein Gesundheitsproblem zum politischen Faktum wird. Beth Israel hätte fortfahren können an dem Projekt zu arbeiten und dafür zwei Sozialarbeiter und acht qualifizierte Professionelle beschäftigen können, ohne irgend eine Anstrengung zu unternehmen, den Massen zu erklären, was vor sich geht, und ihnen die Möglichkeit zur Stellungnahme zu geben. 1 300 000 Dollar wären für die Fertigstellung dieses 'großen, äußerst gemeinnützigen und höchst wohlwollenden' Programms direkt in die Kassen von Beth Israel geflossen. Das politische Handeln des 'Komitees Gesundheitswesen' hat Beth Israel gezwungen, aus diesem Programm für die Gemeinschaft etwas zu machen, was diese wirklich etwas angeht. Viele Leute meinen, daß die Gesundheit darin besteht, Ärzte zu sehen und Äpfel zu essen. Aber es gibt gute und schlechte Ärzte. Manche Ärzte diagnostizieren eine Blinddarmentzündung, dort wo andere einen mit Aspirin nach Hause schicken. Es gibt Gesundheitsverwalter, die niemals die Klagen der Patienten zur Kenntnis nehmen. Wenn diese Dinge sich auszubreiten beginnen, wird genau der Punkt erreicht, an dem das Problem einer guten Gesundheit zu einem politischen Problem wird; die Patienten müssen einen Weg finden, der die einen und anderen dazu bringt, ihre Nachlässigkeit zu bedauern.
Das können sie erreichen, wenn sie sich in Komitees organisieren, um direkt ihre Rechte zu verteidigen und um zu erreichen, daß all diejenigen, denen diese Aufgabe obliegt, diese Rechte respektieren."
Die Überführung eines ursprünglich auf technische Koordinaten (Gesundheit eines Stadtviertels, demographische Organisation) lokalisierten Konflikts in eine Situation politischer Kämpfe ist ziemlich charakteristisch für die Möglichkeiten, die der Bereich des Gesundheitswesens in einem kapitalistischen Land für eine diese Verlagerung systematisierende Strategie eröffnet; eine Strategie, welche die bedeutungsvollen Kräfteverhältnisse zwischen Versorgungs-"Produzenten" und Versorgungs-"Verbrauchern", die gemeinsam gegen die Privatinteressen und den Staat stehen, konkretisiert.
Die Gesundheit gewinnt in den verschiedenen kapitalistischen Gesellschaften eine unterschiedliche strategische Bedeutung. Es ist vielleicht nicht oh-

ne Interesse, hier den exemplarischen Fall der Vereinigten Staaten zu untersuchen, wo das Fehlen jeder Sozialversicherung den Bereich des Gesundheitswesens den Profitmechanismen rein überläßt.
Unter den amerikanischen Bedingungen (Schwäche der politischen Organisationen, gewerkschaftlicher Reformismus, auf die Universitäten und die ethnischen Minderheiten beschränkte Linke) kann die Auseinandersetzung über die Gesundheit eine entscheidende Rolle der Entlarvung spielen, wie sie von der Bewegung des MCHR (Medical Commitee for Human Rights) geschickt betrieben worden ist. Ursprünglich organisierte sich die Bewegung um eine humanistische und demokratische Fraktion der AMA (American Medical Association). Die karitative Position des MCHR gewinnt ohne weiteres die Zustimmung einer öffentlichen Meinung, die gegenüber einem christlichen Egalitarismus besonders aufgeschlossen ist. In den Vereinigten Staaten kumuliert die AMA die Funktion der Gewerkschaft und die eines "Ordens" der Mediziner. Sie ist gleichzeitig ein Organ für finanzielle Forderungen, der rigiden Verteidigung der liberalen Medizin und ein Nationalrat, der über das Recht der Zulassung von Niederlassungen und des Eintritts in die (privaten) medizinischen Ausbildungsstätten, die er zum Teil (vor allem durch Zuteilung von Stipendien) finanziert, verfügt. Die Vereinigung kontrolliert die Rekrutierung der Ärzte, ganz besonders den Numerus Clausus, der die Kinder der Arbeiterklasse und ganz besonders die Schwarzen trifft. Die AMA hat Verbindungen zu Organisationen der Rechten, der republikanischen Partei, ja sogar zu faschistischen und rassistischen Gruppen wie der John Birch Society.
Im Dezember 1967 schlägt das MCHR ein 10-Punkte-Programm vor, "um die Klassenschranken und die Privilegien zu beseitigen": "Die Quote der derzeit verfügbaren medizinischen Dienstleitungen ist - berücksichtigt man die demographische Expansion und die absehbare Zunahme der Nachfrage - absolut unzureichend, und sie wird es auch bleiben, wenn wir nicht eine beträchtliche Expansion der Ausbildung des medizinischen Personals im Gesundheitswesen organisieren. Obwohl dieses Problem weitgehend erkannt ist, verspricht das derzeitige Ausbildungssystem des Gesundheitspersonals, den beträchtlichen Mangel zu perpetuieren; dieser Mangel hängt ganz offensichtlich zusammen mit der Konzeption des medizinischen Berufs, die von Privilegien, Klasseninteressen und der Hierarchie beherrscht wird (...)." (6)
Tatsächlich fordert das Programm eine Expansion und verwirft die Aufrechterhaltung eines Gleichgewichts des Systems, das dem resignierten Kalkül von Verwaltern zu entspringen scheint, die sich der Unmöglichkeit in das Spiel der öffentlichen und noch mehr der privaten Investitonen einzugreifen nur allzu bewußt sind.: "Die Höhe der Kindersterblichkeit in den Vereinigten Staaten, die Lebenserwartung etc. zeigen, daß wir von unserem aktuellen Potential medizinischer Kenntnisse weit entfernt sind. Die Ausbildung und die Rekrutierung der Ärzte müssen an dem Ziel orientiert werden, ein Maximum unserer Rechte auf Gesundheit zu erreichen und nicht bloß auf

Befriedigung unserer minimalen Bedürfnisse." (7)
Das Ausbildungsprogramm in den Vereinigten Staaten ist völlig indifferent gegenüber ganz bestimmten Sektoren medizinischer Unterversorgung (arme Minderheiten, schwarze Gettos,. Arbeitslose) und muß unter Berücksichtigung dieser "grundlegenden Verkennung", revidiert werden. Der geringfügige Fortschritt, der vom MCHR für den Bereich der Konsumtion in Angriff genommen worden ist, muß verbunden werden mit einer Politik systematischer Vergünstigungen gegenüber den unterprivilegierten Gruppen im Hinblick auf deren Eintritt in den medizinischen Beruf auf allen Ebenen.
Die Struktur der 'Equipe' perpetuiert die Unterbeschäftigung ihrer Mitglieder. Die beträchtliche Disparität des sozio-ökonomischen Status (auf unterqualifizierte und unterbezahlte Stellen beschränkte Minderheiten), verlangt die Abschaffung des hierarchischen Organisationsapparats in der Gesundheitsversorgung. Das MCHR kritisiert in seinem Programm von 1968 ausdrücklich die Importverträge für medizinische Arbeitskräfte: "Die Versuche, die Krise der Rekrutierung von Ärzten und Krankenpflegern durch den professionellen Imperialismus zu lösen (d.h. durch Import von medizinischen Arbeitskräften aus dem Ausland) muß ersetzt werden durch eine Politik qualifizierter Ausbildung in den Vereinigten Staaten; eventuell verbunden mit Austauschprogrammen von bilateralem Interesse."
Der wichtigste Punkt, der die Stoßrichtung des politischen Kampfes des MCHR angibt, ist die Forderung nach Kontrolle durch die Betroffenen: "Die erweiterte und wirksame Inanspruchnahme der Gesundheitsleistungen durch die Kollektivität und die Kommunen erfordern deren Teilnahme bei der Organisation und Planung dieses Bereichs." (9)
Die Bewegung kritisiert die Unzulänglichkeit der Übergangssysteme zwischen den unterschiedlichen durch die Ausbildung vorbereiteten Karrieren. Sie fordern deshalb einen "gemeinsamen Stamm", denn: "das traditionelle System perpetuiert im medizinischen Beruf die angestammten Klassenprivilegien."
Das MCHR insistiert auf der Notwendigkeit einer Neuorientierung und einer Integration der Ausbildung in die Gemeinschaft der Betroffenen, um eindeutiger die Gestalt, den Umfang und die besondere Form der Bedürfnisse zu ermitteln. Richtiggehende polyvalente Einheiten müssen die Totalität des Personals ausbilden - einschließlich des paramedizinischen Personals (social-workers, Psychologen etc. ohne Unterordnung unter das medizinische Korps). Ein Ausbildungsprogramm für das Gesundheitswesen erfordert einen beträchtlichen Prozentsatz des Nationalhaushaltes. "Dieser Aspekt des Krieges gegen die Armut, das Leiden und die Verschwendung auf nationaler Ebene ist kein 'Luxus', sondern ein Imperativ, der eine föderale Kontrolle des Haushalts und nationale Kriterien für die Ausbildung qualifizierter, verantwortlicher und genügend zahlreicher Fachkräfte verlangt."
Der Ausgangspunkt der Bewegung ist eine Kritik der Ungleichheiten gegen-

über der Ausbildung. Die Reifung des MCHR führt es sehr schnell dazu, in ganz bestimmten grundlegenden Bereichen des amerikanischen politischen Lebens Stellung zu beziehen und dann zur Aktion überzugehen.
Die demokratische Forderung nach einer stärkeren Vertretung der ausgebeuteten Klasse in den Schulen bringt das MCHR dazu, aktiv am *antisegregationistischen und antirassistischen Kampf* teilzunehmen: seine Anwesenheit bei Demonstrationen der Schwarzen, sei es als Demonstranten, sei es - in Zusammenarbeit mit schwarzen Ärzten oder Krankenpflegern - als "medizinische Selbstverteidigungsequipe", stört ganz besonders die Polizisten.
Im Jahre 1968, während des Kongresses der AMA fordern die Militanten des MCHR die Unterstützung der Studenten von Berkeley und der Initiatoren der Black Panthers, um Streikposten gegen den Zutritt der Kongreßteilnehmer aufzustellen. Die Auswirkungen des Skandals sind beeindruckend: (bürgerliche) Weiße stützen sich auf die Macht der Schwarzen, um andere Weiße (ihre Kollegen) physisch anzugreifen.
Die Schwarzen unterliegen schon seit langem besonders intensiven Repressionsformen, die nach und nach auch auf andere Gruppen und Kategorien - vor allem die Studenten und bestimmte pazifizistische Gruppierungen - übergreifen (Hippies oder Yippies, Abrüstungsbewegung, Kampfbewegung gegen den Vietnamkrieg): diese Entwicklung führt dahin, daß sich das MCHR *in einem System permanenter Verteidigung gegen die Polizeibrutalität und die Repression organisiert*: systematische Darstellung aller für die Einzelnen gefährlichen Methoden (ganz besonders der unschädlichmachenden Gase wie z.B. das MACE), Erstellung von Dokumentationen mit zahlreichen Zeugenaussagen und genauer Beschreibung der erlittenen Traumatismen und Verletzungen. Das medizinische Netz übernimmt im übrigen *den gesundheitlichen Schutz und die kostenlose Versorgung der Militanten* - auch außerhalb der Perioden zugespitzter Kämpfe.
Der Kampf *gegen den Vietnamkrieg* hat mehrere Rechtfertigungen und mehrere Stoßrichtungen. Vor allem widerspricht die Fortsetzung des Krieges und einer imperialistischen Politik der Welfare Society und der Verwirklichung des "Rechts auf Gesundheit", der Aufhebung der sozialen Ungleichheit vor Krankheit und Tod: Problem des *Haushalts*.
Die qualitative Ausweitung des Vietnamkriegs zwingt die Regierung zu Methoden des Völkermords (chemisch, biologisch, bakteriologisch), die unvereinbar sind mit den internationalen Vereinbarungen über die Gesundheit: Problem der *Ethik*.
Schließlich zwingt die Verwendung medizinischer Erkenntnisse und amerikanischer universitärer Forschungen als massive Waffen menschlicher Destruktion die Wissenschaftler dazu, als Komplizen an dieser Kriegs- und Eroberungspolitik teilzunehmen: Problem der Freiheit, der Neutralität

und der Verantwortlichkeit.
Das MCHR nimmt deshalb aktiv an allen Formen des Protests gegen den Vietnamkrieg teil: Sternmärsche, Demonstrationen, Meetings, Unterstützung der Kriegsdienstverweigerer etc.
Die Gesamtheit dieser politischen Kämpfe, die weit über den medizinischen Bereich hinausgehen, ist möglich geworden durch die Ausarbeitung und das Ingangsetzen einer internen Strategie, die sich in allen Ritzen des amerikanischen Gesundheitssystems festmacht. Das MCHR hat mit einer äußersten Genauigkeit die geographische Kartographie und die Gesetze der Krankheitsanfälligkeit in der amerikanischen Bevölkerung ausgearbeitet und eine Liste der den verschiedenen sozialen Gruppen, Regionen oder Stadtvierteln zugänglichen Versorgungsmitteln aufgestellt. Es hat die permanente Durchführung eines - nicht systematischen - "relativen Massenmords" aufgedeckt, der ganz besonders hart die schwarze Bevölkerung der Vereinigten Staaten trifft. Es hat damit begonnen, bestimmte Gewerkschaften und Versicherungsgesellschaften für die sofortige Selbstverwaltung der Gesundheitsstrukturen und die Notwendigkeit eines lange auszuhaltenden Kampfes an der Front der Gesundheit zu sensibilisieren.
Zahlreiche Kämpfe bis hin zur Besetzung und Machtübernahme in den Versorgungsinstitutionen durch gemischte Komitees (aus Ärzten, Pflegern und Patienten) konkretisieren die Notwendigkeit einer direkten Kontrolle der paternalistischen und hierarchischen Apparate durch die Massen - der Apparate, in denen bislang ihre "medizinische Entfremdung" verwaltet wurde. In den schwarzen Gemeinwesen oder in den Krankenhäusern mit einem hohen Anteil schwarzer Arbeiter haben diese Aktionen verschiedentlich Konflikte von nationaler Bedeutung ausgelöst (Kansas City).
"Sommer-Gesundheitsprojekte" ziehen jährlich 700 bis 1 000 Studenten an. Es geht darum, Kontakte zu den Massen der armen Stadtviertel aufzunehmen, die von der gesundheitlichen Tätigkeit des Landes vollständig aufgegeben sind, die Bedürfnisse zu registrieren, ganz direkt und konkret den Klassencharakter der Medizin zu verifizieren und Forderungen und Kämpfe um die Themen der Hygiene und Gesundheit zu entfachen. Diese Projekte haben sich ganz besonders in San Francisco, Los Angeles, Chikago, Milwaukee, Cleveland, Philadelphia und New York entwickelt, in Gegenden also, die hoch industrialisiert sind, ein immenses schwarzes Proletariat enthalten und nicht allzuweit entfernt sind vom Campus der protestierenden Universitäten.
Als im Jahre 1968 das MCHR an den Demonstrationen gegen den Kongreß der Demokraten in Chikago teilnimmt und eine erste Hilfe organisiert, die innerhalb von zwei Tagen mehr als 1 000 Verletzte versorgt, leitet die Regierung offiziell Ermittlungen gegen die Organisation ein und zitiert ihren Sekretär, Quentin Young vor das HUAC (Kammer des Komitees gegen antiamerikanische Umtriebe, die während des Koreakrieges von dem Faschi-

sten MacCarthy gegründet worden war).
Der Untersuchungsausschuß gibt Young die Möglichkeit, ein Plädoyer von großer Resonanz zugunsten der "durch das Gesundheitssystem Ausgebeuteten" zu halten; dem Ausschuß gelingt es indessen nicht, "eine in die Ärzteschaft infiltrierte kommunistische Verschwörung" aufzudecken.
Die Ermittlungen, die eine breite Fraktion von Medizinstudenten und eine beträchtliche Minderheit von Ärzten und Krankenpflegern zur Solidarisierung bringen, bestätigen die Gründlichkeit einer Strategie, die es unternahm eine (sogar sehr privilegierte) berufliche Position mit einem revolutionären Vorgehen zu verbinden.
Die Kampfbedingungen gegen die kapitalistische Macht stellen hier ganz besondere Probleme; aber, es erscheint nicht ausgeschlossen, auf den Beruf selbst die Achse einer Strategie zu zentrieren, die direkt die ihm innewohnenden Widersprüche entfalten müßte: "Der Arbeiter kann sich in einen Protagonisten, in ein Subjekt der Revolution verwandeln, denn der Widerspruch des kapitalistischen Systems ist in ihm, in seiner eigenen Lage, gegenwärtig und bildet gleichzeitig ebenso die Grundlage der Existenz und der Reproduktion des Systems, aber auch die Grundlage seiner Umwälzung. Den Widerspruch aus dem Innern der Menschen und der Dinge nach außen verlagern zu wollen ist ein äußerst schwerwiegender theoretischer und praktischer Fehler." (9)
Dies ist ein Standpunkt, der in seiner Klarheit die Versuchungen eines individualistischen Sich-Versenkens in den "Beruf ebenso verwirft wie die sonntäglichen Sublimationen eines Basis-Militantismus, der den Formen der realen sozialen Verflechtung der therapeutischen Funktionen fremd bleibt. Das ist ein schmaler und konfliktreicher Weg; aber es ist der einzige.

11. Die Modelle

In den letzten Monaten des Jahres 1967 beschloß die lebendigste Organisation der prochinesischen Strömung, die U.J.C.-ML, trotz ihrer bevorzugt auf doktrinäre Kämpfe gerichteten Orientierung und trotz der permanenten Kritik durch die KPF, ihren Kampf in jedem Sektor zu spezifizieren; sie faßte Fuß im kapitalistischen Gesundheitsunternehmen, dem Krankenhaus, um dort Basiskomitees und revolutionäre Kerne zu bilden, die von der "Massenlinie" inspiriert waren. So verallgemeinerte man die Erfahrung der Vietnamkomitees, der einzigen Bewegung, die es verstanden hatte, Militante für die Agitation- und Propagandaarbeit zur Unterstützung der vietnamesischen Revolution zu mobilisieren.
Der Übergang vollzog sich abrupt: man brauchte nur das Wort "FNL" durch das Wort "Gesundheitsarbeiter" zu ersetzen, um eine Strategie "im Dienste des Volkes" in Gang zu setzen, bei der die Studenten "von außen" den Sinn der Kämpfe in das Krankenhausproletariat hineintrugen, um es dazu zu bringen mit der Litanei der Lohnforderungen aufzuhören und sich umfassendere politische Ziele zu setzen. Diese Arbeit erforderte eine große Geduld und - in jedem Augenblick - eine Solidarität mit den Protestformen der Krankenhausarbeiter. Eine Hoffnung (die im übrigen von gewissen trotzkistischen Richtungen geteilt wurde) begleitete dieses militante Vorgehen: die Möglichkeit einer Modifikation der Kräfteverhältnisse innerhalb der C.G.T.
Dann mußte man von dem sprechen, was die Gewerkschaft heuchlerisch unterschlug; man mußte aufzeigen, daß das Krankenhaus ein typisches Instrument kapitalistischer Ausbeutung ist; daß es fruchtlos und illusorisch ist, an seine Transformation im Rahmen der bestehenden Produktionsverhältnisse zu glauben; und man mußte die marxistische Analyse des Gesundheitswesens der bürgerlichen Gesellschaft vervollständigen durch die Aufstellung eines revolutionären "Modells" für die gesundheitliche Entwicklung, das völlig von den Fesseln einer Ausbeutungsökonomie befreit ist. Hier wurde auf die chinesische Erfahrung zurückgegriffen. (1)
Die "Marxisten-Leninisten" setzten auf zwei Hypothesen, die - so scheint es - zumindest gewagt sind. Einmal ging man davon aus, daß China bei der Organisation des Gesundheitswesens von jeder ökonomischen Rücksicht entbunden sei. Dann schrieb man China am Ende einer langen feudalen Entfremdung des therapeutischen Aktes die Entdeckung und Einrichtung einer sozialistischen medizinischen Ethik zu, die wesentlich auf die Soziogenese der Krankheit hin orientiert sei; man glaube an die Entdeckung einer prophylaktischen Solidarität, des Kultus für das Leben als solchem - als ursprünglicher Werte und als Ziel jedes medizinischen Unterfangens.
Was die gesundheitliche Planung betrifft, so ist die Organisation der Medizin in China den spezifischen Zügen der nationalen Geschichte und dem kulturellen Rahmen der Entwicklung der therapeutischen Kunst verpflichtet, wie dem Bedürfnis, die revolutionären Ziele in die Praxis der Versorgung einzubringen. Viele der organisatorischen Formen der gesundheitlichen Institution entstammen der medizinischen Praxis während der militärischen

Kampagnen in den Jahren 1920 - 1930: sie haben deren Disziplin und Wirksamkeit bewahrt. Ein ganzer Versorgungssektor hängt noch von der traditionellen Medizin ab, deren entscheidende Wendepunkte manchmal mit der europäischen Entwicklung zusammenfallen, dieser aber meistens vorausgehen. Seit dem 3. Jahrhundert vor Christus kennt man die Blutzirkulation (das sphygnologische System), die Akupunktur ist schon ausgearbeitet. Tschuen Yuyi bestätigt 154 v.Chr. den Primat der klinischen Beobachtung. Der vom imperialistischen Unternehmen untrennbare westliche medizinische Beitrag betrifft nur die universitäre Elite und die Klasse der Händler; doch dies reicht aus, um einen Kampf der Intellektuellen gegen den medizinischen Obskurantismus und die "traditionelle Pseudo-Wissenschaft" zu entfachen. Aber aus auf der Hand liegenden ökonomisch-politischen Gründen nimmt diese vielseitige Medizin nach dem Sieg der Revolution eine bevorzugte Stellung ein: "Die traditionelle Medizin muß als Medizin des Volkes in Ehren gehalten werden. Im übrigen ermöglicht sie es, ohne die klinische Infrastruktur und das sehr kostspielige Arsenal der westlichen Medizin die Volksmassen zu versorgen."(2)
Rotchina hat also die Institutionen um die traditionelle Lehre herum entwickelt, die Ausbildung der "klassischen" Ärzte kodifiziert und versucht, die beiden Wissenschaften - die chinesische und die westliche - allmählich einander zu konfrontieren. Das prozentuale Verhältnis hat sich beständig verschoben (300 000 traditionelle Ärzte, 70 000 "westliche" im Jahre 1955; 10 Jahre später gab es 200 000 der zweiten Kategorie). Die manchmal akrobatische Verbindung der beiden Konzeptionen ist immerhin versucht worden. Die Akupunktur z.B. ist von ihren kosmologischen Grundlagen gelöst und entsprechend einer auf Pawlow beruhenden Nervenenergetik interpretiert worden; auf der Grundlage der antagonistischen Mechanismen der zerebralen Erregung oder Funktionshemmung, die von außen her, durch Einwirkung auf die dermische Sensibilität, modifiziert werden können. Die überlieferte Pharmakologie, die auf einer üppigen empirischen Forschung beruht, ist von einer Wirksamkeit, die auch von "westlichen Beobachtern" niemals bezweifelt worden ist.
Vor allem aber übertrifft die Qualität der therapeutischen Umgangsformen alles, was in Europa selbst die "sensibilisiertesten" Ärzte in der therapeutischen "Zweierbeziehung" haben zustande bringen können; auch hier ist die Erneuerung nicht radikal, sondern steht in der Nachfolge einer Tradition des Dialogs, der anamnetischen Vertiefung, der Individuation der Beobachtung, die schon in den alten Werken beschrieben worden sind (SuenSseu Miso, 590-682). Die brüderliche, geduldige und aufgeschlossene Athmosphäre der Poliklinik in einer Volkskommune ist ebenso geprägt von dieser "intersubjektiven" Lehre, wie von der lokalen Organisation der Arbeit der Therapeuten und deren sozialen Beziehungen in der ländlichen Produktionsgenossenschaft.
Neuerdings rationalisiert die epische Legende von den "Barfüßerärzten" eine Praxis, die aus der Not eine Tugend gemacht hat. Den Verhältnissen

entsprechend folgen die medizinische Dezentralisation und die Beseitigung von intermediären Kompetenzen den Anstrengungen zur Dezentralisierung, die in den Volksdemokratien - vor allem auch in Rußland -unternommen worden sind. Die internationalen Organe, (die Weltgesundheitsorganisation) haben einige technische Aspekte dieser "Demokratisierung" übernommen, ohne auch nur im geringsten die soziale Ordnung oder die politischen Kader, die über diese Planung entscheiden, anzutasten.
"Im Zentrum der Augenheilkunde in Tunis waren wir Zeugen einer Vorkonsultation, einer Art Auswahl der "geröteten Augen", die von Pflegern durchgeführt wurde. In der chirurgischen Abteilung des Krankenhauses Charles Nicole werden die Pfleger dazu herangezogen, selbst die Knochen freizulegen. Im Regionalkrankenhaus von Sfax hat man uns gesagt, daß praktisch lediglich die chirurgische Untersuchung ganz von Ärzten durchgeführt wird. Die Rolle des Krankenpflegers in den ländlichen Polikliniken ist notwendigerweise dem Mangel an medizinischem Personal proportional."(3)
Der technizistische Kurs der "Gesundheitsbeamten" verschleiert ein globales medizinisches Defizit, das einem prekären oder nur langsam sich entwickelnden Lebensstandard korreliert. Eine durchschnittlich qualifizierte Arbeitskraft verbunden mit einer guten Versorgungspraxis und mit Techniken der Reihenuntersuchung und Impfung ermöglicht es, im Hinblick auf die massiven Phänomene des Krankheitsbefalls und der Sterblichkeit (der Kindersterblichkeit vor allem) den rentabelsten Sektor der Medizin - die Vorbeugung - zur Anwendung zu bringen. Wenn der Staat, unterstützt durch die Partei, den militanten "Kadern" reale politische Vollmachten zugesteht, kommt die Effizienz einer solchen Planung zur höchsten Entfaltung; unter Berücksichtigung der ökonomischen Invariablen, welche die oberste Grenze dieser Anstrengung bildet.
Wenn man mit der transsibirischen Eisenbahn nach China kommt, werden die Fliegen, die dem Reisenden in seinem Schlafabteil auf die Nerven gehen, von Tag zu Tag weniger. Kurz nach Ulan Bator werden die letzten Exemplare von einem gründlichen und gepflegten Kontrolleur totgeschlagen und in einen Behälter mit Desinfektionsmitteln getan. Es handelt sich hier um einen Beweis unter vielen für die massenhafte Beteiligung der Einzelnen an Vorbeugungsmaßnahmen, die von der Partei wie großangelegte militärische Operationen geführt werden und deren ursprünglicher Bezugspunkt wohl die Kuomintang der Jahre 1925 - 1929, die menschliche Inkarnation aller Landplagen und des Elends zu sein scheint. Die Ratten, die Flöhe, die Wanzen und die Zecken sind vom chinesischen Boden genau in dem Maße verschwunden, wie jeder Kämpfer in diesem Ungeziefer seinen Todfeind erkannt hat. (4) Dieser Übergang von einem Extrem des Krankheitsbefalls zum anderen könnte unzweifelhaft eine der tiefgreifendsten Bewußtseinsrevolutionen unserer Epoche ankündigen; man muß sie in ihren Kontext stellen und den Preis abschätzen, der für einen solchen Fortschritt gezahlt worden ist. Tatsächlich zeichnen sich in Nord-Vietnam im Rahmen einer an den Bedürfnissen des Volkes orientierten Kriegsmedizin die we-

sentlichen Charakteristiken einer kollektiven therapeutischen Anstrengung am deutlichsten ab: intensive und massenhafte Ausbildung, Anpassung der therapeutischen Mittel an die ökonomischen und administrativen Gegebenheiten (im Dorf), technische Dekonzentration, systematische Anwendung der traditionellen Methoden bei den leichteren und weniger dringlichen Fällen, maximale lokale Produktion von Medikamenten, Bandagen und Schienen, ja sogar von Sterilisierungs- und Infusionsmitteln oder auch von Elektrizität, die für eine kleine chirurgische Station benötigt wird. Niemals ist das Prinzip des "auf die eigene Kraft vertrauen" absoluter gewesen als während der Periode der massiven Bombardierung durch die amerikanische Luftwaffe, als die Aggressoren entschlossen schienen, das klinische Potential Nord-Vietnams zu zerstören. (5)
Der Krieg hat also die Anstrengung für eine Verteilung und Popularisierung der Übernahme gesundheitlicher Verantwortung durch die Kollektivität auskristallisiert; er hat im übrigen zu einem Bruch innerhalb einer Entwicklung, die weitgehend von den Modellen und Segnungen der Europäer abhängig war, geführt. Die Umwälzung der Gesundheitsstrukturen folgt den Gesamtmodifikationen des Produktionssystems, das seit 1965-66 darauf ausgerichtet war, sich einer Bedrohung zu entziehen. Es ist nicht sicher, ob dieser Entwicklungstypus nach dem Sieg der vietnamesischen Revolution fortgesetzt werden wird, obwohl man sich einen Exegetenstreit zwischen den Vertretern einer kostspieligen Medikalisierung und den Parteigängern einer dezentralisierten, kommunenahen Medizin sehr wohl vorstellen kann.
Das allgemeine Niveau der Produktion wird in diesem Konflikt den Ausschlag geben; denn man wird versuchen müssen, den Investitionsanteil für kostspielige Behandlungen und den Anteil der den vorbeugenden oder therapeutischen Maßnahmen von erhöhter Rentabilität vorbehalten bleibt, daraus abzuleiten. Es ist wahrscheinlich, daß die Bedeutung der spezialisierten Einheiten, die Dank der Unterstützung oder dem Beitrag der Techniker aus den verschiedenen sozialistischen Ländern geschaffen worden sind, sich bezüglich der umfassenden gesundheitlichen Planung "verschieben" wird; sie werden aber weiterhin die möglichen Ziele für ein späteres Stadium bestimmen und die Orte der Initiative und der Ausbildung für die Gesundheitsarbeiter darstellen.
Die Gesundheitspolitik Chinas verfolgt entsprechend dieser strategischen Linie die Institutionalisierung von Grundstrukturen für die Existenz und Produktion von Massen. Dies entspricht der ökonomischen Planung und berücksichtigt die einzelnen historischen Etappen der V o l k s k o m m u n e n. Eine relativ schnelle Entwicklung zerbricht die alten Produktionseinheiten; d.h. die Familie, deren Zusammenhang lediglich noch über den affektiven, moralischen und sozialen Bereich vermittelt ist. Die Größe der Arbeitseinheiten, der Truppe, die Brigade, die kleinen Kommunen, dann die großen Kommunen mit 600 000 und mehr Menschen, bestimmen die Größe und die Verteilung der Vorbeugungs- und Versorgungszentren. (6) Die zunehmende Spezifizierung der Aufgaben in den Kommunen modifiziert den Krankheits-

befall und das Territorium der zu behandelnden Krankheiten. Und dort, wo ein bezuschußtes Handwerk entsteht, einige Maschinen und energieabhängige Techniken installiert werden, entspringt eine neue Pathologie der Arbeit. Die Lage der Frauen, die kollektive Erziehung der Kinder, die Verbreitung von Kinderkrippen, von Wäschereien und Kantinen haben eine Umwälzung der traditionellen Einstellungen zur Krankheit zur Folge. Die Initiative der Techniker oder der Militanten konditioniert selbstverständlich den Aspekt einer Nachfrage, welche im allgemeinen die mit den Aufnahmestrukturen kohärenten Symptome bevorzugt. Dieser Prozeß der Fokalisierung oder der selektiven Toleranz hat auf der Hand liegende ethische Implikationen: die körperlich Behinderten, die Psychotiker, die Alten und die Debilen werden in den Volkskommunen relativ gut aufgenommen; die Phänomene der Zurückweisung und der Segregation nehmen selten die endgültige und verurteilende Gestalt an, die in den kapitalistischen Ländern und selbst in der Sowjetunion üblich ist. Manche nehmen dieses Faktum zum Anlaß, um das Verschwinden einiger pathologischer Probleme zu verkünden; vor allem der Geisteskrankheiten, die so mechanisch auf eine globale soziale Ätiologie zurückgeführt werden. Es gibt indessen keinen greifbaren Beweis für eine solche Auflösung. Man kann allerhöchstens die Anpassungsfähigkeit der sozialen Strukturen gegenüber abweichenden Verhaltensweisen konstatieren; die Nachfrage nach medizinischen und psychotherapeutischen Techniken ist um so geringer, als die lokalen Institutionen diese Disparitäten integrieren können; diese Disparitäten werden darauf ausgerichtet, sich innerhalb der Umwälzung der Sprache und der Modifikationen des affektiven und sozialen Lebens auszudrücken. Der ökologische und historisch-kulturelle Kontext scheint zusammen mit den Anforderungen der ökonomischen Planung die Hauptbestimmungen für den Entwicklungsprozeß des gesundheitlichen Sektors abzugeben. Es wäre trügerisch, die Formen der therapeutischen Arbeit auf einen Befreiungsprozeß der Medizin, der direkt von sozialistischen, ideologischen und politischen Einflüssen abhängig wäre, zurückzuführen; ebenso unnütz ist es, diese Formen Punkt für Punkt dem westlichen Gesundheitssystem gegenüberzustellen. Im Gegensatz zu den Versicherungen der Puristen der chinesischen Kulturrevolution bleibt die chinesische Medizin ein der Produktionssphäre angehängter Tätigkeitsbereich. Sicherlich strahlt die Emphase der Erneuerungen aus, auf die ausgeprägteste Pathologie der sozialen Situationen, die diese Erneuerungen hervorbringen. Die Chirurgie der Arbeitsunfälle, das berühmte Annähen abgeschnittener Glieder, zeigt eindeutig den kulturellen (ideologischen) Impuls, der eine Medizin beflügelt, die sich vor allem im Dienste des Volkes versteht. Mao-Tsetung verurteilt in seinen Reden selbst die Privilegien und Vorrechte, die Funktionären oder Stadtbewohnern eingeräumt werden. (7)

Aber in einem benachbarten Bereich illustriert die Planung der Geburten ziemlich deutlich den Opportunismus der politischen Entscheidungen gegenüber Erscheinungen der Demographie. Die "medizinische" Erziehung der jungen Paare orientiert sich mehr an der Achse einer Strategie, welche die

gefährlichen Auswirkungen einer galoppierenden Demographie verhindern soll, als daran, zwischen den libidinösen Status des Ehepaars und die oppressiven Bestimmungen der Gesellschaft auf die Familienzelle einen Keil zu treiben. Die weit verbreitete Regel der "drei so spät als möglich", fordert die Jugendlichen dazu auf, sich "so spät als möglich" zu verloben, zu verheiraten und fortzupflanzen, um der Entwicklung des Landes die ganze Energie zu widmen; Regeln und Verbote, die man nicht in Übereinstimmung bringen kann mit dem, was wir über die affektive und sexuelle Entwicklung der Individuen wissen. Reich hätte sie sicher für "autoritär-repressiv", folglich für reaktionär und pathogen gehalten. Man hat neuerdings versucht, sie mit den historischen Notwendigkeiten eines Kampfes für die Lage der Frau zu rechtfertigen; dieses Argument ist von Kuba aufgenommen worden, um die Entstehung einer Moral für die Jugendlichen zu erklären, die ganz und gar geprägt ist von den abgedroschensten Ausdrücken der kleinbürgerlichen energetischen Psychologie (strenge Beschränkung der Beziehungen, starke Bewertung der sublimierenden Funktionen der Arbeit, des Sports, der militärischen Kamaraderie, systematische Unterdrückung aller Unterschiede in der Kleidung und im Verhalten etc.). Es scheint, daß es gelungen ist, die neuen Bezugspunkte des Schuldbewußtseins, die besonderen Modalitäten einer offensichtlich gut funktionierenden Zensur, die allgemeinen Voraussetzungen für die Aufnahme des Überichs herzustellen; dadurch wird mehr die Eintrittsstelle des Überichs modifiziert, als die stumme Gewalt seiner Verurteilungen abgeschwächt.
Man täusche sich nicht über die Bedeutung dieser Kritik. Im Rahmen der weltweiten Kräfteverhältnisse ist der "sozialistische Aufbau" vielfältig bedroht, sei es durch einen unfreiwilligen, vom "Produktivismus" der kapitalistischen Gesellschaften faszinierten Mimetismus, sei es durch eine bürokratische und repetitive Verhärtung der Regelsysteme der sozialen Beziehungen. Es ist nicht sicher, ob wir die Mittel kennen, diesen Fallstricken zu entgehen; in jedem Fall verbietet sich von daher die Verwendung der "Modelle" des sozialistischen Aufbaus bei der revolutionären Propagandaarbeit in Europa.
Seit 1959, dem Sieg der kubanischen Revolution, ist der Anteil des Nationalhaushalts für das Gesundheitswesen von 3 % auf 18 % gestiegen (1965); auf dem Land wurden 44 Krankenhäuser und 51 Polikliniken geschaffen; die Zahl der Krankenhausbetten hat sich verdoppelt (50 000 im Jahr 1967). Vor allem aber verbindet sich die Gesundheitsstrategie mit der Alphabetisierungskampagne, wobei die massenhafte gesundheitliche Erziehung den Vorrang hat. Strukturell gesehen stärken einige der getroffenen Maßnahmen die zentralisierte und konzentrierte Medizin aus der Batista-Zeit, während andere sich vom organisierten traditionellen Bereich entfernen. Die Vermehrung der Landkrankenhäuser bringt paradoxerweise Tausende von Ratsuchenden täglich in das städtische Krankenhaus; andererseits werden viele medizinische Anforderungen in die Sprache der sozialen Beziehungen, der ökologischen Situation, der hygienischen Bedingungen und der Arbeit, der Formen fami-

liären Lebens übersetzt. (8) Das Auftreten der Hygieneärzte, die Anwendung der individuellen Gesundheitsakten und einer gründlichen epidemiologischen und statistischen Forschung verstärkt den Eindruck einer unleugbaren technischen Verbesserung und einer besseren "Erfassung" der gesundheitlichen Probleme. Unangetastet bleibt die Gesamtheit der die "Demedikalisierung" der Gesundheit betreffenden Fragen; in den vielfältigen Bereichen, in denen der Eingriff der Gruppen und der Kollektivitäten auf einen Teil oder die Gesamtheit der pathogenen Äußerungen, mit denen sie konfrontiert sind, ziemlich direkt ist, ist in erster Linie eine politische Kritik des sozio-kulturellen Kontexts, der kulturellen Verhaltensweisen gegenüber den Problemen des Körpers, des Sexus, der Natur und des Todes erforderlich; noch allgemeiner, eine politische Kritik angesichts der unbewußten und unkontrollierbaren Maschinerie des Triebs.
Die Bewältigung dieser Aufgabe, an deren Ende das Individuum sich von allen Formen medizinischer Entfremdung, die von der herrschenden Klasse abgesondert worden sind, emanzipieren könnte, führt letzten Endes zu einer radikalen Trennung von Staatsräson und dem Bündel der psychischen und somatischen Normen der Gesundheit. Diese Abklärung ist zweifelsfrei die Schwelle zu einer revolutionären Medizin, ohne deren Knotenpunkt zu sein; immerhin scheint sie noch nirgendwo überschritten worden zu sein.

12. Verrücktheit, Zeichen, Produktion

Ob sie existentiell oder phänomenologisch ist, ein Feind der Nosographie oder der "Institutionen", die antipsychiatrische Welle mit ihrem Gefolge von Selbstverständlichkeiten und Schuldgefühlen gibt sich als Mode. Vor jedem Reden über die Verrücktheit setzt sie ein ideologisches Vorverständnis, popularisiert zum ersten Mal die Probleme der seelischen Hygiene und der psychischen Abweichung und erkennt in dem, was sich hinter den Mauern der Asyle zusammenbraut, den äußersten Ausdruck einer diffusen politischen Repression.
Die Antipsychiatrie konfrontiert die "Militanten" mit dem, was sie schon immer verkannt haben; gleichzeitig läßt sie die Fremdheit, welche sie der Erkenntnis nahe bringt, geschickt verschwinden und, indem sie den Verrückten auf seine Vorläufigkeit reduziert, entdeckt sie in der Unbegreifbarkeit der Verrücktheit nichts anderes als die Keime einer Gewaltsituation. Ein Schritt weiter, und diese Gewalt erzeugt die Verrücktheit, kristallisiert sie, verewigt sie, benennt und eliminiert sie; dies ist das Vorspiel einer Soziogenese der Unvernunft, welche die pathogene Rolle der Familie streift und in der Psychose die reine Krankheit der bürgerlichen Ordnung und deren groteskeste und schreiendste Negation erkennt: "In unserer Gesellschaft gibt es viele Methoden, mittels derer gewisse Minderheiten zunächst designiert und dann in einer ununterbrochenen Folge von Maßnahmen entsprechend behandelt werden, etwa indem man ihnen mangelnde Eignung unterstellt, sie in bestimmte Clubs nicht aufnimmt, von gewissen Schulen und gewissen Stellungen ausschließt etc., und weiter indem man ihnen die Würde abspricht; am entfernteren Ende dieser Kette stehen kaltblütige Tötung und Massenvernichtung. Doch ist das öffentliche Gewissen so stark, daß es einer Begründung für solche Aktionen bedarf; diese Begründung wird durch die vorausgegangene Anwendung von krank machenden Methoden geliefert, die darauf abzielen, eine genügende Anzahl von Opfern für die tatsächlichen Eliminierungsmaßnahmen bereit zu haben. Es gibt keine geachtetere oder gar sakrosankte Zerstörungsmethode als die, die den Segen der medizinischen Wissenschaft hat." (1)
Was designiert der öffentlichen Vernunft diese fremde Minderheit? Was macht sie bedrohlich? Welche Vorstellungen macht sich die Gesellschaft, wenn sie ihre Gefahren beschwört? Welches sind die Ursachen dieser massiven Komplizenschaft der "öffentlichen Meinung", ohne die die klinische Psychiatrie überhaupt nicht existieren würde? Welche gemeinsame Angst verbindet die Antipsychiater und die Psychiater jedesmal dann, wenn sie an das, was man Verrücktheit nennt, ernsthaft herangehen? Soundsoviele Fragen, die an den Rand des gemeinsamen Bereichs der Normen und Werte geschoben werden; Werte und Normen, die bis hinein in die überraschendsten Formen des "Protests" noch akzeptiert bleiben.
Die "Geisteskrankheit", die Psychose vor allem, äußert sich zunächst als "Abwesenheit von Tätigkeit" (M. Foucault), vor allem aber als "Unproduktion" von wertlosen Zeichen, von Falschgeld, von Wörtern ohne Kategorie, von Elementen ohne Normen.
Wenn die Gesellschaft nur benennbare Werte, die durch die soziale Arbeit

definiert werden (durch die "unbewußte" begriffliche Abstraktion, auf die Marx hinwies), anerkennt, so scheint die Produktion der Träume, der Fehlleistungen, des Delirs, ja sogar des Humors oder der Poesie aus dem Anwendungsbereich des ökonomischen Denkens ausgeschlossen, welches darauf abzielt, in den Dingen nur das anzuerkennen, was sie mit den Waren in Übereinstimmung bringt; und dies durch rastlose Darstellung ihres Tauschwerts, der seinerseits wieder reduzierbar ist, auf den Gehalt an "kristallisierter" gesellschaftlicher Arbeit. Die Undurchsichtigkeit des Unbewußten scheint sich zu vermindern für eine Untersuchung, die an sie herangeht als an eine Struktur ähnlich der der Sprache. Sie besteht aber trotzdem fort im Spiel ihrer grundsätzlich irrealen, anomalen oder asozialen Ökonomie. Vom Funktionieren der bedeutsamen Ketten "auf dem kürzesten Wege" (wie sie sich im Prozeß der "freien Assoziation" darzustellen neigen) gewinnt man den Eindruck einer Ausnahmestellung bezüglich des Gesetzes "der geringsten Anstrengung", das erfordert, daß "in den sprachlichen Austauschakten physische und psychische Energie verausgabt wird, um Bedürfnisse zu befriedigen und daß die Verausgabung dieser Energie die Tendenz hat, der Masse der übermittelten Informationen proportional zu sein". (2)
Eine Ökonomie des Unbewußten ist eine rein verlustreiche "Produktions"-weise; Produktion von unaustauschbaren Gegenständen, von Werten, die in den ideologischen und rationalen Sphären der sozialen Beziehungen nicht kommunizierbar sind. Für eine immer nur sporadische Aufmerksamkeit (sei dies therapeutisch oder nicht) liefert sie zögernd Elemente, die im Produktionsprozeß nicht dialektisierbar sind:
"Wenn Freud ein Kapitel der Traumdeutung "die Traumarbeit" nennt, so lüftet er den Vorhang über der Produktion selbst als einem Prozeß, nicht des Austausches (von Gebrauchswerten), eines Sinns (eines Wertes), sondern eines permutativen Spiels, welches die Produktion selbst formt. Freud stellt also die Problematik der Arbeit als besonderes semiotisches System dar, das unterschieden ist vom System des Austausches: diese Arbeit geschieht im Innern des mitteilenden Wortes, ist aber wesentlich verschieden von ihm. Auf der Ebene des Ausdrucks ist sie eine Hieroglyphe und auf der latenten Ebene ein T r a u m g e d a n k e. "Traumarbeit" wird zu einem theoretischen Begriff, der eine weitere Untersuchung nach sich zieht: diejenige, welche die Produktion vor der Vorstellung, die Ausarbeitung des "Denkens" vor dem Gedanken betrifft. Für diese Untersuchung ist die Traumarbeit radikal getrennt von der Arbeit des wachen Denkens; die Traumarbeit denkt weder, noch kalkuliert sie; ganz allgemein, sie urteilt nicht, sie begnügt sich damit, zu verwandeln." (3)
Man sieht hier die theoretische Sackgasse deutlich werden, die in dem Versuch besteht, über die arktikulatorische Vermittlung der Sprache und Zeichen, die sich in der doppelten Unkenntnis des Triebes und der Ideologie bilden, unbewußte Strukturen mit der kapitalistischen Produktionsweise direkt ins Verhältnis zu setzen. Daß die Sprache im Innern dieser repräsentativen Verleugnung sich organisiert, sich entwickelt und verfeinert, erklärt zwangs-

läufig, daß sie in ihrer Struktur die Spuren des Verworfenen zurückbehält. Das Unbewußte "unproduziert" mit dem gleichen bedeutenden Material wie die Gruppen, die Kollektivität, die Familie, die Klassen und die Gesellschaft. Die pulsionelle Ökonomie, der libidinöse oder Todestrieb, kann so wieder mit Beschlag belegt werden und in eine politische Kampfstrategie integriert werden; innerhalb dieser Strategie nährt sie - unter den Umständen der Rigidität der sozialen Modelle und zusammen mit den autorepressiven Phänomenen des Über-Ich - eine Gewalt als Reaktion (reaktionell und reaktionär zu gleich), die der Faschismus mit seinen Tendenzen konservativer Ritualisierung sich gemeinhin zunutze zu machen versteht. Tatsächlich nimmt die archaischste soziale Ordnung leicht repetitive, identifikatorische oder homosexuelle Phänomene, die aus den primitivsten Schichten des Unbewußten hervorquellen, in sich auf, sofern diese den kollektiven Verteidigungsmechanismen gegen das Eindringen des Anderen, der Veränderung und der Diskontinuität förderlich sind. Die Kristallnächte oder die Nacht der langen Messer, die festlichen Autodafés oder die menschenmordenden Messen des Ku-Klux-Klan, die Folklore der Medizinstudenten, die Pfadfindertreffen, die militärischen Aufmärsche und die Pilgerfahrten nach Lourdes, die nationalen Feste, die "Rattenjagden" des Algerienkrieges: all das sind soundsoviele Zeugnisse für diese punktuelle Möglichkeit kollektiver Identifikation mit Idealen, deren Funktion es ist, die Auswirkungen symbolischer Differenz, die durch den gesellschaftlichen Produktionsprozeß und den persönlichen Geschichtswert des Triebes hervorgetrieben werden, zu vermindern oder zum Verschwinden zu bringen. In diesen Augenblicken eines faschistischen Ausnahmezustandes entfesselt die Sprache alle ihre entfremdenden Gewalten und verheimlicht nicht mehr die ihr zugrunde liegende Tendenz: die fortschreitende und systematische Ausdehnung des Warenfetischismus' auf die Gesamtheit aller Formen des sozialen Lebens:

"Der Fetischismus ist nicht die Sakralisierung dieses oder jenes Wertes (in diesem Fall könnte man in unserer Epoche, in der die Liberalisierung der Werte und der Überfluß der Gegenstände "normalerweise" zu ihrer Entsakralisierung tendieren müßte, eher mit ihrem Verschwinden rechnen); es ist die Sakralisierung eines Systems als solchem, der Ware als eines Systems: der Fetischismus geht also einher mit der Verallgemeinerung des Tauschwerts und breitet sich immer mehr aus. Je mehr das System sich systematisiert, desto mehr verstärkt sich die fetischistische Faszination, und wenn sie in immer neue, vom eigentlichen ökonomischen Tauschwert immer entferntere Bereiche vordringt (in die Sexualität, in die Freizeit usw.), so geschieht dies nicht aus Besessenheit nach Vergnügen, aus einem substantiellen Bedürfnis nach Freude oder Freizeit heraus, sondern auf Grund der fortschreitenden (ja äußerst brutalen) Systematisierung dieser Bereiche; und d.h. ihrer Reduktion auf Wertzeichen, die im Rahmen eines virtuell totalen Systems des Tauschwerts substituierbar sind." (4)

In dem Maße wie der Widerspruch zwischen dem Produktionssystem (der

Ordnung seiner Rationalität) und der unbewußten Subjektivität des Einzelnen sich verwischt, kann man mit Marcuse die Tendenz zur Integration der Ausgebeuteten benennen, die über eine reine Anpassung hinaus zu einem Mimetismus wird - zu einer Form der unmittelbaren Identifikation des Einzelnen mit seiner sozialen Lage, und vermittels dieser, mit der Gesellschaft als strukturierter Gesamtheit. Man kann in dieser Entwicklung den Verfall einer fundamentalen Antinomie sehen, die Marx unter dem Begriff der Entfremdung dargestellt hat, und die "problematisch wird, wenn die Individuen sich mit der Existenz, die ihnen aufgezwungen wird, identifizieren und darin Verwirklichung und Befriedigung finden". Und wenn man noch einen Schritt, den man als "pseudo-strukturalistisch" bezeichnen könnte, weitergeht, so versucht man eine Ebene zu bestimmen, auf der sich die Gesamtheit der Ausbeutungs- und Unterdrückungsmethoden verdichtet und kristallisiert: "Dieses Aufgehen der Ideologie in der Wirklichkeit bedeutet jedoch nicht das 'Ende der Ideologie'. Im Gegenteil, in einem bestimmten Sinn ist die fortgeschrittene industrielle Kultur ideologischer als ihre Vorgängerin, insofern nämlich, als heute die Ideologie im Produktionsprozeß selber steckt. In provokativer Form offenbart dieser Satz die politischen Aspekte der herrschenden technologischen Rationalität. Der Produktionsapparat und die Güter und Dienstleistungen, die er hervorbringt, 'verkaufen' das soziale System als Ganzes oder setzen es durch. Die Mittel des Massentransports und der Massenkommunikation, die Gebrauchsgüter Wohnung, Nahrung, Kleidung, die unwiderstehliche Leistung der Unterhaltungs- und Nachrichtenindustrie gehen mit verordneten Einstellungen und Gewohnheiten, mit geistigen und gefühlsmäßigen Reaktionen einher, die die Konsumenten mehr oder weniger angenehm an die Produzenten binden und vermittels dieser ans Ganze. Die Erzeugnisse durchdringen und manipulieren die Menschen; sie befördern ein falsches Bewußtsein, das gegen seine Falschheit immun ist." (5)

Die kulturalistische Strömung der amerikanischen Psychoanalyse die sich sowohl vom Marxismus als auch Freudismus löst, schiebt die soziale Konzeption der Entfremdung und die Äußerungen einer "geistigen Entfremdung" beim Individuum ineinander. Die eine wie die andere Störung des Seins sind in zwei entgegengesetzten Situationen miteinander verwachsen, die beide auf die Problematik der Anpassung reduziert werden können; entweder ist das Subjekt an die gesunde Gesellschaft unangepaßt oder es ist zusammen mit einer entfremdeten Gesellschaft (an seine Natur?) unangepaßt. Die Perfektion einer Konditionierung verbindet die Neurose ebenso sicher mit dem Kapitalismus, wie der "humanistische Sozialismus" ihre Heilung verspricht. Treibt man diese Überlegung weiter, so kommt man zu einer "ökonomischen" Psychologie, die beherrscht ist von den Begriffen des "Profits", des "Verlusts" und der "Rentabilität". Bezüglich des Selbstmords unterstellt z.B. Fromm, daß "eine andere Ursache (für die Häufigkeit des Selbstmords) von Dürkheim und anderen verkannt worden ist. Sie hängt zusammen mit der

Vorstellung der Bilanz, die das Leben unter dem Gesichtspunkt eines möglichen Bankrotts betrachtet. Zahlreiche Selbstmorde sind verursacht durch das Gefühl, daß 'das Leben ein Scheitern gewesen ist, 'daß es nicht mehr wert ist, weitergelebt zu werden' - und der Selbstmord ist dann das Äquivalent einer Bankrotterklärung, wenn die Verluste endgültig sind." (6)
Die Konditionierung des Individuums verlangt eine P s y c h o l o g i e des (bewußten) I c h in seinen Beziehungen zu den ökonomischen und sozialen Institutionen. Das Unbewußte ist nicht mehr der Gegenstand noch der Angelpunkt der psychoanalytischen Theorie; diese dezentriert ihre Forschungen, um sich mit Karen Horney oder H. S. Sullivan auf die Untersuchung zahlreicher "Konflikte" oder "Neurosen" zu stürzen, die durch den "kulturellen" Kontext, in dem das Individuum lebt, determiniert sind; dies resümiert dann Mathilde Nicl äußerst platt in einer lapidaren Formulierung welche die "humanistische Psychoanalyse" (!) vorstellen soll: "Der Mensch, wie ihn Fromm sieht, ist gleichzeitig Körper und Geist, Sensibilität und Vernunft, individuell und sozial; e r h a t e i n U n b e w u ß t e s a b e r a u c h e i n B e w u ß t s e i n, das - damit er leben kann - von ihm fordert, daß er eine Antwort auf die Frage nach dem Sinn seiner Existenz findet. Das heißt, Fromm trennt die Psychologie weder von den biologischen, ökonomischen und sozialen Problemen, noch von den Problemen der Philosophie und der Ethik; und das zeigt die ganze Spannweiter s e i n e r Psychoanalyse (!!)." (7)
Die Kehrseite dieser Hypothese (die das Unbewußte auf den bescheidenen Platz des "Spielverderbers" verweist) ist die soziogenetische Erklärung der Verrücktheit und deren Karikatur, wie sie in der Etikettierung der politischen Oppositionellen als Verrückten zum Ausdruck kommt. Für diese Art der Forschung besteht das schwierige Problem darin, über die "existentiellen Dichotomien" hinauszukommen; hier kündigt sich bereits das Schicksal an, das 30 Jahre später Laing und Cooper den Reflexionen Sartres bereiten werden, wenn sie eine existentielle Analyse erstellen auf der Grundlage des wirklichen Widerspruchs zwischen dem "Abweichenden" und der Gesellschaft und dies innerhalb eines gemeinsamen Aufbaus der Politik und der "Unvernunft"; dieser ist der abgegrenzte Bezirk einer Dialektik der Meinungen, gegensätzlicher Positionen, antinomischer Argumente, die durch den konventionellen Bereich der Auseinandersetzungen miteinander verschmolzen sind. Dies ist eine Distanzierung, die gegenüber dem Freudismus sich nicht nur heterodox verhält, sondern die darüberhinaus die Tendenz enthält, die Auswirkungen seiner "gedanklichen Revolution" zu annullieren. Freud löst das Subjekt aus jeglichem sozio-pädagogischen Zusammenhang, er entreißt es der Sphäre der Formung seines Verhaltens und seiner Reflexion, vertreibt es aus der Position eines "Subjekts der Erfahrung". Von vornherein bar jeder Ethik, die aus einer expliziten Anerkennung des Rechts des Triebes in Bezug auf Geschlechtlichkeit und Identität hervorginge, ist die Psychoanalyse sehr wohl die "Pest", die Freud den Amerikanern zu bringen glaubte.
Die "Geisteskrankheit" verschärft lediglich noch diesen heterotopischen Aus-

druck des Unbewußten, dessen Buchstabe (oder Chiffre) nur noch dann (und dort) in Erscheinung tritt, wenn die bedeutsame Verknüpfung (oder der Text) versagt, fehlt, sich verliert, unterbrochen wird, auf den Widerstand eines Fehlers stößt, der - bevor er zum Skandal für den Gedanken wird - bereits eine Abweichung der Sprache darstellt. Dieser Fehler hat keinen vorgesehenen Platz: er kommt zur Unzeit und enthüllt seinen Sinn erst hinterher. Da er immer überraschend kommt, im Augenblick wo die Zensur sich vorübergehend lockert, ist er "unmäßig". Welches auch immer der Bereich sein mag, der von diesem "Irrtum" in dem, was ihn als fremdes oder entfremdetes Ding bezeichnet, eingenommen wird, so muß man auf den gemeinsamen Grund der symbolischen Ordnung - und noch radikaler der Sprache - systematisch zurückgreifen, um seine "Vernunft" zu verstehen: "Denn wenn Freud, um in der psychopathologischen Psychoanalyse ein Symptom - sei dieses neurotisch oder nicht - anzuerkennen, das Minimum an Überdetermination fordert, das einen Doppelsinn darstellt - das Symbol eines erloschenen Konflikts, der über seine Funktion hinaus in einem gegenwärtigen nicht weniger symbolischen Konflikt fortwirkt; wenn er uns gelehrt hat, im Text der freien Assoziationen die fortschreitende Verzweigung dieser symbolischen Erbschaft zu verfolgen, um dort wo die verbalen Formen sich überkreuzen, die Knoten ihrer Struktur aufzuspüren, so ist vollkommen klar, daß das Symptom sich vollständig in der Analyse der Sprache auflöst. Denn es ist selbst strukturiert wie eine Sprache; es ist eine Sprache, deren Worte es zu befreien gilt." (8)
Aber die Entzifferung des Textes der Entfremdung, wenn sie im Innern einer kulturellen Tradition der Vernunft befangen bleibt, verstrickt sich in den Aporien des logischen Denkens und im Gegensatzpaar gesundes Denken/Verrücktheit, die sich wechselseitig bestimmen. Ein Territorium von Normen schirmt sich vor den möglichen Angriffen dieses Übels ab, das abzielt auf die bedeutenden Netze, deren Struktur, Genese und Rationalität, das danach strebt, den Ursprung immer gründlicher zu erforschen - und dies durch eine Beharrlichkeit, die untrennbar ist vom Prozeß der Sprachbildung selbst. Jede Sprache ist sich der Verrücktheit "bewußt" in Worten, die durch die Verrücktheit selbst hervorgebracht werden. Derrida versucht dies in einer gemeinsamen originären Figur zu veranschaulichen, und er wirft Foucault vor, dies beim Studium der Cartesianischen Texte nicht erkannt zu haben: "Die hyperbolische Kühnheit des Cartesianischen Cogito, seine verrückte Kühnheit (...) besteht darin, zurückzugehen auf einen Ausgangspunkt, der nichts mehr zu tun hat mit dem Gegensatzpaar einer Vernunft oder Unvernunft, mit ihrer Entgegensetzung oder Alternative. Ob ich verrückt bin oder nicht; cogito, sum. In allen Bedeutungen dieses Wortes ist die Verrücktheit also nur ein Fall des Denkens (innerhalb des Denkens). Es handelt sich also darum, sich auf einen Punkt zurückzuziehen, von dem aus jeder bestimmte Widerspruch in der Form einer solch tatsächlichen historischen Struktur erscheinen kann; als relativ erscheinen kann von diesem Nullpunkt aus, in dem der Sinn und der bestimmte Nicht-Sinn in ihrem gemein-

samen Ursprung vereinigt sind." (9)
Es ist wichtig, auf dieser gemeinsamen Bestimmung des Widerspruchs zu bestehen und darin das zu erkennen, was gleichzeitig die Vorgehensweise des bewußten Denkens und eine Logik des Unbewußten begründet; denn welches auch immer die Formel sein mag, die den Eingriff des Subjekts in den Signifikanten bestimmt, so zwingt uns doch diese Formel, den Trieb, den wechselnden Grundstock und die Grenze der Zeichen einzukreisen, durch deren Vermittlung sich notwendigerweise ausdrückt, was der Wunsch für die dunklen Zonen des Körpers, des Namens und des Todes fordert!
"Die Ideologie ist aufgrund ihrer Form nichts als eine falsche Erkenntnis und eine falsche Praxis: eine falsche Erkenntnis, weil sie in der Form von Bildern, von Mythen oder sogar Ideen (in den besonderen Gestalten der Kunst, der Religion oder der Moral) die soziale Praxis widerspiegelt, vielmehr als sie denkt oder ihren Gegenstand rekonstruiert; denn sie bringt das Erlebte einer Gruppe stärker zum Ausdruck als deren wirksame Praxis. Sie ist aber unvermeidlich (keine Gesellschaft ohne Ideologie), weil wir nicht darauf verzichten können, uns unsere Praxis vorzustellen, und weil diese Vorstellung in ihrer unmittelbaren Form V e r d o p p e l u n g ist. So bilden sich komplexe Produkte, oder besser gesagt, Systeme, die der Ordnung des U n b e w u ß t e n angehören, solange wir Agenten sind, die in ihren resistenten Widerspiegelungsstrukturen gefangen bleiben; Systeme, die (nach Marx) unsere wirklichen Beziehungen mit Imaginärem "überdeterminieren", solange wir sie nicht beherrschen können." (10)
Die Organisation der I d e o l o g i e n in engmaschigen Netzen in einem gemeinsamen Sprachgrund ist nicht ohne Folgen für den Gebrauch, den das Subjekt davon macht; dieses wird über die Wiederholungen und Stereotypien der Ordnung einer rationalisierenden Bourgeoisie hinaus festgebunden im Universum einer Massenproduktion von Verhaltens- und Identifikationsmodellen, von seriellen Objekten einer gesellschaftlichen Nachfrage, von gemeinsamen leicht austauschbaren Vorstellungen; Gegenstände, Vorstellungen und Modelle, die durch Angrenzung und durch wechselseitige Produktion assoziiert werden, um einen Bereich der kollektiven Identifikation mit den Idealen der herrschenden Klasse abzustecken. Dort löst sich die antagonistische Form der Klassenkonflikte ebenso auf wie die Erregung der pulsionellen Energie, die zur Ohnmacht verdammt werden angesichts des Maßes und des Rhythmus der sozialen Institutionen und der industriellen Produktion, (vgl. das Problem der "Nichtstuer" und seine neuerliche "Lösung" durch das Wiedererziehungs-Gefängnis in Cuba).
Die Verklebung des Subjekts in das mehr oder weniger strukturierte Magma dieser Ideologien greift über auf die Formen der wechselseitigen Beziehungen, die Formen der sozialen Verhältnisse auf den verschiedenen Austauschebenen der menschlichen Ökonomie; und diese Formen können die ausgearbeitetsten Zeichen einer revolutionären Kritik buchstäblich zum Verschwinden bringen. Alles spielt sich so ab, als ob die Zirkulationsweise der Ideen (das Feuer des Signifikanten) die Oberhand gewänne über den Inhalt der The-

men und Ideen selbst, die so ihres protestierenden "Wesens" ihrer negierenden Substanz beraubt werden.
Die Universität kann z.B. die revolutionäre Tragweite der Schriften von Freud oder Marx kastrieren, solange ihre Leser oder Exegeten sie "vulgarisieren" innerhalb eines formellen, hierarchischen, zerstückelten, funktionellen, aseptischen Rahmens liberaler pädagogischer Beziehungen in der multidisziplinären Universität. Der Staat kann die "marxistische" Opposition tolerieren, solange sie ihre Kräfte in den institutionellen Formen der Parteien und Gewerkschaften organisiert, welche die Verhandelbarkeit der Revolution zugunsten des unangreifbaren Mythos der Produktion sicherstellen.
Das Netz des institutionellen Austauschs zwischen herrschender und ausgebeuteter Klasse bildet den Grund einer fundamentalen historischen und unbewußten Komplizenschaft, bei der schon Reich sich wunderte, daß man es dabei bewenden ließ, sie festzustellen:
"Natürlich muß man die objektive Funktion der Sozialdemokraten und Faschisten entlarven. Aber die Erfahrung zeigt, daß die Entlarvung dieser Rolle auf tausenderlei Arten die Massen nicht überzeugt hat, daß also die sozio-ökonomische Problematik für sich allein nicht ausreicht. Man fragt sich, was in den Massen vorgeht, daß sie diese Rolle nicht erkennen konnten und wollten. Die typische Antwort 'die Arbeiter meinen zu erkennen', oder 'wir haben nicht verstanden!!!' ist völlig nutzlos. Warum erkennen die Arbeiter nicht, und warum haben wir nicht verstanden?" (11)
Die Psychose enthüllt unwiderlegbar eine Nicht-Zugehörigkeit zum konventionellen Anwendungsbereich der kulturellen Symbolik, und sie fährt fort, aus dem Inneren dieses Bereichs ihre freien signifikanten Ausdrücke, ihre Wortspiele, ihre phonetischen Modulationen, ihr oberflächliches Schiliern zu schöpfen; letztere sind so nicht "getrennt" von den Signifikaten, sondern buchstäblich gespalten und ausgeschieden als reine reale Gegenstände, als Träger von gefährlichen, verletzten und verletzenden, lebenden und todbringenden Mächten.
Die Bilderwelt des Unbewußten, die Traumproduktion, wird beständig angestachelt durch das signifikante Gewebe der politischen Epopöen, der Kriege, der gewalttätigen Formen nationaler Antagonismen, der spektakulären und kritischen Aspekte des Klassenkampfs. Schon Reich bemerkte in der Häufigkeit der Wahnvorstellungen, die sich um die "Zeppelins" bildeten (steuerbare phallische Granaten des ersten Weltkrieges) die Vorliebe des Unbewußten für die Themen der Aktualität. Die Entwicklung der Presse und der Massenmedien (vor allem des Fernsehens) vermehrt die Anstachelungen, die Suggestionen, die methaphorischen Aufforderungen und nährt den Prozeß der Symbolisierung des Traums oder des Delirs:
- Eine junge Frau träumt, daß sie sich in einem Nazi-Konzentrationslager befindet. Man erklärt ihr, daß sie noch nicht geheilt sei und deshalb nicht ausbrechen könnte.
- Eine Militante der Frauenbefreiungsbewegung träumt, daß Pompidou den

Einwohnern von Grenoble einen Besuch abstattet; während der Vorbeifahrt des Präsidenten stehen zwei Hecken von nackten Frauen am Trottoir entlang und onanieren ostentativ.
- In einem Traum, in dem es sich um die Ängste um die Verdauungs- und Darmtätigkeit dreht, gruppiert ein Mann um den Ausdruck "Evakuierung" mehrere bedeutsame Reihen; dieses Wort bezeichnet nacheinander den Exodus der Einwohner seines Dorfes im Norden Frankreichs nach dem Süden und die Darmspülung mit Salzlösung, die von seiner Großmutter in den Jahren 1940/41 während eines Entkleidungs- und Liebkosungsrituals durchgeführt worden war, und an das er eine beunruhigende Sehnsucht bewahrt hatte.
- Ein junger Psychotiker, der Frauen gegenüber ängstlich ist und sie nicht anzusprechen wagt, und der über den "kommunistischen Antisemitismus" in der UdSSR beunruhigt ist, gesteht seine Kastrationsangst ein.
- Einen Tag nach dem Selbstmord des jungen Pragers wohnt eine Patientin im Traum der feierlichen Beerdigung von Jan Pallach bei. Während ihrer Erzählung bleibt sie völlig taub gegenüber der Homonymie, die mich als ihr Opfer bezeichnet.
Diese unbewußte Antiproduktion (die Nicht-Produktion) schöpft um so ausgiebiger aus dem Sortiment der aktuellen Ereignisse, als diese im Voraus Themen oder Standpunkte der Überschreitung der sozialen Ordnung enthalten. Der Traum transponiert sie ohne Nuancen in das problematische Netz der ödipalen Situationen und der Kastrationsängste. Die Gummiknüppel und die Helme werden zu Penissen und Präservativen, die Pflastersteine zu vatermörderischen Instrumenten, der Verrat wird allegorisch bestätigt, die sado-masochistischen Kämpfe entlehnen die Gewalt der Auseinandersetzungen in den Straßen, um das Theater des libidinösen Furors darzustellen. Aber mehr als die Plastik der Bilder, die ihr nahegelegt werden, bearbeitet die unbewußte Sprache das Wort, den Buchstaben, das Phonem:
- Eine "Sprech"-Gruppe aus Schizophrenen spricht jede Woche zu einem festgesetzten Zeitpunkt in Anwesenheit einiger "Behandelnder", die sich auf ein Minimum an Intervention beschränken, über bestimmte Gegenstände. Eine Konversationssequenz enthält folgende bedeutsamen Elemente: Fabiola/Prinzessin, Langer Hals/Reiher, La Fontaine/Fabeldichter. Vier Gesprächspartner haben nacheinander gesprochen, um die Elemente "fab-l" zu kolportieren (und zu bewahren), die das Prinzip der Kontinuität der artikulatorischen Knotenstruktur dieser sprachlichen Ökonomie darzustellen scheinen. Die reine Verschlingung des Signifikanten, das fast spielerische Netz der Gruppenassoziationen, destilliert die Tauschwerte, die in den Sätzen und Wörtern enthalten sind, bis hin zu deren elementarster Darstellung; eine Chiffre, ein Buchstabe faßt manchmal die gesamte Textur eines Elements - oder genauer eines Trugbilds - in sich zusammen. (12)
- Eines Tages empfindet eine junge Frau beim Anblick einer Krankenschwester in der Klinik in der sie "behandelt" wird, eine intensive Emotion. Sie verbindet diesen starken Eindruck mit der Haltung der Schwester, wenn sie, die Hand in die Hüfte gestützt, vor dem Behandlungsraum steht, den die Pa-

tientin hinter dem Körper der Schwester, der eine Art Schirm bildet, mehr errät als sieht. Durch sukzessive Reduktionen kommt sie dahin, die Kernstruktur, die sie durcheinanderbringt, zu erkennen: das V, das durch die hochgezogene Hüfte und den darauf gestützten Arm gebildet wird und dessen Öffnung eine Art Fenster bildet, das auf die verschwommenen Ereignisse im Behandlungsraum geöffnet ist.
Einige Tage später erinnert sich die junge Frau an die Zeit von einigen Monaten, während der sie im Alter von 5 Jahren im Schlafzimmer ihrer Eltern geschlafen hatte; in einem kleinen Bett mit senkrechten Bettpfosten am Ehebett, dem ihre Füße auf diese Weise zugekehrt waren. Genau durch die V-förmige Öffnung ihrer gespreizten Füße konnte sie hindurchsehen, um einen formell-stereotypen und eingerahmten Ausschnitt des Gegenstandes ihrer ängstlichen Neugierde zu erhaschen - der elterlichen Vereinigung.
Die Neurose deutet lediglich eine Formalisierung an, die in dem überreichen Ausdruck der hysterischen Psychose aber auch im Verlauf gewisser schizophrener autistischer oder katatonischer Dissoziationen, die Anhaltspunkte einer subjektiven Räumlichkeit liefert, in der sich - in der Übertragung - die dynamische Rekonstruktion des zerstückelten Bildes des Körpers abspielen kann. Die Dialektik des Inhalts und der Form, der Teile und des Ganzen und schließlich später des Raums und der Zeit - diese Strukturierung, die vermittelt ist durch die Arbeit des Patienten an der zu modellierenden Substanz - erlaubt es Gisela Pankov, die Natur und die Funktion des Trugbildes im psychotischen Universum zu präzisieren:
"Die Methode der 'punktuellen Übertragung' (?) ist bestimmt durch den Akt, der den Kranken zur Anerkennung seines Wunsches bringt. Solche Wünsche kristallisieren sich um dynamische Bilder, die wir T r u g b i l d e r nennen können. Solche Trugbilder unterscheiden sich grundlegend von dem gewöhnlichen Begriff des Traumbildes (welches eine vorübergehende und imaginäre Produktion ist) und geben einem Element ihres Begriffs, das bei Freud stillschweigend übergangen wird, seine ganze Bedeutung. (...) Bei dem authentischen Schizophrenen müssen solche Bilder die Dialektik von Form und Inhalt annehmen, denn der Kranke lebt in einem grenzenlosen Körper. Wenn die Dissoziierung in der räumlichen Welt aufgehoben ist, kann der Kranke in seine Geschichte eintreten, denn die Dissoziation ist simultan begleitet vom Verlust der historischen Dimension des Lebens eines Schizophrenen." (13)
Es sieht so aus, als ginge es darum, den Methamorphosen der "Entdialektisierung" ein zusätzliches Element hinzuzufügen. Dem Verlust der historischen Dimension beim Psychotiker entspricht eine hyperrealistische Verflechtung in die Geschichte, die reduziert wird auf die Signifikanten, auf eine Weise erratender Besorgnis der unbewußten Instanzen, die sich in die Geschichte projizieren. Die trivialen Beispiele einer Vielzahl delirierender oder identifizierender Beziehungen zum General De Gaulle illustrieren diese paralogische Konstruktion, durch welche die Patienten versuchen, das Universum der Widersprüche und Konflikte, in dem sie leben und bestehen

müssen, wieder zu integrieren; zuerst, indem sie darin einen Ort, eine Stufe, eine Hierarchie für sich finden, und später vielleicht, indem sie dem Tod begegnen:
- Christian. - Ich habe einen blauen Bleistift ...
- Jean-Claude. - Ja?
- Christian. - ... und ich würde gern einen General trinken.
- Guy. - Ein was?
- Barnabé. - Einen General.
- Jean-Claude. - Gibt's hier einen General?
- Albert. - Der General ...
- Guy. - Dupont de Nemours!
- Albert. - ... De Gaulle.
- Guy. - Aber er ist tot. Ach! Man kann nie wissen... Vielleicht ist ergar nicht tot, nach alledem
- Christian. - In der Presse ... ist er nicht ... am Leben geblieben.
- Jean-Claude. - Das ist das mindeste was man sagen kann.
- Christian. - Das ist alles, was ich zu sagen habe. (...)

In der Rede der Schizophrenen spielen die Deutschen und jetzt immer häufiger die Amerikaner immer wieder die Rolle der Macht, der Unterdrückung, des Unüberwindbaren, ja sogar der nicht temporisierbaren Ewigkeit; eine frappante Verkürzung, in der der genzenlose Körper des Subjekts sich als Behälter der Signifikanten anbietet - als Ziel und Sieb der Sprache der Geschichte am Rande ihres Ablaufs, das von der Geschichte in verwirrender Weise gestreift wird. Die einfache neurotische V e r d r ä n g u n g reicht aus, um unfreiwillige Wortspiele (Lapsus) zu bilden, in denen sich der doppelte Zugriff der Zensur (des Staates) und der Zensur (des Über-Ichs) enthüllt:

Ein Fernsehsprecher spricht am 3. März 1971 kurz von den "Ereignissen in Laos" und von den Niederlagen, die die Amerikaner und die Südvietnamesen erlitten haben. Dann: "Verlassen wir für einen Augenblick die tragischen Ereignisse in Laos, um auf etwas zu sprechen zu kommen, das uns direkt betrifft: d a s S t e i g e n d e r P r e i s e zu Anfang des Jahres, etc." (14)

Aber die Auswirkungen des A u s s c h l u s s e s durch die Psychose vermehren nur noch die Phänomene der Anhänglichkeit an die Signifikanten, gemäß den phonetischen oder halluzinatorischen Ketten, die dem Netz der symbolischen Ordnung fremd sind. Die Institution kann die Aufgabe übernehmen, für die Ökonomie des Gruppenaustausches die Orte einer Sublimierung der imaginären Wahnbilder zu organisieren:

"Diese individuellen Phantasien, die ihres Inhalts entleert sind, gelten als eine Art Tauschgeld im Innern der Gruppe. Die Funktion des Tauschgeldes ist es, die es uns erlaubt, an den symbolischeren Begriff der Gruppenphantasien heranzukommen. Es gibt eine Art Wertbörse für diese zirkulierenden Phantasien; ihre Bewertung bemißt sich nicht nach der Bedeutung, die sie jeweils für die Einzelnen haben. Wenn der Einzelne wirklich mit seiner Ar-

beit verbunden ist, wenn sein Bewußtsein nicht getrübt ist durch eine ganze Reihe von Abwehrmechanismen, so bringt er eine ganze Dimension sublimierender Fantastik zur Entfaltung. Es ist die Verflochtenheit in die symbolische Zirkulation des Gegenstandes seiner Wahnbilder (in das D i n g), die dem Kollektiv einen gewissen Stil geben und die Fähigkeit herstellen kann, die ungewöhnlichsten Aspekte des psychotischen Individuums, das zur 'Behandlung' kommt, zur Kenntnis zu nehmen (...)." (15)
Diese Fähigkeit der Institution, Resultat der Arbeit einer beständigen "Ent-Entfremdung" des K o l l e k t i v s, ist selbstverständlich in der n o r m a l e n Organisation des sozialen Lebens nicht verbreitet. Dort, wo diese "Aufmerksamkeit" fehlt, bleibt die Übersetzung der Sprache des Psychotikers Kompromiß. In diesem Sinn stellt der Schizophrene eine wirkliche Sackgasse jeder politischen Logik dar; und wie phantastisch die Position Coopers auch sein mag, der im Verrückten "einen individuellen revolutionären Focus" sieht, so ist es doch im Gegenteil so, daß der "Geisteskranke" als R e s t, Folge und Kennzeichen für ein absolutes Scheitern des Aktes und des Gangs der Revolution ein erschütterndes Zeugnis ablegt.
Der erste Schritt der zu tun ist, ist eine schonungslose Kritik der sozialen Apparatur der Verrücktheit; die antipsychiatrische Strömung in Italien (Basaglia, Minguzzi, Jervis etc.) setzt vor jede Abhandlung über die Verrücktheit die politische Auseinandersetzung und bringt die politischen Antagonismen zum Vorschein, welche die archaischen Asyle bis heute erstickt haben. Die zweite Etappe, die sich nicht auf den "Behälter" der Verrücktheit beschränkt, wird noch lange auf sich warten lassen. (16)
Wie steht es mit einer möglichen Subversion der sozialen Ordnung durch den Psychotiker? Einzig einige Abenteurer versuchen ihr Geltung zu verschaffen; Surrealisten und Literaten, Situationisten, trübe Forscher auf der Suche nach den wahren Kraftlinien der Geschichte (17), Philosophen und analytische Exegeten der "Schizophrenie", Schriftsteller, die hochgekommen sind zu einem Zeitpunkt, als man die Worte umkehrte, und über den hinaus eine ganze literarische Produktion die fantastische Dimension des Körpers rekontruierte. Während der Trieb, der endlich in seiner imaginären Höhle aufgeschreckt wird, eine andere Lexikographie, eine neue Syntax, einen unterschiedenen Kontrapunkt der Haltung und des Wortes, der Ethik und des Sinns, des Sexus und des Wissens, die durch das Subjekt vermittelt sind, entwirft. (18) Die Herrschenden täuschen sich darin nicht. Sie erkennen in der Unmittelbarkeit von Henry Miller, im Elitismus von Guyotat eine wirkliche Bedrohung für die kohärente Sprache der Ideologie, für die Rhetorik der bürgerlichen Gefühle, für die konventionelle Stilistik des Körpers, für die rationalisierenden Universalismen der Herrschenden Klasse.
"Ist der 'Schizo' ein Fall? Aber er behandelt die andern als ebensoviele Fälle, durch die er hindurchgeht. Es gibt kein Ich, das andere Personen simuliert, der Schizophrene identifiziert sich nicht mit Personen sondern setzt seinen organlosen Körper mit einer Intensitätsregion gleich, mit einem G e f ä l l e, das er mit diesem oder jenem Namen belegt. Überall und in

allen Zeiten und an allen Orten die Produktion der Wirklichkeit finden; Oh Natur, die familiären und sozialen Bindungen überspringen, um ein Wirkliches zu ergreifen, wie es von der Natur und von der Geschichte hervorgebracht wird; das Römische Reich, die mexikanischen Städte, die griechischen Götter, die entdeckten Kontinente durchwühlen, um dieses Mehr an Wirklichkeit zu gewinnen, dieses Rohprodukt der wünschenden Maschinen auf dem Grund der Zeiten und des Raumes zu gewinnen und den Schatz der paranoischen Torturen und des zölibatären Ruhms zu horten: das ist der 'Histrionismus' des Schizophrenen nach der Formel von Klossowski, das wahre Programm eines Theaters der Grausamkeit, die Inszenierung einer Maschine, die die Wirklichkeit produzieren soll." (19)

Man wetzt die Waffen für die Bourgeoisie, denen dann jedesmal Einhalt geboten wird, wenn das Ereignis der Verrücktheit niedergewalzt wird durch den Bereich der ideologischen (sozialen) Entfremdung, in dem durch die Vermittlung des (religiösen, mythischen, kulturellen) Logos die seltsame Komplizität des Herrn und Knechts geschmiedet wird. Die Herrschenden verweisen gern alles in den Bereich der Abweichung und der Nichtanpassung, was als verrücktes Wort auftaucht, und gleichzeitig erklären sie alses für verrückt, was sich nicht in den institutionalisierten Bahnen des Protests bewegt (die "Chaoten"). Dieser repressive Mechanismus erlaubt es, vorauszusagen, was aus einer "Psychiatrie des Sektors" werden wird, welche die verschiedenen sozialen Institutionen (Familie, Schule, Fabrik, Jugendhäuser) infiltrieren wird, und dann als ihr Garant und Auswurf, als ihr Pfand und Überrest, als Prinzip der Segregation und notwendigen Kompensation funktionieren wird.

Ob sie nun der modernistischen Vorstellung des Nach-Gaullismus oder dem aufsässigen Geist einer reformistischen Linken (Hochmann) entspringt, die Psychiatrie des Sektors wird kaum ihrer disziplinierenden Bestimmung entgehen können; und die Individualisierung eines Wissens oder der psychiatrischen Techniken wird dabei sicher nicht genügen:

"Die Hypothesen, über die Geisteskrankheit und ganz allgemein über die Abweichung (die wir als Soziopahtie, als Leiden einer Gesamtheit betrachten), zwingen uns, die Kommunikationssysteme in den Stadtvierteln und ihre Perversionen in Betracht zu ziehen." (20)

Die Krankheitsträger werden größer; damit wächst auch die Verantwortung des Psychiaters, des sozialen Orthopäden. Der Arzt gewinnt an Macht; aber er muß sich beschränken auf den "ideologisierten" Bereich der Soziologie der Kommunikation, der Integration, der Anpassung, des kollektiven Lebens der industriellen Gesellschaften. Die Korrekturfaktoren wie die "Mitverantwortung", die "Kontrolle der Behandelnden durch die Kranken", die Bildung von Vereinigungen und "Gemeinschaften" können nichts ändern an einem konfliktfreien (weil ohne Zusammenhang mit den Klassenkämpfen) Funktionieren, an dem durch und durch technokratischen Charakter dieses Unternehmens, in dem die Verrücktheit gezwungen wird, zu schweigen und sich in den systematischen Netzen der Toleranz oder der guten Nachbarschaft auf-

zulösen. Ohne Zweifel hat die besondere Erfahrung autonomer amerikanischer Gemeinschaften, die durch den politischen Föderalismus stark begünstigt werden, die "soziokratische" Orientierung Hochmanns beeinflußt. Aber der Anklang, den sein "patientenbezogenes", nicht direktives, um die Form einer "Leader"-Gruppe besorgten Projekts gefunden hat, erinnert mehr an die Prothesentechniken, die von Lewin, Moreno oder Rodgers popularisiert worden sind, als an eine Entzifferung des Unbewußten, des Vehikels eines Triebs, der immer wieder verdunkelt wird durch die Störungen des leeren Worts, der Ideologie und der "guten Sitten" eines sterilen sozialen Lebens: selbst wenn diese Gemeindepsyachiatrie in einer besonderen Phase der Urbanisierung und kapitalistischen Industrialisierung die damit verbundene Textur der sozialen Beziehungen anerkennt, so fährt sie doch fort, von der Utopie der kleinen unabhängigen sozialen Organisation zu reden. Das fällt zusammen mit gewissen Aspekten einer "Protest"-bewegung, die mit neuen Formen des familären oder kollektiven Zusammenlebens experimentiert und dazu den unvermeidlichen "wissenschaftlichen Beitrag" der Humanwissenschaften und das psychiatrische Gutachten heranzieht.
Gleichzeitig nimmt diese therapeutische Gemeinschaft der Bewegung ihre revolutionäre Spitze, indem sie eine gewisse Anzahl von Widersprüchen verschleiert, die aus dem zunehmenden Auseinanderklaffen zwischen den Formen der Produktion und der sozialen Organisation der verschiedenen Institutionen (Familie, Schule, Stadtviertel, Verein, Haushalte, Freizeit, Verkehrswesen etc.) hervorgehen. Wenn die Sektorisierung die Funktionsschwierigkeiten der sozialen Einheiten auf ein ontologisches menschliches Kriterium reduziert, so fordert sie eine Gesellschaft nach dem "Bild der Gruppe", auf die Gefahr hin, ihre "wirklichen" Züge zu bestimmen, sie einem rigorosen Vorgehen auszusetzen, das jeder politischen Stellungnahme entbehrt:
"Wir (die Psychiater) sind lediglich Funktionäre einer gegebenen Gesellschaft, und wir werden dafür bezahlt, auf ihre Nachfrage einzugehen und diese u.U. zu präzisieren. Unsere Macht ist nicht so groß, daß wir die Zukunft dieser Gesellschaft bestimmen könnten. Die Psychiatrie, die wir betreiben werden (sei diese klinisch oder außerklinisch), wird dem Bild der Gesellschaft und dem Status, den diese der Verrücktheit reserviert, entsprechen. Wenn die Gesellschaft technokratisch ist, werden wir eine technokratische Psychiatrie betreiben (und der Sektor kann ein erster Schritt in dieser Richtung sein). Wenn die Gesellschaft dagegen 'revolutionär' ist, werden wir eine 'revolutionäre' Psychiatrie betreiben (...). Und wenn die Gesellschaft verrückt ist, werden wir überhaupt keine Psychiatrie betreiben." (21)
Im Gegensatz zu dieser Verleugnung der Verantwortlichkeit, kann die revolutionäre Aktion in der Ausübung der psychiatrischen Tätigkeit eine Strategie der Zerstörung bestimmter Formen der gesellschaftlichen Entfremdung entwerfen, kann sie die erbärmliche Ungerechtigkeit der psychiatri-

schen Lehre, den hierarchischen Dünkel ihrer Repräsentanten, das konzentrationsartige Leben ihrer "Objekte", die konservative Neutralität ihrer Ideologen angreifen. Diese Propädeutik bereitet die Bedingungen eines Zugangs zur Verrücktheit, die frei ist von polizeilichen Vorkehrungen der Aufrechterhaltung der Ordnung, der Norm des Guten und des Bösen; dies ist eine Perspektive, die von den Behandelnden verlangt, sich zusammen mit den Kranken in eine "freischwebende" Situation zu begeben, die ihr Handeln gegen jeden Versuch der Integration täglich neu wieder herstellen muß. Die Maibewegung hat eine Infragestellung des psychiatrischen Berufs in Gang gebracht entsprechend den beiden Grundpfeilern seiner Ökonomie: des Wissens und der Macht.
In den regionalen psychiatrischen Kollegien von Marseille, im Zentrum und in Nantes waren diese Erfahrungen am weitesten fortgeschritten: Versuche kollegialer Ausbildung, Austausch zwischen den Institutionen, systematische Kritik der Arbeitsbedingungen und der Situation der Patienten. Die organisatorische Basis dieser subversiven Arbeit konnte keinem der bestehenden reformistischen oder programmatischen Modelle entsprechen (Parteien, Gewerkschaften, Vereine, C.E.M.E.A.(22), gelehrte Gesellschaften). Diese Kollegien waren damit die Zielscheibe der "linken Organisationen", die sich mit dem Regierungsapparat verbündeten, um einen Versuch abzuwürgen, der gefährlicher war durch die Auswirkungen des Bruchs innerhalb der Subjektivität als durch seine konkretisierten militanten Aktionen. Es ist Verdienst der "Cahiers pour la Folie", einen Teil dieser Veränderungen bewahrt zu haben und die Glut unter der Asche zu erhalten. Aber zwischenzeitlich war die Notwendigkeit eines gemeinsamen Vorgehens der Behandelnden und Behandelten offenkundig geworden; die Zeitung erschien also als das erste Organ des öffentlichen Ausdrucks einer zensierten Verrücktheit - eingekreist oder ganz einfach verkannt.
Die Antipsychiatrie spielt in dieser Entwicklung überhaupt keine Rolle. Sie schlug Wurzel auf einem ideologischen Boden, der durch die Krise der Maibewegung und den langen unterirdischen Marsch einer Gruppe von "institutionellen" Psychotherapeuten vorbereitet worden war. Das Zusammentreffen zwischen diesem Phänomen der Massenerhebung und einigen Reflexionsthemen, die von der G.T.Psy. entwickelt worden waren, geschah hauptsächlich innerhalb der Bewegung des "22. März".
Es handelt sich nicht darum, die Maibewegung auf ihre universitären Ereignisse zu beschränken, und noch weniger darum, die Apologie eines Modells politischer Kämpfe zu predigen. Trotzdem müssen wir die besondere Rolle anerkennen, die der "22. März" innerhalb des bürokratischen und repetitiven Mechanismus des politischen studentischen Lebens gespielt hat - der Bruch, der durch seine Tätigkeit bewerkstelligt worden ist, seine Fähigkeit der Interpretation und des Ins-Spiel-Bringens pulsioneller Energien und ihre Sublimierung, sein ausgesprochener Humor; alles Qualitäten, die geeignet waren, die traditionellen Dichotomien zu zersetzen (politisches Leben/Privatleben, öffentliches Leben, Sexualität/militante Beziehungen,

Beruf/politische Aktion, Avantgarde/Basis oder Masse, Traum - Delirium Utopie/rationales Programm). Der "22. März" steht in der Nachfolge einer ganzen Reihe von Irredentisten, die markiert wird u.a. durch die Kommunarden, die Arbeiteropposition, Kronstadt und Machno, die Antibürokratie der ersten Trotzkisten, die Situationistische Vehemenz, die surrealistische Explosion, die kritische Linie der Roten Garden der Kulturrevolution, die Anarchisten jeder Richtung. Die "Bewegung" hat es verstanden, Nutzen zu ziehen aus all diesen "Abfallprodukten" des proletarischen Kampfes, die sie wieder aufgenommen und ausgenutzt hat in einer unkontrollierbaren Strategie aus Wortspielen, aus absurden Akten, aus Zeichen der Unbotmäßigkeit, aus zersetzenden Ironien, aus eruptiven Phantasien und der Ablehnung, einen Vorsitzenden zu bestimmen.
Von der Schließung der Büros für psychologische Beratung der Studenten bis hin zur Revolte von Nanterre markiert eine ununterbrochene Kette von Provokationen und Repressionen den Weg eines vielfältigen Bewußtwerdungsprozesses, in dessen Verlauf der Körper (der Sexus, die Abweichung), der Tod (das Absterben der Gruppe, der Organisation) und die Verrücktheit (die Phantasie, die Utopie, die Verfehlung, die Überschreitung) zunehmend aufgefordert werden, sich zum Ausdruck zu bringen; während gleichzeitig die sozialen Mechanismen der Zensur bis hin zur brutalsten Repression immer mehr zum Einsatz kommen. Die Entscheidung des Studentenverbandes von Straßburg, die Polikliniken für seelische Hygiene zu schließen und die Psychiater "auszusperren" ist in jeder Hinsicht ein bemerkenswertes Ereignis. Es handelt sich hier ohne Zweifel um das erste "Maiereignis" und die erste Übertretung; zum ersten Mal wird die psychiatrische (und medizinische) Neutralität ganz konkret angegriffen und ihre ideologische, entfremdende und reaktionäre Neutralität klar dargestellt. Schließlich bringt diese Gruppe, die diese Entscheidung trifft, ihre Existenz gegen die U.N.E.F. ins Spiel, gegen diese wohlangesehene Gewerkschaft, welche die Straßburger Situationisten für die perfektesten parlamentarischen Komplizen bei der Fortschreibung des "kapitalistischen Elends des studentischen Lebens" halten. Der Mai löst in einigen Tagen diesen aufgeblähten Apparat auf, diesen Vorposten der politischen Parteien, dieses verspielte und repetitive Instrument der "demokratisch-bourgeoisen" Integration der zukünftigen Intelligenz, der zukünftigen Kader und Funktionäre. Ohne zu zögern hatte die Sektion der Straßburger studentischen Krankenversicherung das Einverständnis zwischen gewissen Technikern der Verrücktheit mit der bourgeoisen Ordnung aufgezeigt; sie proklamierte die Verachtung der Spezialisten und die Notwendigkeit einer Kontrolle durch die Betroffenen über die normativen Apparate ihres seelischen Lebens; gleichzeitig ruft sie dazu auf, im Innern der Gruppen und Gemeinwesen Orte der freien Äußerung zu installieren, in denen ein lokales Wissen, ein Potential kollektiver Interpretation der Ereignisse und Fehlschläge ihres Vorgehens ausgearbeitet werden sollte, um damit gleichzeitig eine Aufnahmekapazität zu schaffen, von der die Psychiatrie sicher nicht einmal

träumen kann.
Während einiger Wochen des Mai war der "22. März" so etwas wie der kollektive Interpret der Situation in Nanterre und - über den Campus hinaus - in den Vorstädten, den benachbarten Fabriken und den Elendsvierteln; er war der Interpret einer Autoritätskrise, die sich auf alle Universitäten und die verschiedenen, dem Produktionssystem verpflichteten Hierarchien erstreckte.
Es stellt den spezifischen Beitrag dieser Bewegung dar, den Zusammenhang artikuliert zu haben zwischen einigen Aspekten der Ökonomie des Unbewußten und den institutionellen Gegebenheiten der politischen Ökonomie; und dies vermittels einer Anzahl von Aktionen, die über ihre kathartische Gewalt hinausgingen um zu der Wahrheit der Traumbilder vorzustoßen, die so materielle Gestalt annahmen, selbst oder vor allem auch dann noch, wenn sie nicht in der Lage war, deren Effizienz oder Vorgehensweise zu theoretisieren. Vermittels des zweifachen Weges über Marx und über Freud ist es also möglich, die unvereinbaren Logiken des Kapitals und des Triebs dingfest zu machen.
"Die Muschel, aus der man nie das Rauschen der Stimme Marxens hört, das ist das Geld, mit dem die Argonauten eines wenig friedlichen Ozeans - dem der kapitalistischen Produktion - ihren Handel treiben. Denn dieses Geld, der Mehrwert, ist die Ursache des Wunsches, welchen eine Ökonomie zu ihrem Prinzip erhebt: dem der extensiven, also unersättlichen Produktion des Mangels an Freude. Auf der einen Seite wird es akkumuliert um die Mittel dieser Produktion zugunsten des Kapitals zu vermehren. Auf der anderen Seite wird die Konsumtion gesteigert ohne die diese Produktion nicht möglich wäre - und zwar aufgrund ihrer Unfähigkeit, eine Freude zu bereiten, die diese Produktion verlangsamen könnte." (23)

Anhang I

Studium und Studenten der Medizin

Auch Du, mein Sohn Brutus.

Julius Cäsar

Die Krise "unserer Medizin" ist immer noch eine Angelegenheit der Bourgeoisie. So wie sie von dieser praktiziert wird, dient sie nicht mehr ihren wesentlichen ökonomischen und disziplinierenden Zwecken.
Da die Medizin schlecht auf die notwendigen Veränderungen vorbereitet ist, und zögert, die Etappen in die Modernität zu durchlaufen, trifft sie die Maibewegung wie eine Ohrfeige. Chefärzte werden "abgesetzt" und "verurteilt", Krankenpflegerkomitees kritisieren ihre Vorgesetzten, Kranke nehmen an Versammlungen des Krankenhauspersonals teil, der Ordnungsrat wird von "wütenden" jungen Medizinern gestürmt. Der Nepotismus und Malthusianismus werden entlarvt. Unter einem Portrait, das den General de Gaulle mit einem Stethoskop in den Ohren als Chef-Mediziner zeigt, liest man die bedeutsame Kriegserklärung: "In der Medizin wie überall - keinen Boß mehr." Und diese kritische Feststellung setzt in zweifacher Weise einen Bewußtwerdungsprozeß in Gang. Die Medizin kopiert in ihren "Produktionsverhältnissen" ein politisches Grundmodell, das über die Spezifitäten der einzelnen Gesundheitsangelegenheiten hinaus die Gesundheit regiert. Auf der anderen Seite bahnt sich über den unterwürfigen und disziplinierten Karrierismus des medizinischen Studiums eine ganz politische Konzeption der Teilung der Aufgaben, des Status und der Privilegien, der Interessen und des Gehorsams heimlich ihren Weg.
In der Medizin sind die Mai-Unruhen kein importiertes Phänomen; sie gehen von den Studenten aus. Diejenigen, welche in den Tempel eintreten, stemmen sich mit aller Macht gegen die Säulen; sie "protestieren", "stellen in Frage", "hinterfragen" die tabuisierte Disziplin. Die ehrenwerten Familien aus Paris und Bordeaux sind entsetzt über ihre gräßliche Brut. Der Adel im weißen Kittel gebiert ein rebellierendes Geschlecht; etwas zu spät kommt Leben in die "Generalstände".
Auf den ersten Blick könnte die Krise strukturell, finanziell oder demographisch bedingt erscheinen. Seit 1965 stellt sich der normale Rhythmus der Konstruktion und Einrichtung von klinischen universitären Zentren, wie er vom Planungskommissariat ausgearbeitet worden war, als utopisch heraus. Aus Mangel an Krankenhäusern, Studienplätzen und Krankenhauspersonal bleibt die Ausbildung auf die Fakultäten beschränkt, trotz 10 Jahren angeblicher Reformen und feierlicher Versprechungen. Im Oktober 1967 beginnt man damit, die Pariser Studenten auszuweisen; man spricht von Selektion, klinische Abteilungen werden geschlossen. Die Dualität Krankenhaus/Fakultät kann nicht mehr aufrecht erhalten werden. Selbst die nahe den Versorgungszentren gelegenen Ausbildungsstätten können nicht nach therapeutischen Gesichtspunkten strukturiert werden. In den Kliniken "Pitie" und "Saint-Antoine" ist die Integration nichts als eine topographische Fiktion. Das Krankenhaus behält das Privileg, eine Elite auszubilden. Die Universität wird industrialisiert, sie kodifiziert die Examina, erwirbt Computer und läßt das medizinische Wissen in einer Akkumulation von Gesetzen, Formeln und Zahlen endgültig erstarren; in einem abfragbaren "Kapital", dessen unsicheren Wert ein Blendwerk von Kontrollen im Verlauf des Se-

mesters zu veranschlagen vorgibt. Die vielfältigen Fragen zur Auswahl wählen die Gedächtnisse.
Am Vorabend der Maibewegung werden die Absichten klar, welche der Orden der Mediziner mit seinem üblichen philantropischen Lyrismus zum Ausdruck bringt: Frankreich hat zuviel Ärzte; die Zunahme der Praktiker führt zu einer zügellosen und demagogischen Konkurrenz, zu einem qualitativen Zusammenbruch des Berufs, zum Niedergang des medizinischen Verantwortungsbewußtseins, zum Abbau des sakrosankten Liberalismus. Weil eine tiefgreifende Reform im Spätgaullismus unmöglich ist, gibt man vor, ein konservativer Weg führe aus der Sackgasse heraus. Tatsächlich hätte die Reform die Transformation des gesamten Versorgungssystems zur Folge und würde über den universitären Rahmen hinaus die sozio-ökonomischen Grundlagen der medizinischen Berufsausübung erschüttern. Es ist das Projekt einer expandierenden Bourgeoisie, das sich im anachronistischen Winkel einer liberalen, aufsässigen und reaktionären Medizin verfängt. Die Produktion der Versorgungsleistungen, die Verteilung und Konsumtion der "Gesundheitsgüter" können nicht mehr den Schwankungen der Gesetze von Angebot und Nachfrage überlassen werden. Gefesselt an einen Konkurrenzetat und unter dem Druck der Konzentration des Gemeinsamen Marktes muß das Kapital diejenigen Entscheidungen treffen, welche von der Entwicklung der Unternehmen und von den Anforderungen nach erhöhten Investitionen diktiert werden. Bei der geringsten Unschlüssigkeit machen sich, zusammen mit zahlreichen Strömungen des "freien Unternehmertums", malthusianische Lösungen wieder breit. Die UNAM (1) und die USMF fordern schon seit langem, daß man den Ärzten und Patienten die Freiheit geben sollte, ihre einzelnen Verträge festzulegen; die nationalen Einsparungen würden erreicht durch eine Beschränkung der Anzahl der Praktiker und durch die Erziehung der Bürger, die im Hinblick auf die Anforderungen ihrer Gesundheit vernünftiger werden sollten.
Seit mehreren Jahren nimmt man das "Defizit" der Sozialversicherung zum Vorwand, um die "Überkonsumtion", den Luxus der medizinischen Güter, das Fernbleiben von der Arbeit (Absentismus), die Schiebung und die allgemeine Faulheit der Arbeiter, die sich dem "Wohlfahrtsstaat" allzusehr überließen, anzuschwärzen. Das Volk läßt sich "aushalten", die Moral ist in Gefahr, Maßnahmen müssen ergriffen werden.
Mit den Verordnungen vom Sommer 1967 glaubt der Staat die Lösung gefunden zu haben: man entzieht den "veranwortungslosen" Arbeitern, was ihnen an Kontrollmöglichkeiten über die Ausgaben im Gesundheitswesen verblieben war. Die Unternehmer übernehmen direkt die Organe der Sozialversicherung, die sie - so versichern sie - in der Hauptsache finanzieren.
Der gesamte Bereich der Gesundheit scheint erschüttert. Die soziale Struktur, die sich auf das medizinische Wissen beruft, ist aus dem Gleichgewicht gebracht. Dem veralteten schulmeisterlichen Unterricht entspricht eine mißbräuchliche Einschränkung der Versorgung und Vorbeugung. Der klinischen Tradition der französischen Schule entsprechen segregative und

routinierte klinische Institutionen. Auf der einen Seite wird die universitäre Selektion durchgeführt, auf der anderen Seite entsteht eine konkrete Bedrohung der mittleren Lebenserwartung der Bevölkerung. Zwischen sozialen Schichten, die ganz offensichtlich durch gegensätzliche Interessen getrennt sind, zeichnet sich eine noch schwach ausgeprägte virtuelle Solidarität ab. Die am meisten betroffenen Arbeiter sind politisch nicht vorbereitet, den Kampf um das "Recht auf Gesundheit" aufzunehmen. Die studentische Kleinbourgeoisie, die lediglich in ihren Erbfolgerechten bedroht ist, erhebt sich und revoltiert. (2)

Man kann den Phänomenen, welche die universitäre Institution erschüttern, nicht von dem verengten Gesichtspunkt einer pseudo-marxistischen Methodologie her beikommen, die in der strengen Definition der Studenten nach ihrer Klassenzugehörigkeit festgefahren ist. Um diesen Faktor sein überdeterminierendes Gewicht zu geben, haben Bourdieu und Passeron umfangreiche Untersuchungen durchgeführt, die darauf hinauslaufen, auf diese fundamentale Dimension alle ökologischen, kulturellen und organisatorischen Variablen zu reduzieren; die nach ihrer Auffassung lediglich Ausdurcksmodalitäten sind. Das haben sie so gründlich gemacht, daß die Studenten zu jener konservativen Rolle verurteilt wurden, die ihre Funktion als "Erben", als Produzenten des Wissens oder der Ideologie der Bourgeoisie von ihnen fordert. (3)

In der Mai-Explosion werden diese Gemeinplätze spektakulär widerlegt werden. Die wissenschaftliche Soziologie müht sich schon seit dem Ende des Algerienkrieges damit ab, anhand von Untersuchungen zu beweisen, daß eine revolutionäre Strategie die Studentenbewegung aussparen müsse. Sie wird Lügen gestraft. durch eine Woge von Grund auf, die alle Eigenschaften einer radikalen Kritik des Wissens und der universitären Institutionen des Kapitals hat.

Die Geschichte der K r i s e d e r m e d i z i n i s c h e n A u s b i l d u n g und der S t u d i e n r e f o r m kann leicht dieses Übergewicht der Politik über die faktischen und statischen Gegebenheiten der "Klassenanalyse" illustrieren.

Das alte Studiensystem ist charakterisiert durch die Existenz eines doppelten Ausbildungsganges, in dem sich zwei "Karrieren" parallel und unabhängig voneinander entwickeln. Die Fakultät bildet die Ärzte mit möglichst geringem Aufwand aus; die öffentliche Versorgung und die klinischen Wettbewerbe fabrizieren die Elite der medizinischen Aristokratie.

Die Gesellschaft fördert eine solche Dichotomie. Das Krankenhaus ist immer noch ein Refugium für die Mittellosen, eine armselige, schlecht ausgerüstete Struktur. Hochangesehene "Chefmediziner" betreiben dort einige Stunden täglich eine öffentliche und philanthropische Medizin, für die sie durch Einnahmen aus privaten Konsultationen reichlich entschädigt werden. Ihr Sozialprestige ist ganz besonders hoch. Sie sind einflußreich und bereiten die Karriere ihrer Schüler vor (und regulieren diese manchmal). Der Praktiker seinerseits partizipiert an einer handwerklichen, isolierten, glo-

balen und eklektischen Berufsausübung, die lediglich im schlecht abgegrenzten Bereich der Allgemeinmedizin zusammengefaßt ist. Die Spezialitäten haben als einfache Nuancen des medizinischen Wissens nur wenig Unabhängigkeit. Die Klinik verfügt also in diesem Ineinandergreifen der Praktiken der Versorgung über eine unangefochtene Hegemonie. Sie erhofft sich alles vom Einzelgespräch, von der direkten Beobachtung, von der manuellen Geschicklichkeit, von den sensorischen Qualitäten. Die "Zeichen" als Reflexe der Schädigung müssen es ermöglichen, diese vorzustellen und aufzufinden. Aber die Techniken bringen die eigentliche Ursache, die ursprüngliche Disfunktion, selten zum Vorschein. Die anatomisch klinische Methode erreicht ihren Gipfel zu Beginn des 20. Jahrhunderts. Die medizinische Praxis und das medizinische Denken sind präbiologisch, organizistisch, oft mechanistisch.
Die herkömmliche Ausbildung spiegelt diese Situation getreulich wider. Die Klinik fordert vollkommene (man müßte eigentlich sagen: scheinhafte) Kenntnis der normalen Anatomie. Die beiden ersten Studienjahre sind der Lehre dieser organischen Infrastruktur vorbehalten. Im übrigen wird die Anatomie ohne jede Berücksichtigung einer chirurgischen oder physiologischen Optik unterrichtet: sie kümmert sich weder um die Zugangswege noch um die Funktionen. Sie ist buchstäblich in ihre "entsystematisierten" Teile aufgesplittert. Da sie sich jeder Beschäftigung mit den vitalen Funktionen entzieht, erscheint sie als unbewegliche, starre und tote Beschreibung. Es ist eine formelle Anatomie des Kadavers, des Gegenstandes. Die Medizinstudenten müssen trotzdem alle Variationen oder alle Interpretationen in sich aufnehmen: Poirier, Gosset, Gégoire, Albarron beschreiben nicht in gleicher Weise die Gliederung der Nierenarterie. Die Aufzeichnungen der Internen wimmeln von Eigennamen. Die Fragen an die Externen fordern zur Entdeckung mnemotechnischer Hilfsmittel und zur koranischen Wiederholung auf. Man psalmodiert die Verzweigungen des nervus radiatis; für jede Öffnung der Schädelbasis kotzt man aus, was man dort hineintrichtern möchte.
In der gleichen Zeit läuft der Praktikant von Krankenhauszimmer zu Krankenhauszimmer und stoppelt einige Andeutungen eines semiologischen Unterrichts zusammen. Diese Ausbildung hat die gegenteiligen Mängel wie die vorhergehende. Sie ist völlig empirisch und von den Umständen abhängig: sie ist - entsprechend der Zeit der Kliniker, ganz dem Zufall der "Fälle" überlassen; sie hat wenig Beziehung zur theoretischen Ausbildung in den Kursen. Vor allem in Paris, wo mehrere tausend Studenten morgens die Hospitäler frequentieren, wird die Mehrheit der Studenten ohnehin davon ferngehalten. Die Vorlesungen nehmen dann den ganzen Vormittag in Anspruch.
Nachmittags besuchen dann die "Getreuen" Kurse über Grundlagenwissenschaften; das sind die armseligen Ableger des traditionellen Unterrichts. Sie erscheinen als Vertiefung der in den experimentiellen Wissenschaften erworbenen Begriffe und nicht als notwendige Ausrich-

tung auf die biologischen Grundlagen des medizinischen Wissens. Aus diesem Grund verlieren sie jedes chirurgische Interesse und verkommen zur reinen Klassifikation, zur Aufzählung und zu abfragbarem Wissen. Der traditionelle Unterricht - das muß immer wieder hervorgebracht werden - ist d e s k r i p t i v und s t a t i s c h, e r s t a r r t, k r i s t a l l i s i e r t. Bei den Unterrichtsstoffen des dritten Jahres (Parasitologie, Bakteriologie, Virologie, anatomische Pathologie) stößt man auf die gleichen Mängel; das Fehlen einer instrumentellen Unterweisung, einer zureichenden praktischen Technik, einer Einführung in die Labormethoden.
Auf diesen theoretischen (Fakultät) und praktischen (Krankenhaus) Fundamenten erhebt sich der Überbau der eigentlichen medizinischen Ausbildung. Für diejenigen, die im 4. Jahr schon ihre in Form eines Ausscheidungs-Wettbewerbs abgehaltenen Examina durchlaufen haben, handelt es sich um eine rein chronologische Abschweifung. Bei den anderen wird die Pathologie weiterhin nach den herkömmlichen Methoden unterrichtet: schulmeisterliche Kurse, Büffeln nach hektographierten Blättern oder angefertigten Manuskripten mit partiellem Bezug zu den klassischen Lehrwerken. Die Medizin, die Chirurgie, die Geburtshilfe sind also in der Fakultät doktrinär, im Krankenhaus sehr summarisch. Der Praktikant wird in der Tat von jeder Verantwortung entbunden. Weder die klinische Beobachtung noch die Überwachung der Behandlung gehören zu seinen Befugnissen. Er bleibt, selbst noch gegen Ende seines Studiums, ein Beobachter, manchmal ein Störer. Da er keine präzise klinische Aufgabe hat, keine Entlohnung erhält und von der Möglichkeit zu konkurrieren letzten Endes ausgeschlossen ist, bleibt er der medizinischen Equipe völlig fremd.
Die Praktikanten bilden aber letzten Endes mehr als die Hälfte des französischen medizinischen Korps: die "Klienten" des frischgebackenen Arztes sind also der erste Bereich wirklicher Erfahrung. (...)
Was für Ärzte gehen schließlich aus diesem Unterrichtssystem hervor? Zuallererst eine Majorität von P r a k t i k e r n o h n e P r a x i s, die gezwungen sind - mehr oder weniger von der Universität abgeschnitten und schnell von den Fortschritten der Medizin ausgeschlossen - ihr Wissen zu vervollständigen, so gut sie eben können. Auf der entgegengesetzten Seite steht die dünne Schicht der Klinikärzte und der universitären Titelträger; erstere sind brillante Kliniker, letztere sind Grundlagenforscher, die der realen Forschungsmittel beraubt sind. Die Gesamtheit des medizinischen Korps ist gekennzeichnet durch eine routinemäßige Ausbildung, die sie zum Inhaber eines Wissens macht, bei dem die Gelehrsamkeit, der Eklektizismus, der Pragmatismus und die Geistesgegenwart (der berühmte "Reflex" der 5 - oder 10 Minuten-Untersuchung) die vorherrschende Rolle spielen.
An einem bestimmten Punkt der Entwicklung der Klinik und der Behandlungstechniken stellen die Examina nur mehr die ritualisierte Verwahrung dieses erworbenen Wissens dar. Aber diese Ärzte sind keine Forscher oder Neuerer; sie sind allerhöchstens gewissenhafte Professionals, die in der Lage sind, allen unmittelbar anstehenden Fragen, allen zum Ausdruck ge-

brachten gesundheitlichen Bedürfnissen schnell und wirksam Rechnung zu tragen.
In der Medizin ebenso wie in den anderen Fächern folgt die Entwicklung der gewerkschaftlichen Ideologien ziemlich genau den Schwankungen eines politischen "Bewußtwerdungsprozesses", dessen Prüfstein seit den letzten Monaten des Jahres 1954 der Algerienkrieg war. Eine doppelte Krise trennt die christlichen und die marxistischen Studenten von ihren jeweiligen Vormündern, und in der UNEF finden sie einen Bereich, der ihrer Auflehnung entgegenkommt. Die Umrisse eines Entstalinisierungsprozesses (XX. und XXII. Parteikongreß der KPdSU), der Ansatz einer "kämpferischen" Interpretation der Linie der friedlichen Koexistenz durch den linken Flügel der KPI, das bedingte Engagement eines Teils der Kirche für die Kritik des Imperialismus und Kolonialismus ermöglichen die Bildung einer gewerkschaftlichen Minderheit (die "Mino"), die bald in der Mehrheit sein wird; ihr politischer Einfluß ist ohne Beziehung zu ihrem repräsentativen Charakter oder zur zahlenmäßigen Stärke der Gruppe, deren demokratische Orientierung sie zum Ausdruck bringt.
Der Bildung der "Mino" entspricht eine breite kritische Strömung gegen die Verstaubtheit des medizinischen Unterrichts, der eindeutige Wille, die Stoffe und die Methoden zu reformieren.
Die gewerkschaftliche Dynamik, die durch das Auftreten eines ersten militanten Flügels aus der katholischen studentischen Jugend in Gang gesetzt wird, konkretisiert sich in einem 1957 veröffentlichten Projekt der Medizinstudenten, von dem die Reformisten reichlich Gebrauch machen werden. (4)
Dieser Wille zur Veränderung stößt auf eine reformistische Gedankenströmung, welche seit 1958 direkt an die Macht gebunden ist, und die im Entwurf des Professors Debré ihren Niederschlag findet.
Mit der Verordnung vom 30. Dezember 1958 kommen die beiden Reformprinzipien zur Anwendung: Aufhebung der Dualität Krankenhaus/Fakultät und Einführung des vollzeitlichen Praktikums.
Die Verspätung oder das Ausbleiben der Investitionen, welche die staatliche Planungskommission öffentlich festgesetzt und beziffert hatte, verzögern die Reform; schließlich bleibt nichts weiter davon übrig als ein Machwerk, das allein dazu gut ist, die Widersprüche, welche den medizinischen Unterricht unterminieren, zu verschärfen und die Antagonismen zwischen den einzelnen Interessengruppen - Studenten und Ärzten - zuzuspitzen.
Die gleiche Strömung, welche sich in der beruflichen Praxis einer vertraglichen Regelung der ärztlichen Tarife (kollektive Verträge) oder der Intensivierung des öffentlichen Sektors widersetzt, opponiert nun immer eindeutiger gegen die Entwicklung in den Fakultäten und bringt einen konservativen Flügel von Medizinstudenten hervor, den sie später unterstützt. Diese Strömung vermischt sich mit der, welche sich der internationalen Politik der UNEF und ganz besonders ihrer Zusammenarbeit mit der UGEMA, der UIE, den nationalen Befreiungsbewegungen und den sozialistischen Län-

dern widersetzte. (5)
Von diesem Zeitpunkt an macht die Verteidigung der liberalen Medizin gemeinsame Sache mit den nationalistischen Ideologien der Algerienfranzosen; die Einmütigkeit der Stellungnahmen in den beiden Bereichen, dem Beruf und der Politik, radikalisiert nur noch die Kräfteverhältnisse, innerhalb derer das medizinische Korps mit seinen eigenen gewerkschaftlichen Organen eine beträchtliche Rolle spielt.
Von 1958 bis 1962 nähert sich die Avantgarde des studentischen Syndikalismus gemäß der Richtung ihres Engagements immer mehr an die politisierten Kerne, an die verschiedenen marxistischen oder trotzkistischen Fraktionen an. Das Auftreten einer revolutionären Linken vollzieht sich zunächst vereinzelt und wird in dem Maße systematischer, wie der Intersyndikalismus voranschreitet. (6)
Die Stellungnahmen, die von den Gewerkschaften der Medizinstudenten abgegeben worden sind, spiegeln diesen Reifungsprozeß wider; da die Wirkungen auf ihre Ursachen zurückgeführt werden, wird die Problematik der Reform in ihrem tatsächlichen Kontext gesehen, dem einer gesundheitlichen Klassenpolitik.
Im Verlauf der Auseinandersetzungen und Konfrontationen, die durch das Inkrafttreten der Reform hervorgerufen werden, stützt sich die Regierung der Reihe nach auf verschiedene soziale Gruppen, um den Widerstand, der sich gegen die Planungsvorhaben regt, zu brechen. Ihre bevorzugten Gesprächspartner, die Konföderation der medizinischen Gewerkschaften und die militanten Gewerkschaftler aus den Organen der Sozialversicherung, scheinen tatsächlich integriert oder zu einer Kollaboration, deren Zielsetzung ihnen entgeht, verleitet zu sein. Gegen dieses modernistische gentleman's agreement, in dem die linken Reformisten und die Technokraten des Gaullismus eine gemeinsame Diskussionsgrundlage zu finden glauben, wird sich die revolutionäre Strömung der Medizinstudenten konstituieren. Das Scheitern partieller Reformen und die Beendigung des Algerienkrieges bringt diese Minoritäten erneut in Opposition, während die ANEF (7) die Allianz der Medizinstudenten mit dem etablierten medizinischen Korps praktiziert.
Eindeutiger als jemals zuvor stellen sich Machtfragen. Die Rolle des Staates - sollen sich seine Pläne nicht als pure Fiktion erweisen - besteht hauptsächlich darin, in jedem Berufszweig den Bedarf vorauszusehen und im voraus die Ausbildungssysteme zu regulieren, welche die durch den Fortschritt der Erkenntnisse (und vor allem der Transformation der medizinischen Funktionen) erforderlichen qualitativen Anpassungen sicherstellen.
"Die Planungskommission für Arbeitskräfte fordert vom nationalen Erziehungswesen, Menschen auszubilden, die in der Lage sind, die nationale Wirtschaft im Jahre 1970 in Gang zu halten. Unser Problem besteht darin, der Industrie und der Gesamtheit der französischen Wirtschaft für das Jahr 1970 Menschen zur Verfügung zu stellen, die genügend ausgebildet sind,

damit die in den Unternehmen vorgesehenen und schwierigen modernen Techniken wirksam ausgenutzt werden können; auch hier besteht für uns das Problem des Gleichgewichts, analog dem in der Produktion.
Wir brauchen Leute, die in den relativ präzisen, zahlreichen und verschiedenen Techniken qualifiziert sind; und wir brauchen für jede Qualifikation Bestände, deren Größenordnungen genau feststehen. Zum Beispiel brauchen wir für das Jahr 1970 eine bestimmte Anzahl von Ärzten, ein anstrebbares Optimum, das dem Lebensstandard der Nation und den medizinischen Techniken in dieser Zeit Rechnung trägt. (8) Geht man ins Detail, so handelt es sich nicht um irgendwelche Ärzte: wir brauchen Allgemeinmediziner, die Überwachung betreiben und sagen können: 'für das ist dieser oder jener Spezialist der großen Disziplinen zuständig'; wir brauchen schließlich Vorbeugungsärzte, Kontrollärzte und Verwaltungsärzte. Die wesentliche Aufgabe der Kommission für schulische Ausstattung besteht darin, einen beträchtlichen Block der französischen Jugend in etwa in diese Richtung zu lenken (...)." (9)

Die Studenten befinden sich in einer Zwickmühle: Entweder das Studium innerhalb der veralteten Strukturen fortsetzen und damit Gefahr laufen, deklassiert zu werden, oder aber sich mit den Reformen die technokratischen Ziele des kapitalistischen Staates zu eigen machen.

Im Klima dieses Bewußtseins von einer fundamentalen Alternative zur bürgerlichen Gesellschaft tauchen die ersten Ansätze einer dritten Position auf, in der der revolutionäre Anspruch Gestalt annimmt. Die Studenten müssen in den Konflikt hineingehen, seine Widersprüche vorantreiben, die reformistischen Möglichkeiten entwickeln; nicht um einer möglichen technizistischen Anpassung Vorschub zu leisten, sondern um besser seine Versklavung, seine ökonomisch-politische Abhängigkeit, sein ideologisches Substrat zum Vorschein zu bringen. In diesem partikularen Sektor der Herrschaft einer Klasse kann man einen Kampf führen, der die Gesamtheit der Gesellschaft bedroht, und sich in eine Angriffsfront gegen alle Formen der Herrschaft der Bourgeoisie einreihen.

Ein solches gründliches Vorgehen macht eine Propädeutik der Aktion notwendig. Wenn man das Wesen der von der universitären Struktur kalkulierten ideologischen Entfremdung treffen will, dürfen eine Vielzahl von Kraftproben, Sensibilisierungsfaktoren, von vermittelnden oder partiellen Forderungen, die ein umfassendes Begreifen der soziopolitischen Funktion der Schule und der Fakultät ermöglichen, nicht vernachlässigt werden. Diese Erfahrungen bilden den Ausgangspunkt der universitären Strategie, einer entlarvenden Praxis des Angriffes, von der man die Entstehung einer radikalen Infragestellung der pädagogischen Institution - dem Apparat und Bereich der entfremdenden Tätigkeit der bürgerlichen Ideologie - erwartet. (10)

Im Bereich der Medizin bewegt man sich vorsichtig auf dem Gleis einer Kritik des medizinischen Wissens, das immer noch mit einem wissenschaftlichen Prestige ausgestattet ist und sich jeder Epistemologie+ widersetzt.

Ein konzentrisches Vorgehen stellt zuerst die Bedingungen der medizinischen Ausbildung, die soziologischen Voraussetzungen, die Beziehungen von geschriebenem Text und Laborerfahrung und den Kontakt in der Klinik in Frage. Der Angriff auf den Unterrichtsinhalt stellt das Problem der Sterilität der "medizinischen Psychologie", des Fehlens eines jeglichen Bezugs zu den "Humanwissenschaften", der Vernachlässigung eines Unterrichts über die Geschichte der Medizin.
Die Avantgarde des studentischen Syndikalismus muß also aus allen Rohren feuern; wenn sie auf die soziale Analyse der Klassenzugehörigkeit der Studenten verzichtet, betreibt sie einen um so intensiveren Aufklärungsprozeß über das, was den Studenten unmittelbar gemeinsam ist und was ihnen (vermittelt und spezifisch) ihren Platz in den Produktionsverhältnissen zuweist.
Die kommunistische Partei, die durch die Stellungnahmen der UNEF zum Algerienkrieg (11) bereits aufgeschreckt worden war, startet sofort nach den Verträgen von Evian (1962) eine Disziplinierungskampagne mit dem Ziel, die "theoretischen Irrtümer" der kommunistischen Studenten zu korrigieren und die UEC wieder enger an die Mutterpartei zu ketten. Eine heftige Polemik, welche die meisten Themen der internationalen kommunistischen Bewegung aufgreift, kennzeichnet die drei Jahre dieser Krise einer verhinderten Entstalinisierung; drei Jahre, in deren Verlauf - um das kurz aufzuzählen - die spektakulären Erfahrungen der "Woche des marxistischen Denkens", der Zeitschrift "Clarté", und der schwärmerischen Annäherung an die kubanische Revolution von sich reden machen.
Die Feindseligkeiten werden durch einen Text von Louis Althusser aufgenommen. Dieser leitet die Ära eines beträchtlichen philosophischen Einflusses ein; dieser Einfluß dient als Vorwand, Garantie oder Stützpunkt für die verschiedensten Politiker, die fast ausschließlich im studentischen Milieu aufgewachsen sind und sich dort entwickelt haben. Der hauptsächliche Anspruch der Thesen Althussers besteht darin, wieder zu einer organischen Verbindung von Politik und Wissenschaft zu kommen, wobei letztere erstere unumschränkt bestimmen sollte. Die Formulierung dieser These kündigt durch ihre Beharrlichkeit und ihren Dogmatismus bereits das marxistisch-leninistische Credo der künftigen prochinesischen Dissidenten an:
"Die Aneignung der marxistisch-leninistischen Wissenschaft hängt ab von der persönlichen Arbeit, vom Bewußtsein und von der Verantwortlichkeit eines jeden Kommunisten; sie kann aber gefördert werden durch die Zusammenarbeit aller Kommunisten im Beruf, in den benachbarten Berufen und in der Partei. Die Studenten werden sehr viel Zeit gewinnen, wenn sie die Unterstützung ihrer besser geschulten Genossen und die Hilfe der Partei in Anspruch nehmen.
Wenn sie sich auf die marxistisch-leninistische Wissenschaft besinnen, werden sie - wie alle Kommunisten - die Schwierigkeiten, die sich ihnen unweigerlich bei jeder Praxis in den Weg stellen, schneller überwinden: sei es in der wissenschaftlichen Analyse ihrer Lebens- und Arbeitsbedingungen, sei es in ihrem politischen und ideologischen Handeln. Sobald eine Schwie-

rigkeit, welcher Art auch immer (theoretisch, politisch), auftaucht, wissen die Kommunisten, daß sie gelöst werden kann und muß auf der Grundlage der Prinzipien des Marxismus-Leninismus, d.h. in letzter Instanz auf der Grundlage der theoretischen Prinzipien der W i s s e n s c h a f t (dialektischer und historischer Materialismus): auf dieser wissenschaftlichen Grundlage beruht die marxistisch-leninistische Konzeption der Kritik und Selbstkritik. Das Recht auf Kritik und die Pflicht zur Selbstkritik beruhen auf ein und demselben Prinzip: der wirklichen Anerkennung der marxistisch-leninistischen Wissenschaft und ihrer Konsequenzen.
Alle Kommunisten, welcher Richtung auch immer, und alle Organisationen haben eine fundamentale Verpflichtung gegenüber der marxistisch-leninistischen Wissenschaft, ohne die keine kommunistische Organisation auf der Welt bestehen könnte. Diese Verpflichtung ist d i e e r s t e A u f g a b e a l l e r K o m m u n i s t e n. Alle ihre anderen Verpflichtungen einschließlich ihrer politischen leiten sich daraus ab." (12)
Selbst wenn die Spitze dieser doktrinären Waffe auf den "ideologischen" Apparat der Partei gerichtet sein mag, so findet das Zentralkomitee zu diesem Zeitpunkt einen kostbaren Verbündeten gegen die "abweichenden" Studenten. Das Prestige des Sekretärs der Ecole Normale ist bei den Intellektuellen um so höher, als er es im Verlauf einer langen und heftigen Polemik gegen die "antidialektischen" Philosophen der Partei (Sève, Besse, Mury, Garaudy) errungen hat.
Was hält Althusser der gewerkschaftlichen Avantgarde entgegen? Im wesentlichen zwei Argumente; das erste ist gegen ihre politische Analyse der Universität, das zweite gegen die Strategie ihrer Kämpfe gerichtet. Er stützt sich auf die beiden Begriffe der t e c h n i s c h e n T e i l u n g und der s o z i a l e n T e i l u n g der Arbeit und ermahnt die Studenten zu einer kritischen und entschiedenen Neuorientierung auf den Inhalt und den Gegenstand des Unterrichts, auf das W i s s e n. "Würde man die Auswirkungen der sozialen Teilung der Arbeit nur in den politischen und administrativen Maßnahmen der Regierung sehen, so bliebe der strategische Angelpunkt des Einflusses der herrschenden Klasse, des Einflusses ihrer Ideologie, unangetastet; dieser Einfluß vollzieht sich im Innern des Wissens selbst, das die Studenten von ihren Professoren übernehmen, und dieses Wissen ist die wirkliche Bastion für den Einfluß der herrschenden Klasse in der Universität. Denn gerade durch das Wissen, das sie den Studenten vermittelt, übt die Bourgeoisie wenn nicht sofort, so doch auf längere Sicht, den t i e f g r e i f e n d s t e n E i n f l u ß aus. Durch dieses Wissen, das an den Universitäten unterrichtet wird, verläuft beständig die Trennungslinie der technischen und sozialen Teilung der Arbeit - die tiefgreifendste und konstanteste Linie der Klassenteilung." (13)
Wenn es darum geht, die ideologische Abhängigkeit "auf längere Sicht" der Studenten von der Bourgeoisie zu beweisen, so sind diese Äußerungen nicht einmal eine Entdeckung. Aber Althusser attackiert eine ganze Bewegung von Forderungen und Kritiken (die sich auf die Form und die Methoden des Unter-

richts, auf die Lebens- und Arbeitsbedingungen der Studenten erstrecken) weil diese Bewegung den fundamentalen Übergriff der herrschenden Klasse auf die studentische Welt vernachlässige und dadurch vielmehr alle Äußerungen einer gegenwärtigen und verfeinerten Unterdrückung nur noch verstärke. Für die strategische Stoßrichtung der UNEF im Jahre 1967 ist es um so dringender, aus diesen Widersprüchen Nutzen zu ziehen, als diese flüchtig und vorübergehend sind und eng mit dem Status und den Rollen zusammenhängen, welche die Gesellschaft einer für unreif gehaltenen Bevölkerungsgruppe zuweist. Althusser (und mit ihm die Partei) weigert sich, die pädagogische Situation außerhalb ihrer ontologischen Lage zu betrachten: der Existenz einer Hiatus zwischen Wissen und Nichtwissen. Dieser Abstand erklärt zureichend die Autorität des Lehrers und die Unterwerfung des Schülers; er erklärt eine strukturelle und qualitative Differenz in der Akkumulation des Wissens. Aufgrund dieser objektiven und technischen Rollenverteilung an der Universität macht er dem, was sich 1968 unter der Parole der "Studentenmacht" an der Universität artikulieren wird, im voraus den Prozeß. "Alle pädagogischen Fragen, welche die Ungleichheit des Wissens zwischen Lehrenden und Studierenden zur Voraussetzung haben, können nicht auf der Grundlage pädagogischer Gleichheit zwischen Professoren und Studenten geregelt werden. Daß die Studenten in allen Repräsentativ- und Konsularorganen der Leitung einer Fakultät oder einer Schule vertreten sind, ist eine legitime Forderung. Daß die Studenten in diesen *pädagogischen* Organen eine *paritätische Vertretung* und eine Entscheidungsbefugnis gegenüber den Vertretern der Professoren fordern, ist eine falsche Parole; sie entspricht nicht der Realität der pädagogischen Funktionen." (14)

Obwohl also das entscheidende Problem für den Klassenkampf an der Universität darin besteht, die Wissenschaft, die dort betrieben wird, zu hinterfragen, bestreitet die kommunistische Orthodoxie im Namen dieser Wissenschaft den Studenten das Recht, die Grundlagen dieser Wissenschaft und ihren Wahrheitsgehalt zu untersuchen.

An Stelle einer Strategie der Kräfteverhältnisse, welche Zug um Zug die zentrale Bastion, in der die Autorität eines Wissens und die Macht einer Verwaltung miteinander verschmolzen sind, einkreisen könnte, verschreiben die kommunistischen Führer der Masse der Studenten "ökonomische" Forderungen und lösen damit die qualitative Kritik in quantitative Forderungen auf. Dieses Vorgehen entspräche den Aufgaben einer Gewerkschaft (die Politik bleibt in den Händen der Parteien, ein "für alle bewohnbares Haus", gastfreundlich und notwendigerweise reformistisch).

Die Studenten müßten also die materiellen Voraussetzungen für ihre intellektuelle Tätigkeit fordern: Räumlichkeiten, neue Fakultäten, Ausbau alter Unterrichtsräume "in genügender Menge", "angemessene" Ausstattung für die praktischen Tätigkeiten, Bibliotheken, Laboratorien etc. Danach Wohnungen, komfortable Mensen und das natürlich "in genügender Menge".

Unter dem Gesichtspunkt der intellektuellen Bedingungen ihrer Tätigkeit wäre es gut, eine "Vermehrung" der Anzahl der Professoren, eine "massive Vervielfältigung" der Anzahl der Assistenten zu fordern; und schließlich - und hier sagt man gar nichts mehr über die Ziele der Erziehung aus - müßte man Parolen ausgeben, die die Rationalisierung der Unterrichtsformen betreffen: systematische und fortschreitende Einführung in die theoretischen und methodologischen Grundlagen, Grundkurse, Basiswissen, Mathematik für die Philosophen, Epistemologie der Human- und Naturwissenschaften.

Und das alles Hand in Hand mit den Professoren, welche man dann eines Tages davon überzeugen könnte, daß "die kommunistischen Studenten das Erwerben eines richtigen Wissens, eines wissenschaftlichen Wissens und von daher der fundamentalen Unterscheidung von richtigem Wissen auf der einen und falschen Vorstellungen (Ideologien) auf der anderen Seite als ihr wesentliches Anliegen und als die tiefste Ursache ihres Handelns betrachteten." (15)

Was die kommunistischen Studenten betrifft, so sei deren Hauptaufgabe ihre Verpflichtung auf die wissenschaftliche Theorie des Marxismus-Leninismus. Die Gesamtheit dieser Position stößt die Tradition der politischen Kämpfe der UNEF seit 1959 vor den Kopf (wenn man genau den Kontext berücksichtigt, in welchem sich diese Polemik herausbildet). Die kommunistischen Studenten hatten sich in den Gewerkschaften organisiert ohne irgendeinen jener Vorbehalte, die sich aus der Theorie der strikten Teilung der Verantwortlichkeiten zwischen "Massenorganisationen" und "Avantgarde" ergeben. Indem sie oft die ökonomischen Forderungen beiseite ließen, wagten sie sich an die Analyse der politischen Funktion der Universität heran und untersuchten deren Auswirkungen auf die verschiedenen Aspekte der "entfremdeten" Lage der Studenten. Die Flut der Kritiken und der Entlarvungen, die seit 1963 immer mehr ansteigt, berührt verschiedene Aspekte oder Momente des Lebens der Studenten; nicht nur die Arbeit in ihrer Beziehung zur ökonomischen Sphäre und zum Geld, sondern auch die Ökologie, die Sexualität, die seelische Hygiene, die Freizeit. Für die Medizinstudenten ist die Dualität Krankenhaus/Fakultät nicht bloß eine "Irrationalität" des Systems; sie entspricht der Weigerung des Staates, die Forderung nach einer Integration in die Produktionseinheiten der Versorgung zu erfüllen, sie entspricht der allgemeineren Weigerung, die Interdependenz zwischen Lehrzeit und produktiver Funktion anzuerkennen. Diese Weigerung - Gorz hat das hervorgehoben - verweist auf eine fundamentale Haltung der Bourgeoisie: "Die erweiterte Reproduktion der Arbeitskraft ist also eine objektive Notwendigkeit: die berufliche Kapazität kann gegenwärtig nur e r h a l t e n werden, wenn sie vergrößert wird, d.h. um den Preis einer ständigen Akkumulation von neuen Fähigkeiten. Jene "Engpässe auf dem Arbeitsmarkt", über die in fast allen kapitalistischen Volkswirtschaften geklagt wird, spiegeln nur den Unwillen des Kapitalismus wider, die sozialen Kosten der erweiterten Reproduktion zu tragen, die aber eigentlich den Kosten der Arbeitskraft selbst zuzurechnen sind. Und diese Unwilligkeit ist logisch: die Erneuerung und dieErweiterung der Fähigkeiten des Arbeitnehmers als einen festen Bestandteil der Arbeit betrachten, hieße, anerkennen, daß der Arbeitnehmer auch dann arbeitet, wenn er nicht unmittelbar Waren produziert, die sein Arbeitgeber verkaufen kann, sondern jene moralischen und intellektuellen Güter schafft, die den Arbeitnehmer selbst ausmachen, so wie er sich in seiner Arbeit selbst hervorbringt, d.h. wenn er nicht durch eine Arbeit zerstört wird, die ihm andere auferlegen." (16)

Teil zu sein der behandelnden Equipe, wirkliche Verantwortung (und deren Korrelate, die möglichen Sanktionen) zu übernehmen, im Krankenhausverband entlohnt zu werden, das sind soundsoviele Kardinalforderungen, die sich seit 1961 mit der Forderung nach einem "E x t e r n a t f ü r a l l e" ohne Examina und nach dem dritten Studienjahr verbinden.

Während das Wettbewerbssystem eine hochqualifizierte technische Richtung in den klinischen Institutionen fördert, soll eine frühzeitige klinische Arbeit eine organische Verbindung zwischen der Praxis und der Anhäufung des Wissens herstellen. Diese Orientierung bedroht die bestehenden Hierarchien, die sofort zu ihren unerbittlichsten Gegnern werden. Die Forderung nach einem Externat für alle zieht die Forderung nach einer "Entlohnung" aller Medizinstudenten ab dem 3. Jahr nach sich; das schockiert weniger eine technizistische Bourgeoisie als die Führer der kommunistischen Partei, die traditionellerweise die Befürworter einer einheitlichen S t i p e n d i e n r e g e l u n g sind, welche den sozialen Unterschieden innerhalb der studentischen Bevölkerung Rechnung trüge. Die kommunistische Partei widersetzt sich ganz offensichtlich jeder Reform, die die materielle Unabhängigkeit des Studenten von seiner Familie fordert, auch unter Berücksichtigung des globalen Privilegs der Bourgeoisie und der "Mittelklassen" an der Universität. Das geht so weit, daß die Gesamtheit der Bedingungen, die der "kleinbürgerlichen" Revolte der Studenten gegen ihre Herkunft zugrunde liegen, als Ausgangspunkt einer möglichen politischen Spaltung völlig verkannt werden.

Von 1964 an bildet die konzertierte Reaktion der Berufsverbände und der kommunistischen Partei (mit der CGT) einen Block massiven Widerstands gegen die Linie der UNEF. Die Partei versucht, die gewerkschaftliche Bewegung Verband für Verband zu integrieren; unterdessen verstärken die liberalen Berufe ihren Druck und ihre finanzielle Unterstützung, um ihre Nachfolger aus der Einheitsgewerkschaft herauszubrechen. Während sich der Nationalverband der französischen Medizinstudenten konstituiert (der bald von der Gewerkschaftskonföderation der Mediziner ins Schlepptau genommen wird), fällt der Verband der Pariser Medizinstudenten in die Hände einer "Ultra"-Rechten, die fest entschlossen ist, aus dieser politischen Umwälzung den ersten Schritt zu einer vollständigen Zerstörung der UNEF zu machen.

Die Strategie der Rechten vereinigt sich mit der der KPF: sie setzt auf die strikte K l a s s e n z u g e h ö r i g k e i t unter dem doppelten Gesichtspunkt der Herkunft und der beruflichen Zukunft. Die Gewerkschaft, die in

dem Maße in die Minderheit gerät, als sie sich auf das bürokratische Spiel einläßt, das ihr die traditionellen politischen Gruppierungen aufzwingen, versucht ein einheitliches, an der aktuellen und konkreten Situation der Studenten orientiertes Forderungsprogramm aufrecht zu erhalten. Die verschiedenen Institutionen, in denen sich die studentische Karriere abspielt, werden analysiert, auseinandergenommen und in den Kontext der Interessen gestellt, denen sie dienen.
Für die Medizinstudenten der verschiedenen revolutionären Kerne, die am Rande der UEC sich bilden, eröffnet die Verlagerung und Erweiterung der Forderungen einen neuen Blick auf das Krankenhaus, auf seinen Funktionsmechanismus und die Rekrutierung seines Personals. Ein sporadischer Dialog zwischen den Studenten und dem Krankenhausproletariat kommt in Gang; zum ersten Mal enthüllt das Problem der medizinischen Studien seine Beziehungen zur Machtpolitik und zur "progressistischen" Programmatik der Arbeiterorganisationen. Nach den Zielen der Ausbildung werden die Ziele des Gesundheitswesens unter die Lupe genommen. Die Medizin geht aus dieser Kritik ihres wissenschaftlichen Glanzes beraubt hervor. *Sie zeigt in aller Schärfe, wie sie den Interessen einer Klasse, der Textur der sozialen Beziehungen, dem Fortbestand der Ausbeutung der Arbeitskraft verpflichtet ist; sie zeigt, wie das Gesetz des Kapitals in der natürlichen Geschichte des Körpers sich niederschlägt.* Sobald sie sich auf das Gebiet des Gesundheitswesens begeben, stoßen die Studenten auf die Sperre der abgedroschensten "ökonomischen" Forderungen; dabei handelt es sich weniger um "Programme für das Gesundheitswesen" als um Forderungskataloge, um die herum man die Arbeiter des Gesundheitswesens zusammenzufassen hofft. Im Gegensatz zur Avantgarde, welche die Problematik der Ausbildung "sozialisiert", reduziert die KPF die Krise des Studiums auf eine Episode unter anderen im Kampf um eine "Demokratisierung" der Universität.
In dem Maße, wie sie die UEC "wieder in die Hand bekommt", verwischt die Partei die ausgeprägtesten Zeichen eines Gärungsprozesses, der den Weg der "italienischen" Opposition gekennzeichnet hatte; die "Woche marxistischen Denkens" wird wieder zu einer praktischen Arbeitssitzung über die Doktrin vom "Zentrum für marxistische Studien und Forschung"; *Clarté* muß den Studenten das Programm erläutern, und die Gewerkschaft findet wieder zu ihrer "Rolle als Massenorganisation" zurück. Im Bereich des Gesundheitswesens soll aufgegeben werden, was das Kernstück einer Strategie zu sein schien: der Angriff auf das *schwache* Glied des medizinischen Unterrichts. Obgleich der enge Zusammenhang zwischen der medizinischen Ausbildung und der allgemeinen Organisation der Medizin ausführlich dargestellt worden war, wird die Orthodoxie auf der demokratischen Rekrutierung der Medizinstudenten insistieren, diese ist das Korrelat eines Ausgleichs der Interessen, der in der Forderung nach der

strengen Anwendung des "Rechts auf Gesundheit" auf allen Ebenen enthalten ist. Das doppelte Aktionsfeld der Partei und der Gewerkschaften beruht auf einer festgelegten organisatorischen Hierarchie. Die Gewerkschaften stellen die Listen mit den Forderungen der Arbeiter auf, und die Partei mobilisiert die Arbeiterklasse insgesamt für Kämpfe, welche die Gesellschaft als ganze betreffen. Aber diese Verschiebung, die von Thorez und seinen Genossen seit der Parole "die Produktion zuerst" vollzogen worden war und seit 1945 die Richtung bestimmt hatte, welche Thorez der Unterordnung der Gewerkschaften unter die Partei geben wollte, hat die Tendenz, das Programm in ein Integral korporativer Forderungen zu verwandeln. Das Programm vernachlässigt entschieden den Hintergrund dieser Reformen, die Bedingungen ihrer Möglichkeit, und scheint so aus ihrer Summierung das Bild einer revolutionären Transformation der Gesellschaft zu entwickeln.

Die Spaltung zwischen den Studenten und der Partei beschleunigt den Niedergang der Strategien. Die Zensur ist weitmaschig genug, sowohl in den einzelnen Fächern als auch in den geographischen Regionen, und so kann man in der Vielzahl der Fraktionen und Gruppierungen, die in dieser Zeit entstehen, die Basis einer Bewegung aus "Zirkeln" entdecken, die im Mai 1968 durch einen radikalen Kurzschluß der bestehenden Protestgruppen ihre Kraft entfalten wird.

In einem ersten Zeitraum schließen sich die politischen Minoritäten im "Centre national des jeunes médecins" (CNJM - Nationalzentrum junger Ärzte) zusammen, während die GERMM (17) ihre Aktivitäten als "Linkskartell" des medizinischen Berufs fortsetzt.

Im Nationalzentrum junger Ärzte schließen sich mit den Medizinstudenten interne und externe Krankenhauspraktiker zusammen; es versucht eine sozialistische Gesundheitspolitik zu definieren und Handlungsweisen zu entwickeln, welche die Durchführung eines demokratischen Versorgungsprogramms ermöglichen sollen. Da es weder eine Partei noch eine Gewerkschaft und schon gar kein Interessenverband ist, gelingt es ihm nicht, die Auseinandersetzungen, welche das medizinische Korps von Grund auf erschüttern und spalten, in irgendeiner Weise voranzutreiben. Von 1965 bis 1968 geben die Programme der Parteien und die Forderungslisten der Gewerkschaften bei den spärlichen Kämpfen im Gesundheitssektor den Ton an; alle Programme sind sektoriell und kategorial und ohne jede allgemeine politische Stoßrichtung. Erst im Augenblick des Aufstandes im Mai 1968 wird sich das CNJM (Centre national des jeunes médecins - Nationalzentrum junger Ärzte), das zur politischen Reife gekommen ist, selbst auflösen; es wird eine Gruppe, die zu sehr auf die Angelegenheiten des medizinischen Korps beschränkt war, auseinanderbrechen und sich in die Front der Aktionskomitees Gesundheit einreihen.

Während des ganzen Algerienkrieges und sehr viel später, während der Maiunruhen, legt lediglich eine Minderheit den Standpunkt der medizinischen Fakultät fest; später können die fruchtbaren Debatten über den liberalen Cha-

rakter der Medizin nur in der Atmosphäre politischer Windstille fortgesetzt werden. Auf der Seite der Herrschenden gelingt es den Gemäßigten, dem Zentrum und den Konservativen eine Masse von Verängstigten um sich zu scharen, die in erster Linie darauf aus sind, ihre Standesprivilegien zu verteidigen.
Dagegen müssen in der Zeit der Krise radikale Entscheidungen durchgesetzt werden; Vollversammlungen aus mehreren tausend Studenten sind in der Lage, Stellung zu nehmen zu so entscheidenden Fragen wie den Examina, der Organisation der Gesundheit, der Form und dem Inhalts des Unterrichts, den Beziehungen der Medizin zu den Humanwissenschaften, ja sogar der repressiven Funktion des Gesundheitssystems. Diese Erweiterung des Blickfeldes und des Interessenbereiches der Studenten ist nur möglich aufgrund einer Kritik des medizinischen Wissens, deren Grundlage die Mai-Juni-Ereignisse sind. Die Anwesenheit von Arbeitern aus der Fakultät, von einigen Pflegern der öffentlichen Fürsorge, von einem Straßentheater oder einer avantgardistischen Musikgruppe, krempeln das Bild der Rue des Saints-Pères, wo sich früher nur gelehrte medizinische Subjekte herumgetrieben haben, vollständig um. Die Ereignisse bewirken einen Bruch im Autismus der medizinischen Sphäre, die angesteckt wird durch mehrere Reihen von Gegenständen, Interessen, Themen oder Gesichtspunkten, und befreien endlich die Medizinstudenten von ihrem universitären Chauvinismus. Diese Dialektik geht nicht so weit, wie man es wünschen möchte: das *Weißbuch der Reform des medizinischen Studiums* verkennt das Wesentliche an den Forderungen der "Gesundheitsarbeiter"; es weiß nichts von den Problemen des Krankenhauses und von den "gesundheitlichen Bedürfnissen" der Bevölkerung. Auf die vielen Appelle zum Mißtrauen gegenüber der CGT reagieren die Studenten mit einer fast allgemeinen Gleichgültigkeit gegenüber den Problemen des Pflegepersonals. Daß das *Weißbuch*, das die Neuordnung der universitären Krankenhauszentren, eine Veränderung der Ausbildungsbedingungen für die Bediensteten und bauliche und organisatorische Transformationen fordert, praktisch niemals mit den Krankenhausangestellten diskutiert worden ist, bestätigt in den Augen der letzteren die kleinbürgerliche Verachtung, welche die reformistischen Kommunisten schon seit Monaten zu beweisen suchten.
Die Isolierung der Studenten (zu der die "arbeiterfreundliche" Propaganda der Partei sehr viel beiträgt) geht so weit, daß die Bewegung dazu gedrängt wird, ihre eigene Programmatik und ihre eigene Politik zu entwickeln, ohne jegliche Rücksicht auf eine unmittelbare Verbindung zu den vorhandenen politischen Kräften. (18)
Von dem Moment an, wo die Bewegung zurückgeht und die traditionellen Organisationen das Heft einer Politik demokratischer Wahlen wieder in die Hand nehmen, verlieren die reformistischen Themen ihre Virulenz und lösen sich in modernistischen Forderungskatalogen auf, die von den Herrschenden leicht erfüllt werden können. Ein Jahr nach dem Mai bleibt von der

Demolierung des medizinischen Unterrichts praktisch nichts mehr übrig: vage Vorschläge, Humanwissenschaften und Naturwissenschaften miteinander zu verbinden, ein Ansatz zur Aufgeschlossenheit gegenüber der Psychoanalyse, ein gewisser Enthusiasmus für Experimente der Enthierarchisierung in den klinischen universitären Zentren, ein tief verwurzeltes Mißtrauen gegenüber allen Formen des Abfragens von Wissen.
Im September 1969 kristallisiert die Gesamtheit der Bewegung ihren Kampf um die Examensbedingungen; aber dieser Kampf bleibt innerhalb der Grenzen einer korporativen Verteidigung und wird durch keinerlei politische Stellungnahme auf die Ebene einer radikalen Infragestellung des medizinischen Bereichs gehoben. Die in der CGT organisierten Studenten haben ihre Isolierung nicht durchbrochen. Das in seinen Entscheidungen gespaltene Pflegepersonal findet nur zu einem "einheitlichen Vorgehen" in der Mißachtung der virtuellen politischen Rolle der Kranken und der "Betroffenen".
Die Aktionskomitees Gesundheitswesen unternehmen einige Sensibilisierungsversuche und bröckeln dann unter dem Druck der kleinen Gruppierungen ab; letztere fordern widersprüchlicherweise die Richtung der Komitees, die durch ihren Spontaneismus ganz besonders verwundbar ist, für sich. Der spektakulärste dieser "Integrations"-Versuche geht von der PSU (19), von der UNEF und von der MNEF (20) aus, die von der "Ligue communiste" (21) kräftig unterstützt werden. In dem Maße, wie sie sich in die politischen Organisationen integrieren, verlieren die Komitees an Kampfbereitschaft und Inspiration, was sie an Programmatik und Forderungen gewinnen. Nach dem Sommersemester 1970 werden die Fragen der Gesundheit zum Gegenstand derjenigen, die über die einzige mobilisierbare Kraft verfügen, d.h. der Ärzte.
Die Mairevolte hat im übrigen die beiden Gewerkschaften (C.S.M.F. und U.S.M.F., die zur F.M.F. geworden waren) dann auch das medizinische Korps insgesamt dem Standpunkt der Regierung näher gebracht. Die Übereinkunft wird erzielt auf der Grundlage einer notwendigen Anpassung der Gesundheit an die Anforderungen des ökonomischen Lebens, unter begrenzter Berücksichtigung der Prinzipien der liberalen Medizin und unter Hervorhebung der Rolle des Familienarztes.
Zu Beginn des Wintersemesters 1970 ist es an der universitären Front ruhig, der Bereich der Gesundheit ist befriedet. Die Medizin ist noch ein soziales Anliegen; sie ist nicht mehr Gegenstand der Politik.
Hier wie in anderen ökonomischen und institutionellen Sektoren sind die revolutionären Kampfformen auf die Probe gestellt worden. Einige Resultate können zusammengetragen und schematisiert werden.
Die studentischen gewerkschaftlichen Verbände tragen zum revolutionären Kampf ausschließlich unter der Bedingung etwas bei, daß sie durch Bildung von "unkontrollierbaren" Kampfgruppen über den Rahmen der Gewerkschaft hinausgehen und dem Kampf eine antireformistische Richtung geben.
Die Erweiterung der politischen Kritik des medizinischen Unterrichts setzt einen Modus möglicher Vermittlung zum proletarischen Sektor der "Ge-

sundheitsarbeiter" einerseits und (vor allem) zu den Kranken andererseits voraus; letztere tragen unbewußt das ganze Gewicht der Entfremdung an die Mythen der Medizin.
Die Politisierung des medizinischen Bereichs würde den revolutionären Kämpfern zukommen lassen, was ihnen das therapeutische Wissen zu entziehen versucht. Die realen Reformen in diesem Bereich wurden obendrein erreicht als soundsoviele Elemente, die von den Herrschenden zugestanden werden, um die strategische und thematische Ausweitung der Kämpfe im Bereich des Gesundheitswesens einzudämmen.
Die Studenten sind weder die spezifischen Träger noch die designierten Verräter der Revolution. Ihre Unbotmäßigkeit gegenüber den monopolistischen Organisationen des Klassenkampfs (deren Ursache nicht mit soziologischen Klassifikationen erklärt werden kann) gibt ihnen eine gewisse Fähigkeit, gegen die Bourgeoisie, ihre platte Ideologie, und noch mehr gegen die interiorisierten subjektivierten Elemente ihrer Herrschaft neue strategische Kampfformen freizusetzen. Ein solches radikales Vorgehen ist nicht wesensverschieden von dem, was im Bereich der Psychoanalyse mit "Interpretation" bezeichnet wird.

Anhang II

Die Revolte von Vinatier

Dieser summarische Abriß über die Revolte von Vinatier ist im Herbst 1972 auf einem Teach-in in München anläßlich des ersten Prozesses gegen das SPK als Beitrag von französischen Genossen gehalten worden.
Die hier beschriebene Praxis steht in grundsätzlichem Widerspruch zur französischen "Anti"-Psychiatrie und auch zu den theoretischen und strategischen Vorstellungen, die Polack im vorliegenden Buch bezüglich der "Geisteskrankheit" entwickelt.

Man muß auf den Mai 1968 zurückgehen und auf die Tatsache, daß es danach für tausende von Menschen nicht mehr möglich war, weiterzuleben wie zuvor.
Die Theorie hat ihre Praxis und die Praxis hat ihre Theorie gesucht und beide mußten sich radikalisieren. Die einstimmige Parole war: "Das war erst ein Anfang, setzen wir den Kampf fort". So ist die Stadt Lyon und ihre Arbeitervorstädte bald zum Aktionsfeld für entschlossene revolutionäre Neulinge geworden, die sich der Mühe der Praxis unterzogen. Die Fabriken, die Stadtviertel, die Familie, die Liebschaften, die Gruppen, alles wurde agitiert und in Frage gestellt. Es gab Siege, Niederlagen, schwere Irrtümer in der Arbeit mit den Gastarbeitern; es gab Unterdrückung, Genossen, die von der Polizei gefoltert und eingesperrt wurden, Depressionen und Selbstmorde.
Die "revoltierenden" Studenten entdeckten die Antipsychiatrie, und, um nach La Borde (1) zu gehen, verließen sie ohne Verteidigung die besetzte Universität und verloren dadurch das Vertrauen der "Gammler", die entweder im Gefängnis oder im Vinatier landeten. Aufgrund von Aktionen, die die Repression provozierten und zur Vertreibung der Arbeiter führten, verloren die Studenten von der "ML" jegliche Glaubwürdigkeit im Arbeitermilieu. Dieser ganze Zeitabschnitt endete mit dem, was man die "Verzweiflung nach Mai 1968" genannt hat. Der Begeisterung folgten Selbstmordversuche und selbstmörderisches Verhalten. Die "Massen" wurden vorsichtig; das "Volk" unzugänglich. Eine große Anzahl "Militanter" landete im "Vinatier".
Das Vinatier ist ein vollkommen klassisches psychiatrisches Landeskrankenhaus, eine konzentrationslagerartige Minigesellschaft. Die Bevölkerung beträgt 3 500 Personen, davon ungefähr 2 700 Patienten. Der klassische "Irre" ist dort sehr selten. Der größte Teil der Hospitalisierten besteht aus Arbeitern, vor allem Einwanderern, deren Krankheit darin besteht, daß sie nicht mehr arbeiten können, und aus Gammlern, d.h. Jugendlichen aus der Arbeiterschicht - halb kriminell, halb arbeitslos -, die man als "Charakterneurotiker" oder "Schizophrene" klassifiziert, je nachdem, ob sie mehr oder weniger gewalttätig sind.
Und im Vinatier fanden die deprimierten Militanten das Proletariat. Genau in der Krankheit nämlich machten die Militanten und die Proletarier die Erfahrung ihrer Identität, indem sie das gleiche Elend und die gleiche Unterdrückung erlebten. Wir, die wir um jeden Preis revolutionär sein wollten, haben in der Praxis die Erfahrung des schlechten Gewissens, nicht "aus dem Volk" zu sein, gemacht, bis wir schließlich in den individuellen Lösungen, den sogenannten "Geisteskrankheiten" erkannt haben, in welchem Maße unsere Probleme identisch und in welchem Maße auch wir "Opfer" der gleichen, von der herrschenden Klasse einzig erlaubten Wirklichkeit waren; wie selbst noch "kämpfen" eine individuelle Lösung war, wie über "Theorie" reden, Tag und Nacht diskutieren, sich für "bewußt" halten - im Gegensatz zu den Massen, die noch kein "Bewußtsein" hätten - wie all

dies noch individuelle Lösung blieb und die genaue Funktion hatte, das "Symptom zu bewältigen", d.h. die Angst, isoliert zu sein, sich an die vom Kapitalismus diktierten Gesetze anpassen zu müssen, und wie unser ganzes "Wissen" ohnmächtig blieb. Aber das isolierte uns gerade noch mehr und auf eine Art und Weise, die uns völlig unbewußt blieb und uns in der Illusion verhielt, daß wir eine Art Aristokratie seien, daß wir alles verstanden hätten und daß die Massen und die Kranken unwissend seien.
Es ist nicht möglich, auf alles einzugehen. Es war sehr viel Zeit und auch sehr viel Leiden nötig, bis wir begriffen, daß unser gesamtes Vokabular und die Worte, die wir sagten, Lügen waren. Wir mußten alles revidieren, in die Wirklichkeit hineingehen und verstehen, was wir denn genau wollten, wenn wir sagten "Revolution".
Vor dem Komitee für Beschäftigungstherapie sagte ein sogenannter Geisteskranker: "Ich 8 Stunden arbeiten, nach Hause gehen und am nächsten Tag wieder anfangen, das interessiert mich nicht." Vorzugeben, am Bewußtwerdungsprozeß der "Massen" - seien es Arbeiter oder Hospitalisierte - zu arbeiten, ist eine sanfte Illusion.
Das Komitee für Beschäftigungstherapie sprach von Ausbeutung der Kranken und faßte die Folgen eines Generalstreiks der Kranken im V i n a t i e r ins Auge: das Krankenhaus würde von einem Tage auf den anderen zu funktionieren aufgehört haben. Das war ein praktischer Bewußtwerdungsprozeß - für uns. Aber wenn man an den Ausgang eines solchen Streiks dachte, so mußte man sich sehr wohl klar machen, daß man ihn nicht außerhalb eines globalen Kampfs begreifen konnte, daß ein Aufstand der Hospitalisierten mindestens eine unmittelbare und radikale Veränderung der Gesellschaft beinhalten würde.
In einer Fabrik begreifen sich die Arbeiter als auf die eine oder andere Weise im Kampf stehend, sei es für den Aufstieg, die Lohnerhöhung, die Verbesserung der Arbeitsbedingungen oder die allgemeine Selbstverwaltung der Produktionsmittel. Einzig und allein in diesem Zusammenhang ist der "Geisteskranke" ein Kämpfer. Er gibt den partiellen Kampf auf und in seiner Weigerung ist - als Negativ - der Wille nach allem. Solange der praktische Ausgang (eines Kampfes) nicht realisiert wird, bleiben alle Worte Kadaver. Wir sind nach und nach dahin gekommen, auf jeglichen Militantismus zu verzichten und haben damit angefangen, auf unser alltägliches Leben - anstatt davor zu fliehen - Einfluß zu nehmen, das Milieu zu agitieren, in dem wir tagtäglich lebten.
Auf diese Weise kamen wir vom "Geisteskranken" vom V i n a t i e r, vom Arbeiter, von der Hausfrau, von den Gastarbeitern, zu uns selbst. Das Kriterium, dessen was wir machten, war der Spaß, den wir dabei empfanden, als wir es machten. Wir wollten nicht mehr in einer Gruppe arbeiten, die unter dem Vorwand der Revolution ihre Mitglieder unterdrückte.
Das Unternehmen mit den Mädchen, die in der Sozialfürsorge arbeiteten, zu feiern, das sofort die Verwaltungen des Jugendamts und des V i n a t i e r und die Polizei mobilisiert hat (diese Mädchen wohnten im Gebäu-

de gegenüber dem Internat (2), hat uns die hauptsächliche Funktion der traditionellen Trennungen gezeigt und uns klargemacht, daß die herrschende Ordnung auf ihnen beruht: trennen, isolieren, etikettieren, spezialisieren, die Informationen für die Menschen klassifizieren.
Dann gab es den Fall Hof. Eines Tages, nach sehr vielen Unruhen und Provokationen - das war das Eindringen des Äußeren in das Innere; also wieder ein Bruch mit den bestehenden Trennungen - fing Gérard Hof damit an, zusammen mit Kranken seiner Station die Mauern des Internats zu bemalen. Gérard Hof war Interner im Vinatier. Dieser Akt war eine Konkretisierung der Agitation, die seit einiger Zeit im Vinatier herrschte. Eine Woche später beschriftete eine Gruppe aus Internen, Kranken und Leuten von draußen absolut sämtliche Mauern des Krankenhauses.
- Das sind schöne Mauern, mal sehn wie lang sie dauern
- Auf die Kirche: Gott beschützt die Psychiatrie
- Die Mauern schützen die Macht
- Eure Mauern sind morsch. Eure Tage sind gezählt
- Der Tag wird kommen, an dem die Haut eines Psychiaters auf der Waagschale des Lebens nicht viel wiegen wird.
- Unsere Kinder werden an Euren Ruinen ihre Freude haben
- Tod den Mördern des Unbewußten
- Der Schizophrene hat nicht die herrschende Wirklichkeit
- Verwaltung sucht Psychiater für Psychiater
- Auf die Apotheke: Allerhand Gift
- Gebt den Kranken Waffen
- Auf das Rehabilitationszentrum: Arbeit macht frei

Die Klage gegen X, die gegen Gérard Hof erhoben wurde, fiel ins Lächerliche.
Dann kam die Besetzung des Internats. Das war ein ununterbrochenes Fest. Als die Internen vor konkrete Probleme gestellt wurden, desolidarisierten sie sich: man mußte die Bedingungen für die Besetzung definieren. Kein Interner konnte es hinnehmen, daß die Kranken mit uns zur Besetzung kamen. Aber die Kranken kannten langsam den Weg zum Internat. Wir haben eine Zeitung herausgegeben, die wir direkt an die Hospitalisierten verteilten und in der wir den Brief einer Kranken an ihren Psychiater veröffentlichten.
Nach der Beschriftung der Mauern sind Chronische, die ihren Pavillon seit 10 Jahren nicht mehr verlassen hatten, hinausgegangen. Die Kranken ließen das Krankenhaus von allen besichtigen, die sie besuchen kamen. Viele machten Fotos. Sie sprachen über alles unter sich und verfolgten die Operationen.
Nach der Veröffentlichung des Briefes wurde es noch besser. Die Kranken lasen ihn sich gegenseitig vor, kommentierten ihn und sagten: "Das stimmt", "genau so ist es" und ähnliches. Die Verwaltung sprach von Aufruf zum Mord.
Wir gingen jeden Tag in das Café, wo die Kranken zusammenkamen. Das

schwierigste war, die Beziehung der Abhängigkeit radikal abzubauen, die die Kranken automatisch herzustellen versuchten. Wir wollten die anderen auf der Ebene der Gleichheit treffen. So fingen wir an, gemeinsam Aktionen zu phantasieren.
Es war uns klar geworden, daß das Symptom eine Sprache ist, daß man sich bemühen muß zuzuhören, daß man lernen muß, es zu entziffern und daß man den Dialog darauf aufbauen muß; es war uns klar, daß das Symptom reduzieren oder es zum Verschwinden bringen schlicht und einfach auf Mord hinauslief; daß das Symptom vielmehr einen "Ausgang" braucht, in dem es sich realisieren kann und daß dieser Ausgang nichts anderes sein kann als die totale Revolution. Es ist nicht einmal nötig, das zu präzisieren. Wir haben miterlebt, wie eine sogenannte Schizophrene die Stimmen, die sie quälten, unmittelbar als diejenigen des Klinikchefs und der Chefärzte identifizierte - als die Stimmen der Repräsentanten der herrschenden Ordnung. Und als Vergeltung schlug sie vor, sie zu erschrecken und *sie* Stimmen hören zu lassen, und sie war überzeugt davon, daß sie daran sterben würden. Die Hospitalisierten warfen mehr und mehr ihre Medikamente weg und verteilten Flugblätter. Um gegen den widerlichen und ekelhaften Anstaltsfraß, den man den Kranken vorsetzte zu protestieren, haben wir zusammen eine Parallelverpflegung organisiert. Aber noch mehr: diese Aktion verlangte eine verantwortliche Wahl, und eine praktische Organisation legte die Grundlagen eines bewußten Widerstands im Innern des Krankenhauses. Seither existiert die Verpflegung. Bevor wir Frankreich verlassen mußten, haben wir erfahren, daß die Kranken ohne Hilfe von außen ein Flugblatt herausgebracht hatten. (...)

Anhang III

Erläuterung medizinischer Fachbegriffe

Abaton	Langes Krankenhausgebäude, dessen Spuren man in den "medizinischen" Städten des alten Griechenlands findet.
Ätiologie	Lehre von den Krankheitsursachen.
Anaphylaxe	Sonderform der Allergie: Überempfindlichkeit auf Grund einer Antigen - Antikörperreaktion.
Aphasie	Sprachstörungen, die durch Erkrankung des zentralen Sprechapparates bedingt sind und bei intaktem Sprechwerkzeug und erhaltener Intelligenz mit dem Verlust, Begriffe in Worte und Schriftbilder umzusetzen oder Gesprochenes oder Geschriebenes begrifflich aufzunehmen, einhergehen.
Asthenie	Kraftlosigkeit, Schwäche.
Auskultation	Behorchen der im Körper entstehenden Schallzeichen.
Autopsie	Leichenöffnung.
Biopsie	Untersuchung beim Lebenden entnommenen Materials.
Blennoraghia	Eitrige Bindehautentzündung, oft synonym für Gonorrhoe.
Chloramphenicol:	Gebräuchliches Breitbandantibiotikum, das vor allem bei Typhus verabreicht wird.
Demenz	Erworbene Verblödung ("geistiger Zerfall").
Dementia praecox:	Eine bei Kraepelin gängige Bezeichnung für Demenz; heute nicht mehr gebräuchlich.
Dikrotie	Doppelschlägigkeit des Pulses; d.h. Puls, bei dem die Rückstoßwelle der Hauptwelle, also der 2. Gipfel dem 1. Gipfel fast gleich ist.
Ektoderm	Äußeres Gewebe des Embryos, aus dem sich die Haut und das Nervensystem entwickelt.
Endokrine Drüsen:	Drüsen mit innerer Sekretion.
Entropie	Derjenige Teil der Wärmeenergie, der sich wegen seiner gleichmäßigen Verteilung an alle Moleküle nicht in mechanische Arbeit umsetzen läßt, bezogen auf eine bestimmte Temperatur; eine im wesentlichen statistische Größe.
Endoskopie	Untersuchung von Körperhöhlen mit elektrischen Lichtquellen und optischen Vorrichtungen.
Episteme:	In der antiken Philosophie das wohlbegründete Wissen.
Epistemologie	Die Lehre von den Grundlagen des Wissens.
Geriatrie	Lehre von den Greisenkrankheiten.
Hämodynamik	Blutzirkulation.
Histologie	Lehre von den Geweben des Körpers.
Hyperglykämie	Vermehrter Gehalt des Blutserums an Glukose; Blutzucker.
Hyperkortizismus	Krankheitsbilder, die durch Überfunktion der Nebeniere zustande kommen.
Hypochondrie	Zustand krankhafter Neigung zur Selbstbeobachtung und Überbewertung der Wahrnehmung im Sinne daraus abgeleiteter schwerer Krankheiten.
Hypophyse	Hirnanhangsdrüse, mit dem Hypothalamus verbunden. Dieses Funktionspaar steuert den Hormonhaushalt des Körpers und die Funktion der endokrinen Drüsen.
Hypothalamus	Teil des Zwischenhirns. Im Hypothalamus finden sich dem vegetativen Nervensystem übergeordnete Zentren, welche die wichtigsten Regulationsvorgänge zusammenfassend leiten (z.B. Wärmeregulation, Wach- und Schlafmechanismus, Blutdruck und Atmungsregulation, Fett- und Wasserstoffwechsel, Genitalfunktion, Schweißsekretion u.a.).
idiopathisch	Von Krankheiten: synonym für essentiell, selbständig, unabhängig von anderen, primär entstanden.
kardiovaskulär	Herz und Gefäße betreffend.
Kollagen	Bindegewebssubstanz.
Kollagenose	Krankheit, bei der das Kollagengewebe verändert wird.
Koma	Bewußtlosigkeit; ein bei verschiedenen Krankheiten vorkommender Zustand tiefster, durch äußere Reize nicht zu unterbrechender Bewußt-

	seinsstörung.
Kortiko-viszeral	Kortikal: Von der Gehirnrinde ausgehend, in der Gehirnrinde sitzend. Viszeral: die Eingeweide betreffend. "Kortiko-viszeral" bezieht sich also auf die Steuerung der Eingeweide von der Gehirnrinde aus.
Metonymie	Griechisch: "Umbenennung". Die Metonymie vertauscht inhaltlich verwandte Begriffe, z.B. Stahl statt Schwert.
Neurasthenie	Definiert durch das Nebeneinander von pathologischer Erregbarkeit der psychischen Funktionen und pathologischer Erschöpfbarkeit.
Nosographie, Nosologie	Krankheitslehre, systematische Beschreibung der Krankheiten.
Silikose	Staublungenerkrankung.
Taxonomie	Wissenschaft von der Systematik.
Vasomotorisch	Die Gefäßnerven betreffend.
Vesanie	Lat. vesanus: wahnsinnig, geisteskrank.

ANMERKUNGEN

Vorwort deutsche Ausgabe

(1) Diese subjektiven Reaktionen der Revoltierenden erklären sich aus dem Charakter der Mairevolte. Die revolutionäre Krise, die ausgelöst wurde von weitgehend unorganisierten Bewegungen, wurde von Initiativen aus der Arbeiter- und Studenten-Basis auf ihren Höhepunkt geführt. Es gab aber keine vereinheitlichende Kraft, die in der Lage gewesen wäre, die politische Offensive zu ergreifen und die politische Macht an sich zu reißen, oder zumindest vermittels einer klaren Programmatik entscheidende politische Positionen zu sichern. (Auf die Unfähigkeit der KPF, diese Rolle zu übernehmen, ist vielfach hingewiesen worden). So war die Mai-Revolte einerseits trade-unionistisch, andererseits maximalistisch; sie war maximalistisch in der Weise, daß die globale Negation des kapitalistischen Systems nicht im Einzelnen bestimmt und positiv gewendet werden konnte. Das Fehlen einer revolutionären Programmatik verhinderte die Aufstellung von vermittelnden Detailforderungen, die durch Organe einer Arbeitermacht hätten verteidigt und koordiniert werden müssen. "Man mußte sofort und vollständig siegen, oder man erreichte überhaupt nichts. Zwischen totalem Sieg und totaler Niederlage gab es keinen Mittelweg; es ging um alles oder nichts." (A.Gorz, Revolutionäre Lehren aus dem Mai, in: Revolution Frankreich 1968, Frankfurt 1969).
Gorz führt weiter aus: "Wenn ein Generalstreik dieser Tragweite nicht von einer politischen Offensive abgelöst wird, die einem geschwächten Gegner den Gnadenstoß versetzen will und darauf abzielt, Organe der Koordinierung und der Arbeitermacht aufzubauen, zusammen mit einem vorher ausgearbeiteten Programm und politischen Zielsetzungen, dann allerdings hat dieser Streik mehr den Charakter einer explosionsartigen Revolte und ist weniger eine revolutionäre Aktion. Fehlt diese Vorbereitung, so ist der Radikalismus der globalen unmittelbaren Ablehnung nur die Kehrseite der Unbestimmtheit der Ziele und des Mangels an Strategie. Dadurch, daß die Bewegung weitgehend "instinktiv", d.h. spontan und unreflektiert bleibt, überschätzt sie bloße Lohnkämpfe als Ausdruck einer revolutionären Zielsetzung, wie sie umgekehrt in dieser nur ein Mittel für Lohnerhöhungen sieht."

(2) Siehe Anhang; ein Buch über diese Revolte befindet sich in Vorbereitung.

(3) Der Ausdruck stammt von Félix Guatterri, dessen Buch "L'Anti-Oedipe" zu den meistgelesenen Büchern der französischen "Anti"-Psychiatrie zählt.

(4) Der Psychologismus kann sich auch unfreiwillig in linken Gruppen einnisten. Bisher ist jedoch noch jede politische Organisation, die Emanzipationsdiskussionen auf ihren Mitgliederversammlungen zuließ, kaputtgegangen. Das müßten sich vor allem jene Gruppierungen sagen lassen, die aus einem falschen Verständnis des SPK heraus die Illusion nähren, als ließe sich eine revolutionäre Programmatik und Strategie entwickeln, wenn man nur intensiv genug "Schwierigkeiten bearbeitet". Wo es nicht gelingt, die langfristigen und unmittelbaren Aufgaben klar herauszuarbeiten, schwindet jede Möglichkeit "subjektive Schwierigkeiten" in praktischen Auseinandersetzungen zu bewältigen. Subjektivismus und verbaler Radikalismus sind die Folgen und die Gruppen sinken zur politischen Bedeutungslosigkeit herab.

(5) Prof. Dr.D.Heinz Häfner, der in Mannheim ein "Institut für seelische Gesundheit" leitet, ist der Repräsentant der deutschen sogenannten Gemeindepsychiatrie, deren Ziel es ist, die sogenannten "Geisteskranken" für den kapitalistischen Produktionsprozeß zu funktionalisieren. Die "theoretischen" Äußerungen der deutschen Gemeindepsychiater

lassen unschwer erkennen, worum es dieser Psychiatrie geht: Industrialisierung der psychiatrischen Anstalten (so werden heute schon ganze industrielle Fertigungszweige in die psychiatrischen Anstalten verlegt) und Psychiatrisierung in den Fabriken (in manchen Industriezweigen ist es durchaus üblich, systematisch Psychopharmaka an die Beschäftigten zu verabreichen, um die aus dem Arbeitsprozeß resultierende "Aggressivität" zu dämpfen) und schließlich Wahrnehmung parapolizeilicher Funktionen in den Stadtvierteln durch den psychiatrischen Sektor. In einer in Mannheim durchgeführten statistischen Untersuchung über den Krankheitsbefall in den verschiedenen Stadtvierteln, aus der hervorgeht, daß in den Arbeiter- und Obdachlosensiedlungen der psychiatrische Krankheitsbefall am höchsten ist und dort Schizophrenien und Psychosen am häufigsten anzutreffen sind, kommt Häfner am Schluß der Bilanz nicht etwa auf die Besitz- und Produktionsverhältnisse zu sprechen, sondern bietet uns folgende Erkenntnis an: "Wenn auch die Ergebnisse und Modelle differenzierter (!) geworden sind, so ist dennoch nicht zu übersehen, daß wir es mit einer großen Anzahl ineinanderwirkender Faktoren und komplexer psychosozialer (!!) Prozesse zu tun haben, die uns auf diesem erregenden (!!!) Forschungsgebiet noch viele schwierige Probleme aufgegeben werden." (Häfner et al: Inzidenz seelischer Erkrankungen in Mannheim 1965, in: Sozialpsychiatrie, Vol.4, Nr.3, 1969, S.126-135, Springer Verlag, Berlin, Heidelberg, New York). Im Gegensatz zu Häfner, dessen Projekt hoch dotiert wird, was auf langfristige Investitionen seitens der Bourgeoisie und ihres Staates schließen läßt, liegt der Schwerpunkt von Richters "Die Gruppe" im Bereich der ideologischen Konterstrategie. Hier geht es um die systemkonforme psychische Stabilisierung der auch psychisch verelendenden bürgerlichen Intelligenz. Außerhalb jeder geschichtlichen Ortsbestimmung, und ohne den Klassenantagonismus auch nur zu erwähnen, suggeriert Richter die Möglichkeit der Lösung "seelischer Konflikte", wenn man sich nur in Gruppen zusammenschließt. Gruppentherapie also als Gesellschaftsspiel für Privilegierte. Bewältigt werden soll nicht etwa die Krise des Kapitalismus durch die soziale Revolution, sondern die "Krise des Individuums" (Richter) vermittels der Psychoanalyse; d.h. die Anpassung der Intelligenz an die neuesten und langfristigen Erfordernisse des imperialistischen Monopolkapitals soll sichergestellt werden. Welchen Dienst Richter damit der Bourgeoisie erweist, wenn er an ihre langfristigen Interessen denkt, gibt er gleich im Vorwort zu verstehen: "Warum also dieses Buch so früh - vielleicht zu früh? Weil man annehmen muß, daß sich das Schicksal dieser immerhin sehr relevant erscheinenden progressiven Initiativen jetzt und in nächster Zukunft entscheidet." Im Klartext ist das ein Ratschlag an die Bourgeoisie, der Intelligenz doch einen Freiraum einzurichten, bevor letztere ihr die Loyalität aufkündigt. Und gleich darauf fährt Richter, die Harmlosigkeit seines Unternehmens unterstreichend, fort: "Und soviel mag der Leser bei aller Unvollkommenheit der gelieferten Erkenntnisse doch bereits erfahren: die meisten angst- oder aggressionsbesetzten Vorurteile gegen progressive Gruppeninitiativen der hier beschriebenen Art sind unrealistisch und ungerecht."

(6) Der Strukturalismus leitet sich her aus der Sprachwissenschaft und insbesondere aus den linguistischen Forschungen des Schweizer Sprachforschers Ferdinand de Saussure. Er ist dann insbesondere von Claude Lévi-Strauss für die Erforschung sogenannter primitiver Gesellschaften fruchtbar gemacht worden. In den 60er Jahren war der Strukturalismus eine regelrechte Modeströmung im intellektuellen Leben Frankreichs.

(7) Darin enthalten ist allerdings auch der Widerspruch, daß sich dieses Denken zumindest abstrakt der Totalität im marxistischen Sinne annähert; abstrakt deshalb, weil sich die Totalität als strukturierte Gesamtheit (ensemble structuré) lediglich statisch einer bürgerlichen Kontemplation darbietet.

(8) Erinnert sei hier an die jüngeren Arbeiten J.P. Sartres, in denen vom strukturalistischen Idiom vielfältig Gebrauch gemacht wird. Im medizinischen und psychiatrischen Bereich ist vor allem Michel Foucault zu nennen. Und in die bislang wohl bedeutendste Analyse des deutschen und italienischen Faschismus durch Nicos Poulantzas sind wesentliche Errungenschaften des Strukturalismus miteingegangen. (Vgl. Nicos Poulantzas: Faschismus und Diktatur, Trikont-Verlag, München 1973).

In Frankreich hat der Strukturalismus eine Funktion gespielt, die vergleichbar ist mit der Bedeutung der Frankfurter Schule in der BRD. So sind z.B. in den Schriften Peter Brückners die Spuren des Frankfurter Idioms unverkennbar; ohne daß sie im geringsten etwas zu tun hätten mit dem bürgerlichen Pessimismus vor allem des späten Adorno oder gar mit den offen reaktionären Anschauungen des letzten Horkheimer, oder auch mit der technokratischen Funktionalisierung der Frankfurter Schule durch Habermas.

(9) Zur Erläuterung: Wenn jemand sagt: "ich habe Kopfweh", so ist die Lautfolge "ic ha:be kopfve:" der Signifikant oder das Bezeichnende und der real empfundene Schmerz - auch Wert oder Bedeutung genannt - das Signifikat oder das Bezeichnete. Siehe auch Polacks Kapitel: Zeichen, Symptom, Verdikt.

(10) Der Strukturalismus in seiner affirmativen Gestalt ist zunächst nichts anderes als der simple Reflex der Warengesellschaft. Die Struktur ist Produkt der Warenpotenz: alles (jedes Element, jedes "Zeichen") kann mit allem vertauscht und pervertiert werden. Genau hier hat auch die marxistische Kritik am Strukturalismus eingesetzt. Denn die Struktur, affirmativ gesetzt, schließt den Übergang von Quantität in Qualität und damit geschichtliche Entwicklung überhaupt aus. Aus diesem Dilemma versuchten die konservativen Strukturalisten sich dadurch zu retten, daß sie die Theorie aufstellten, die Geschichte sei eine Aufeinanderfolge von Strukturen, und dieser Wechsel ergäbe selbst wieder eine Struktur. Damit reiht der Strukturalismus sich historisch ein in die Tradition der besonders von Nietzsche vertretenen Theorie von der "Ewigen Wiederkehr des Gleichen". Darin hatte Nietzsche unterstellt, daß der kosmische Gesamthaushalt eine bestimmte Rate nie übersteigt, daß folglich dessen Elemente - wie beim Schachspiel - nur in Richtung auf Wiederholung kombinierbar sein werden; daß das Neue in der jeweiligen Kombination immer schon war, wieder sein wird, also gar nicht neu ist, weil es "dauernd" ist.

(11) Über die Situation der Psychiatrie in der VR China liegt eine gründliche Untersuchung vor. (Gregorio Bermann: Eine neue Medizin für die Massensozialpsychiatrie in China, Frankfurt 1973). Die dort niedergelegten Erfahrungen lassen sich nicht auf den Begriff einer Erhöhung der Toleranzschwelle bringen. Die Organisation des chinesischen psychiatrischen Krankenhauses hat nichts zu tun mit der Schaffung von Freiräumen. Es ist ebenso Produktionsstätte wie Schule, an der die Mao-Tsetung-Ideen gelehrt und auf die Krankheit angewendet werden. Während vor der Kulturrevolution in vielen psychiatrischen Krankenhäusern noch nach westlichem Vorbild gearbeitet wurde, sind seither die traditionellen europäischen Behandlungsmethoden völlig verdrängt worden.
Wie Gregorio Bermann ausführlich belegt, haben sich die Mao-Tsetung-Ideen als ein überragendes Therapeutikum erwiesen (vgl. S.191 ff). So stellt auch im Bereich der Psychiatrie die chinesische Praxis eine Herausforderung dar. In der chinesischen Psychiatrie sind die herkömmlichen Sanktionspraktiken ebenso überwunden wie der Freudianismus, der von den chinesischen Psychiatern verworfen wird.
Die Symptome werden erklärt auf dem Hintergrund der Anstrengungen des ganzen chinesischen Volkes für den Aufbau des Sozialismus. Auf eine kurze Formel gebracht ist der - psychoanalytisch gesprochen - "Deutungshintergrund" bei Freud die Vergangenheit, während er in der chinisischen Praxis die Zukunft und die verändernde Praxis ist. Ein chinesischer Psychiater äußert sich folgendermaßen: "Unzählige Fakten beweisen, daß diejenigen, die das Mao-Tsetung-Denken beherrschen, unbesiegbar sind. Diejenigen, die sich ihm widersetzen, werden von dem gewaltigen Sturmwind der Kulturrevolution hinweggefegt werden. Das Studium Maos hat das politische Niveau des gesamten Pflegepersonals beträchtlich erhöht. Unsere Aufgabe besteht nicht allein darin, die Krankheiten unserer Patienten zu heilen, sondern wir müssen auch die irrtümlichen Ideen im Denken der Kranken berichtigen. Deshalb müssen wir Mao gemeinsam studieren. Des weiteren ist hervorzuheben, daß wir uns beim Studium Maos auf ganz konkrete Dinge stützen, daß wir ihn auf lebendige und schöpferische Weise studieren und nicht etwa mechanisch oder automatisch. Durch die Kulturrevolution begreifen wir, daß die Zielsetzung Maos in der Zerstörung des von privaten Interessen bestimmten Denkens und der Förderung des Allgemeinwohls besteht, und wir sind gegenwärtig bestrebt,

diesen Forderungen nachzukommen, mit dem Ziel, alle Probleme zu lösen. (...) In der Kulturrevolution sind wir zu der Überzeugung gelangt, daß die Kranken imstande sind, sich mit der Unterstützung der Ärzte und des übrigen Pflegepersonals selbst zu erziehen und zu befreien." (Bermann, op. cit. S. 221 f).

EINLEITUNG

(1) Siehe vor allem: Comité d'Action Santé, Cahier Rouge, Nr. 2 Maspero; C.A.S. - Lyon, La médecine confisquée und Hôpital-silence-répression, Maspero éd.; F. Goust, Médecine et urbanisation, Paris. Ed. Ouvrières, 1969; J.-C. Sournia, Mythologies de la médecine moderne, Paris, P.U.F., 1969; D. Houzel, Process de la médecine, Paris.

(2) Die mit ' bezeichneten Wörter werden im Anhang erklärt.

KAPITEL 1

(1) Entfällt.

(2) Daniel Defoe, Robinson Crusoe, Manesse Verlag Zürich 1957, S. 8.

(3) Es wäre eine allzu große Vereinfachung, die Gliederung der Medizin mit den ökonomischen Verhältnissen so zu verbinden, daß sich eine stufenförmige Struktur eindeutiger Bestimmungen ergibt, deren Schlußglied und Oberfläche die medizinische Sprache darstellte. Die strukturalistische Analyse wird durch ein ganz anderes Vorgehen fruchtbar, nämlich dadurch, daß sie aus dem Zeichen und seinen vielfältigen Veränderungen den allgemeinen Träger eines Ganzen macht, in dem nach und nach jedes Element die Hauptrolle spielen kann. In bestimmten historischen Perioden zieht eine "Krisen"-Situation vielfältige Neuanpassungen nach sich, reduziert Anzahl und Bedeutung der Widersprüche und definiert einen neuen Kode.

(4) 130 bis 199 n.Chr.; Leibarzt des Kaisers Marc Aurel. Seine Schriften blieben mit denen des Hippokrates bis weit ins Mittelalter hinein maßgebend.

(5) Im Gegensatz zum vulgären Verständnis ist der Epikureismus einer der ersten Ansätze materialistischer Philosophie. Das zentrale Anliegen des Epikureismus ist das Bestreben, eine materialistische und atheistische Naturerklärung zu geben, die jeden übernatürlichen Eingriff in das Weltgeschehen ausschließt. Eine solche Naturerklärung betrachtet der Epikureismus als notwendige Voraussetzung der Verwirklichung des ethischen Ideals der Glückseligkeit (Eudämonie) und der Gemütsruhe (Ataraxie).

(6) Platon, Der Staat, sämtliche Werke II, Lambert Schneider Verlag, Heidelberg, S. 110.

(7) Paracelsus, Paragranum (französische Ausgabe Paris 1968), aus dem Französischen übersetzt.

(8) Paracelsus, op. cit.

(9) Ebd.

(10) Descartes, Von der Methode, Ed. Felix Meiner Verlag 1960, S. 45.

(11) Descartes, Traité de l'Homme, Gallimard, coll. "La Pléiade", V^{e} partie, S. 164 (vom Übersetzer ins Deutsche übertragen - A.d.Ü.).

(12) Descartes, Von der Methode, op. cit. S. 50.

(13) La Mettrie: 1709-1751 gehört zusammen mit Diderot, Helvetius und Holbach sozusagen zum linken Flügel der französischen Aufklärung. Sie sind Vertreter eines radikalen Atheismus auf der Grundlage eines (noch mechnanischen) Materialismus. Von La Mettrie stammt das naturwissenschaftliche Werk "L'homme machine" - Der Mensch als Maschine.

(14) Broussais: 1772-1838 französischer Arzt und Physiologe.

(15) Die Klassifikationen behandeln von da an die Krankheiten als natürliche, vom Körper unabhängige, pflanzen- oder tierähnliche Dinge. Die Krankheiten sind besondere Lebensformen, Parasiten des gesunden oder normalen Menschen.

(16) Maurice Bariety - Charles Coury, Histoire de la médecine, Paris, Fayard, 1963.

(17) Siehe insbesondere M. Foucault, Les mots et les choses, Paris, Gallimard.

KAPITEL 2

(1) Der Haushalt der staatlichen Krankenhäuser in Frankreich - mit mehr als 300 000 Beschäftigten der zweitgrößte Arbeitgeber des Landes - erreichte im Jahre 1968 10 Milliarden Francs und übersteigt damit bei weitem den Etat von Renault, Schneider oder jedes beliebigen Handelsunternehmens des Landes.

(2) Ausführlich beschrieben in einem Roman von Frances Trollope aus dem Jahre 1840, Leben und Abenteuer des Arbeiterkindes Michael Armstrong.

(3) K. Marx, Der Arbeitstag, in: Das Kapital Bd. I, MEW Bd. 23, S. 260.

(4) K. Marx, Maschinerie und große Industrie, in: Das Kapital Bd. I, op. cit. S. 490.

(5) Charles Turner Thackrah, Die Auswirkungen der hauptsächlichen Beschäftigungen, Tätigkeiten und Berufe, der Sitten und Lebensbedingungen auf die Gesundheit und Lebensdauer, gefolgt von Empfehlungen bezüglich der Entfernung der für Krankheit und Verkürzung der Lebensdauer Verantwortlichen, 1831.

(6) Henry Sigerist, Civilization and Disease, University of Chicago Press, 1943.

(7) K. Marx, Lohn, Preis und Profit, MEW Bd. 16, S. 147 f.

(8) R. Pierreville, L'Inégalité humaine devant la mort et la maladie, Paris, 1936.

(9) Victor Vaughan, Epidemiology and Public Health, St. Louis 1923 (diese und die vorhergehenden Zahlen sind aus H. Sigerist, op. cit.).

(10) Zit. nach I. N. S. E. E. in der Zeitschrift "Population", Nr. 1 1960.

(11) La vie médicale. Nr. 42.

(12) Girard, Hury, Nistri, La surmortalité dans le Nord et le Pas-de Calais, Population, Nr. 2, 1959.

(13) 1968 sind 4 Millionen Menschen im staatlichen französischen Sektor hospitalisiert worden und haben 160 Millionen Krankenhaustage (oder Arbeitstage) "verzehrt".

(14) K. Marx, Lohn, Preis und Profit, op. cit. S. 198.

(15) 11 Milliarden 110 Millionen Francs! Zahlen aus Burton Weisbrod, Economics of Public Health, V. P. P., 1961.

(16) Henry Bixby-Hemenway, Economics of Health Administration, American Journal of Public Health, Nr. 2, Februar 1920.

(17) Burton Weisbrod, op. cit.

(18) Mehr als 3 1/2 Milliarden Francs. Diese und die vorhergehenden Zahlen stammen aus Rashi Fein, Economics of Mental Illness, New York, Basic Books, 1958.

(19) Rashi Fein, op. cit.

(20) Ebd.

(21) "Das Planungskommissariat und das Finanzministerium werden sich in Zukunft kaum noch in der Lage sehen, Investitionsprogramme zu übernehmen, wenn diese Programme nicht auf gründlichen ökonomischen Forschungen beruhen." Etude pour le ministère de la Santé, S. E. M. A. Die folgenden Zitate stammen alle aus diesem Dokument.

(22) Ebd.

(23) Siehe vor allem "die Gerichtsverhandlungen über die Verkehrsunfälle" in "Le Monde", v. 8.10.1970.

(24) Der Fall des Physikers Landau war einer der charakteristischsten.

(25) Es ist aber offensichtlich, daß es so gemacht wird. Aber die herrschende Ideologie wiederholt beständig diese prinzipielle Leugnung.

(26) Bernard Granolier, Les travailleurs immigrés an France, Paris Maspero, 1970. Zahlen aus "Population", Nr. 5, 1966.

(27) Die Gesamtheit dieser Phänomene der imperialistischen "Reife" und ihrer Korrelate - der Faschisierung nach innen und der kriegerischen Eroberung nach außen - ist ausgezeichnet dargestellt in der Kollektivarbeit der "radikalen" Ökonomen: T. Christoffel, D. Finkelhor, D. Gilbarg, Up against the American Myth, New York, 1970.

KAPITEL 3

(1) K. Marx, Das Kapital, MEW Bd. 23, S. 260.
(2) Ebd. S. 415.
(3) J. Lacon, Au - de la du 'principe de réalité', in: Ecrits, S. 87.
(4) Charles Lasègue, De l'anorexie hystérique, in: Etudes médicales, Paris 1884.
(5) P. Schilder, L'image du corps, Paris 1970.
(6) Ebd.
(7) J. Lacan, Le stade de miroir comme formateur de la fonction du Je (Zürich 17. Juli 1949), in Ecrits, Paris 1966.
(8) P. Schilder, op. cit. (Hervorhebung vom Autor).
(9) J. Lacan, Fonction et champ de la parole et du langage (Rom, Sept. 1953), in: Ecrits, op. cit.
(10) J. Malherbe, Médecine et droit moderne, Paris 1969.
(11) J. Baudrillard, Fétichisme et idéologie: la réduction sémiologique, in: Nouvelle revue de psychoanalyse (Objects du fétichisme), Nr. 2.
(12) Ebd.
(13) S. Freud, Die Ich-Spaltung im Abwehrvorgang, Gesammelte Werke Bd. VII, London 1941, S. 59 f.

KAPITEL 4

(1) Die Klassiker sprachen von einem "exquisiten" Schmerz an der Knochenbruchstelle.
(2) Groddeck, Détermination psychique et traitement psychoanalytique des affections organiques, in: La maladie, l'art et le symbole, Paris 1969.
(3) Ebd.
(4) Ebd.
(5) Siehe Baudry, Théorie d'ensemble, Paris 1968.
(6) G. Deleuze, Logique du sens, Paris 1969.
(7) M. de Heaulme, A. Laugier, Information médicale, in: Cahiers Sandoz, Paris, September 1970.
(8) Marthe Philipp, Variété des idiomes, in: La Linguistique, guide alphabétique, Paris 1964.
(9) H. Miller, Lachen, Liebe, Nächte.
(10) De Heaulme, A. Laugier, Informatique médicale, op. cit.

KAPITEL 5

(1) J.-C. Sournia, Logique et morale du diagnostic, Paris 1961.
(2) Hervorhebung vom Autor.
(3) Henri Pequinot, Médecine et monde moderne, Paris 1953.
(4) Michael Balint, Le médecin et son malade, Paris 1960.
(5) Auch hier steht der Arzt im Namen der Wissenschaft lediglich für ein ziemlich triviales kulturelles Faktum ein ("er kann sterben, er hat ein erfülltes Leben geführt").
(6) Selbstverständlich kann man dieses Verhalten mehr der Medizin als dem Arzt zur Last legen; trotzdem scheint es uns unumgänglich auf der Verantwortlichkeit des Praktikers zu insistieren: die behandelnde Equipe und allgemeiner die klinische Institution (Forts) operieren im Bereich des Kodes, dessen Urheber und Transmissionsriemen der Arzt gleichzeitig ist.
(7) Les Francais et leur médecin, in: Sondages, Nr. 1 und 2, 1960.
(8) J.-P. Valabrega, La relation thérapeutique, Paris 1962.
(9) L. Israel, Le médecin face au malade, Bruxelles 1968.
(10) Claudine Herzlich, Santé et maladie (analyse d'une représentation sociale), Mouton, 1969.

(11) In der Untersuchung von C. Herzlich bezeichneten 76 % der Patienten einen Zwischenzustand zwischen Gesundheit und Krankheit mit dem Ausdruck "Müdigkeit". Sie ist also das Zeichen für eine Bedrohung.

KAPITEL 6

(1) M. Foucault, Naissance de la Clinique. Espace et Classes, Paris, 1963.
(2) Ebd.
(3) A. Laugier, Informatique médicale.
(4) Le Guillant, Bonnafé, Mignot, Problèmes posés par la chronicité sur le plan des institutions psychiatriques (Rapport au congrès de psychiatrie et de neurologie de langue françiase, septembre 1969). Paris 1965.
(5) E. Kraepelin, Lecons cliniques sur la démence précoce et la psychose maniaco-dépressive, Rhadamanthe, Privat, 1970.
(6) Bleuler, Dementia Praecox ou groupe des schizophrénies, traité d'Aschaffenburg, 1911. Traduction résumée de H. Ey, 1962.
(7) J.-C. Polack, La dynamique des échanges dans un service psychiatrique (description d'un sevice lebre de femmes de l'hôpitale de Villjuif), Entretiens psychiatriques, Nr. 13, Privat, 1967.
(8) H. Michaux, Voyage en Grande Garabagne, Paris.

KAPITEL 7

(1) Siehe z.B. Eliot Freidson, The hospital in modern society, Free Press of Glencoe, 1963.
(2) So ist die Zeit von 1885-1929 die Ära der Aktionäre und der Caritas; 1929-1942 ist die Periode der medizinischen Herrschaft und die Zeit der Medikalisierung der Krankenhausinstitution; 1942-1952 Machtergreifung des Verwaltungsapparats: Errichtung eines Systems vielfältiger Entscheidungen. Jede Phase impliziert eine besondere Struktur der Kommunikation und der Beziehungen, die endgültig erklärt werden können durch die "Ziele und die Struktur der Macht". Ch. Perrow, Goals and Power Structures, in: Freidson, op. cit.
(3) Strauss, Schatzmann u.a., The hospital and its negotiated order, in: Freidson, op. cit.
(4) Siehe E. Goffmann, Asyle, Frankfurt 1972; und Daudill, The psychiatric hospitals as a small society, Harvard University Press, 1958.
(5) Hôpital-silence, répression, Paris, 1968.
(6) Psychiatrisches Landeskrankenhaus von Lyon.
(7) In dem Sinne, den Guattari diesem Wort in: La Transversalité gibt, das demnächst bei Maspero erscheinen soll.
(8) Alten- und Pflegeheim und psychiatrisches Krankenhaus in Paris, gegründet im 17. Jahrhundert.

KAPITEL 8

(1) J. Baudot, C. Vilmont, Enquête sur les infirmières des hôpitaux publics, Population (Revue de l'INED), Nr. 3, 1968. Diese Untersuchung berücksichtigt nicht die psychiatrischen Institutionen und die Sanatorien.
(2) Dr. L. Marion, La France manque d'infirmières, in: Le Monde vom 4. Nov. 1970.
(3) C. et G. Mathé, La santé est-elle au-dessus de nos moyens?, Paris 1970.
(4) In Deutschland erfüllen vor allem Asiatinnen diese Funktion.
(5) CFDT: Zweite große, ehemals christliche Gewerkschaft neben der kommunistischen CGT, heute meist radikaler als diese; FO (Force Ouvrière): Relativ kleine, sozialdemokratische Gewerkschaft, deren Mitglieder sich meist aus höherqualifizierten und

besserbezahlten Gruppen von Arbeitnehmern rekrutieren.

KAPITEL 9

(1) Im Vorentwurf zu einem "Programm für das Gesundheitswesen" (1969) findet man noch Formulierungen folgender Art: "An die Stelle der alten Konzeption der Gesundheit als einem Zustand der Abwesenheit von Krankheit tritt eine neue Konzeption, welche die Gesundheit mit der Entfaltung des Menschen gleichsetzt. Aber im heutigen Frankreich tendiert die industrielle Produktion, deren Entwicklung vom Profit der kapitalistischen Monopole bestimmt wird, dahin, die Intensität der Arbeit und die Ausbeutung der Arbeiter zu verstärken und ihre allgemeinen Lebensbedingungen zu verschlechtern."

(2) Victor Dominique, Les dépenses médicales des travailleurs, in: Economie et politique, Mai/Juni 1964.

(3) Der Poujadismus (genannt nach dem Abgeordneten G. Poujade) war eine rechtsextremistische Sammlungsbewegung im Frankreich der 50er Jahre; sie stützte sich vor allem auf das "klassische" Kleinbürgertum - also Handwerker, Kleinhändler ("petits commerçants") etc., im Gegensatz zu dem "neuen" Kleinbürgertum, den vom sich entwickelnden Monopolkapitalismus in immer breiterem Maße entwickelten unproduktiven Angestelltenmassen. Bei den Wahlen von 1956 übertraf die poujadistische Bewegung die zweite rechte Sammlungsbewegung, die Gaullisten, noch deutlich an Einfluß und politischem Gewicht. Die Ideologie dieser Bewegung ähnelte den nationalsozialistischen Ideologien der "Kampfzeit": Betonung der "traditionellen Werte" und Widerstand gegen deren Auflösung durch die Weiterentwicklung des Kapitalismus, die gerade auch dieses Kleinbürgertum in seiner wirtschaftlichen Existenz bedrohte und vor die Perspektive der Proletarisierung stellte, extremer Nationalismus usw.

(4) Sobald die Lohnabhängigen damit beginnen, diese Maschinerie mit "sie" zu bezeichnen, was zugleich die Fremdheit und Unwirtlichkeit des Systems zum Ausdruck bringt, ist eine Wendung eingetreten, die zu ihrer Preisgabe führt.

(5) V. Dominique, op. cit.

(6) J. Doublet, Sécurité sociale, Paris, 1964. Hervorhebung vom Autor. Mit diesem Durcheinander wird versucht, die Sozialversicherung in die Logik einer geschichtlichen Entwicklung einzugliedern. Aber ihre Bedeutung als Instrument der Revolution wird verdunkelt zugunsten ihrer regulierenden Funktion.

(7) Englischer Ökonom, der während des Zweiten Weltkriegs Pläne zur Sozialversicherung und zu einer möglichen Vollbeschäftigung in einem Nachkriegseuropa ausgearbeitet hat.

(8) Hatzfeld, "Les Médecins", in: Sécurité sociale et conflits de classes, Paris, Editions Ouvrières, 1960.

(9) J. Doublet, op. cit.

(10) Die Höchstgrenze ist auf 1 500 Franc monatlich festgelegt. Von dem Teil, der diese Summe überschreitet, werden lediglich 3 % einbehalten; d.h. die medizinische Konsumtion steigt mit der Lohnhöhe, und zwar ohne jede Abhängigkeit von den jeweiligen Beiträgen.

(11) Paradoxerweise erstellt der Allgemeinpraktiker (nach den Äußerungen der Repräsentanten der Sozialversicherung) immer mehr "Gefälligkeits"-Gutachten; seine Klientel ist darauf angewiesen.

(12) B.C. Savy, Nouvelle politique de Santé, Paris, Ed. Universitaires 1969.

(13) Michel Bosquet, La réforme de la Sécurité sociale, Le Nouvel Observateur, 27. Juli 1970.

KAPITEL 10

(1) Siehe vor allem die Arbeiten von Kourilsky und seinen Mitarbeitern von Saint-Antoine sowie die von Rainbault von Gustave-Roussy.

(2) Auch die Metapher hat ihre Gesetze: wenn ein leicht erregter Autofahrer aus seinem Auto springt, um einen leichtsinnigen Fußgänger zurechtzuweisen, sagt er oft zu seinem Mitfahrer: "dem werd ich's aber geben" (im französischen: je vais le soigner - ihn behandeln, versorgen - A.d.Ü.), was klar die Zweischneidigkeit seines Vorhabens zum Ausdruck bringt. Man spricht von "schlechter Behandlung", man sagt gelegentlich "das hat ihn für lange Zeit von seinen Gelüsten nach" oder "von seinen Gewohnheiten geheilt", oder ganz einfach - "jemanden für einen Schwachkopf halten" (traiter d'imbécile - als Schwachkopf behandeln, A.d.Ü.) etc.

(3) Georges Canguilhem, Le Normal et le pathologique, Paris 1971.

(4) Zit. nach: Body Politic, Revolutionäre Zeitschrift für das Gesundheitswesen in den USA, Nr.2 (1380 Howard Street, San Francisco, Cal., 94103).

(5) Die einfache Tatsache, daß ein Arzt vor das Komitee Gesundheitswesen "zitiert" werden kann, beweist zur Genüge die reale Macht der Betroffenen, die in dieser Organisation organisiert sind.

(6) Tom Levin, Artikel in: Health News, vol.Nr.3, Dezember 1967.

(7) Ebd.

(8) Man spricht lediglich noch von "Repräsentanten" und Verwaltungskörpern, was von vornherein der Möglichkeit von aus der Bevölkerung kommenden Forderungen den Weg bereitet.

(9) Edoarda Masi, Sur l'autocontestation des intellectuels, in: Les Temps modernes, Februar 1971.

KAPITEL 11

(1) Schon die KPF hatte die Apologie gesundheitlicher Planung praktisch aufgegeben und sich auf einige Studienreisen und unpräzise Anspielungen auf die Fortschritte der Vorbeugung in der Sowjetunion beschränkt. Es sieht nicht so aus, daß das Beispiel, diejenigen, an die es gerichtet war, hätte wirklich begeistern können: Ärzte, die durch die "Nationalisierung" aufgeschreckt waren oder vor der sozialistischen Perspektive zurückschreckten.

(2) Dr.P.Huard et Dr.Ming Wong, Médecine traditionelle et médecine occidentale en Asie du Sud-Est, in: Tradition et développement économique dans l'Asie du Sud-Est, colloque de Bruxelles de 1962, Institut de sociologie de l'université libre de Bruxelles, 1964. Vgl. auch: La médecine chinoise, Paris.

(3) A.Landau, Problèmes de structure et d'implantation médicale dans le cadre d'une planification (Tunisie, 1961), Document syndical AGEMP.

(4) J.Chesneaux, Régime et institutions de la République populaire de Chine, Paris 1970.

(5) Siehe W.Burchett, Hanoi sous les bombes, Paris 1969.

(6) Seit 1968 sind 70 % des medizinischen und gesundheitlichen Provinzetats für den Bau von Basiseinrichtungen und für den Kauf von Ausstattungen für Landkrankenhäuser verwendet worden. Insgesamt verfügt jede Produktionsbrigade heute über ihre eigene Krankenstation, und jede Volkskommune hat ihre eigene Poliklinik; für 3 bis 4 Volkskommunen ist je ein Krankenhaus gebaut worden.

(7) Siehe vor allem Joshua Horn: Away with all pests (un chirurgie britannique en Chine populaire), London, Paul Hemlyn ed., 1969.

(8) I.Benasson, Organisation de la Santé à Cuba, Bulletin intérieur du Centre national des jeunes médecins, Nr.13, März 1968.

KAPITEL 12

(1) David Cooper· Psychiatrie und Antipsychiatrie, Frankfurt 1971, S.9.

(2) Giovanna Madoni, Economie, in: La Linguistique; guide alphabétique, Denoel, 1969.

(3) Julia Kristeva, La sémiologie comme science critique, in: Théorie d'ensemble, Paris,

Le Seuil éd., 1968.

(4) Jean Baudriallard, Fétichisme et idéologie: la réduction sémiologique, Nouvelle Revue de Psychoanalyse (objects du fetichisme), Nr. 2, Herbst 1970.

(5) H. Marcuse, Der eindimensionale Mensch, Neuwied 1967, S. 31, 32.

(6) Erich Fromm, Société aliéné et société saine (The sane Society), Paris Courrier du livre (éd. originale 1956).

(7) Hervorgehoben vom Autor.

(8) Jacques Lacan, Fonction et champ de la parole et du langage, Ecrits, Paris, Le Seuil éd., 1968.

(9) Jacques Derrida, Cogito et histoire de la folie, L'Eriture et la Différence, Paris, Le Seuil éd., 1967.

(10) Francois Wahl, Philosophie et structuralisme, in: O. Ducrot, T. Todorov, al., Qu'est-ce que le Structuralisme?, Paris, Le Seuil éd., 1968.

(11) Aus dem 1970 in Paris erschienenen Wilhelm Reich-Sammelband: Matérialisme dialectique, matérialisme historique et psychanalyse.

(12) Serge Leclaire beschreibt einen besonders ausgeprägten Fall in "Psychoanalyser", Paris, Le Seuil éd., 1967.

(13) G. Pankov, L'homme et sa psychose, Paris, Aubier-Montaigne, 1969.

(14) Siehe vor allem S. Freud, Psychopathologie des Alltagslebens.

(15) J. Oury, Quelques problèmes théóriques de la psychothérapie institutionelle, in: Recherches (spécial "Enfance aliénée", 1967).

(16) F. Basaglia, Die negierte Institution, Frankfurt 1971.

(17) Jacques Besse, La grande Pâques, Paris, Belfond, 1970. "Des nouilles et des goupilles", Cahiers pour la folie, Nr. 2-3, 1970.

(18) Entfällt.

(19) Gilles Deleuze et Félix Guattari, La synthèse disjonctive, L'Arc, Numéro consacré à Klossowski, 1970.

(20) J. Hochmann, Pour une psychiatrie communautaire, Paris 1970.

(21) Ebd.

(22) Centre d'entrainement aux méthodes d'éducation active. Zentrum der Einführung in Methoden aktiver Erziehung. In dieser Laienorganisation, die aus der "Liberation" hervorgegangen ist, ist eine Sektion psychiatrischer Krankenpfleger vereinigt; sie organisiert Sensibilisierungskurse für die Probleme des Lebens der Kollektive, der Gruppen und Institutionen.

(23) J. Lacan, Radiophonie, in: Silicet 2/3, Le Seuil éd., 1970. Mit "Geld" ist hier das Wort "cauri" übersetzt. "Cauri = kleine Muschel, die in Indien als Kleingeld diente.

ANHANG I

(1) Die UNAM (Union nationale pour l'avenir de la médicine - Nationalverband für die Zukunft der Medizin) ist eine ständische Interessenvertretung, der nach den Worten ihres Präsidenten, B.C. Savy, mehr als 600 000 Mitglieder angehören, und die sich für eine konzertierte "Verteidigung" der Interessen der "Kranken" und der "Ärzte" einsetzt. Sie ist zum Teil mit der USMF (Union des syndicats médicaux de France - Vereinigung der medizinischen Gewerkschaften Frankreichs) verbunden, welche sich den Verhandlungen mit der Sozialversicherung um kollektive Verträge und allen Formen der Berufsausübung widersetzt, welche die Privilegien der liberalen Medizin gefährden könnten.

(2) Der auslösende Mechanismus der Rebellion ist immer ziemlich einfach und der Zündfunke gering: "Da der Mangel an Krankenhausbetten im CHU von Toulouse eine Zulassung der Studenten des dritten Jahres als Externe nicht ermöglicht, haben die Medizinstudenten des zweiten Jahres an der Fakultät von Toulouse am Freitag den 6. im Verlauf einer außerordentlichen Vollversammlung einstimmig beschlossen, bis zu einem neuen Beschluß Examina in welcher Form auch immer, zu verweigern." (Le Monde,

8./9. Sept. 1970). Die reguläre Durchführung der Examina nach Gewährung minimaler Zugeständnisse zeigt gleichzeitig die Heftigkeit und die Schwäche der studentischen reformistischen Forderungen.

(3) Bourdieu und Passeron, Les héritiers, Paris 1969. Die Zustimmung, welche eine derartige These bei den Führern der kommunistischen Partei in den Jahren 1962-64 gefunden hatte, hätte die "Forscher" hellhörig machen und dazu veranlassen sollen, den Zusammenhang zwischen Politik und Humanwissenschaften in einer bestimmten historischen Situation genau einzuschätzen. Kaum daß sie veröffentlicht sind, werden die Schlußfolgerungen von Bourdieu und Passeron schon zu offensiven Argumenten gegen den linken Gewerkschaftsflügel der UNEF (Union nationale des étudiants de France - französischer Studentenverband) und der linken Studenten der UEC (Union des étudiants communistes - Studentenorganisation des KPF), die man beschuldigt, eine Gesamtstrategie der Studentenbewegung ausgearbeitet zu haben, die der unterschiedlichen sozialen Herkunft der Studenten nicht Rechnung trüge (Studienförderung für alle, Institutionsreform, Angriffe gegen die Wettbewerbs- und Prüfungssysteme etc.).

(4) Problèmes, Revue de L'Association générale des étudiants de médecine, supplément du no. 46, Oktober 1957.

(5) UGEMA: Union générale des étudiants algériens - allgemeiner algerischer Studentenverband; UIE: Union internationale des étudiants - Internationaler Studentenverband.

(6) Zum Beispiel durch die Schaffung des CERS (Centre d'études et de recherches syndicales - Studienzentrum für gewerkschaftliche Forschungen) durch die "Recherches Universitaires", Nr. 21-27 und durch die Studenten-Arbeiter-Komitees.

(7) Assoziation nationale des étudiants en médecine de France - Nationalverband der französischen Medizinstudenten, "gemäßigt" und "liberal".

(8) Das ist eine elegante Art, über die Reproduktion der Arbeitskraft und die Grenzen ihrer Rentabilität zu sprechen.

(9) J. Fourastié, Données économiques du problème de la planification, Paris, S.E.V.P.E.N., 1964.

(10) Der Syndikalismus entlehnt z.B. den verschiedenen psycho-sozialen Wissenschaften "Gruppentechniken", die geeignet sind, die Kritik der Ausbildungsstrukturen voranzutreiben (z.B. die universitäre Arbeitsgruppe).

(11) Die Demonstrationen im Oktober 1960 kennzeichnen den offiziellen Bruch.

(12) Louis Althusser, Problèmes d'étudiants, in: La nouvelle critique, Nr. 152, Jan. 1964; Hervorhebungen von Althusser.

(13) Ebd.

(14) Ebd.

(15) Ebd.

(16) André Gorz, Zur Strategie der Arbeiterbewegung im Neokapitalismus, Frankfurt 1967, S. 138.

(17) GERMM - Groupement d'étude et de recherches pour une médecine moderne (Studien- und Forschungsgruppe für eine moderne Medizin). Sie besteht aus einigen Dutzend Ärzten, die aus der KPF, der PSU und der christlichen Linken hervorgegangen sind, und hat sich um Lafitte, Vincent Goust und seinen Sekretär Bidegaray zusammengeschlossen.

(18) Diese Notwendigkeit, die sich wie ein Entwicklungsgesetz im SDS der BRD dargestellt hat, ist von den französischen Gruppierungen oft nicht begriffen worden. Diese neigen oft dazu, sich auf die Verbindung mit der Arbeiterklasse als "Voraussetzung" für eine Aktion zu berufen und begreifen diese Verbindung nicht als den potentiellen dynamischen Horizont einer Aktion.

(19) Parti sozialiste unifié - linkssozialistische Partei.

(20) Mutuelle nationale des etudiants de France - Studentenversicherung.

(21) Stärkste trotzkistische Gruppe in Frankreich nach dem Mai 1968

ANHANG II

(1) Psychiatrische "Modell"-Anstalt. Zentrum der französischen "Anti"-Psychiatrie.
(2) Internat: Gebäude, in dem im Krankenhaus tätige Ärzte und Pfleger wohnen; in gewisser Weise eine Kasernierung des Personals.

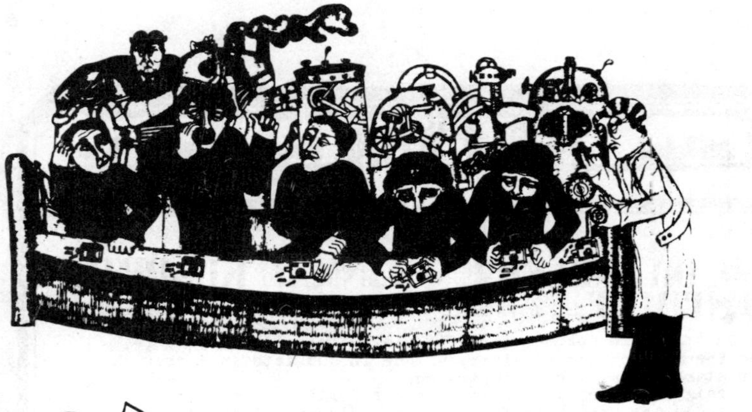

Zeitung für eine Neue Linke
erscheint in WESTBERLIN

Dezember 1973

7

PREIS:
Westberlin: -.80
BRD: 1.-

Mahler-Prozeß: Ablehnung der Revisi
Brief eines griechischen Genossen
"Wir werden sie austreten" (H Ristoc
Sozialdemokratische Inquisition
Chile und die Linke
Streiks in Württemberg
Kreuzberger Straßentheater
Gewerkschaftspolitik am Beispiel Kr
Offener Brief an die ROTE HILFE unc
an DER LANGE MAF
Victor Serge / Erich Wollenberg
Kritik an P.Schneiders "Lenz"
Spanien Repression oder Liberalisier
V Stojanovic Parteikritik

INHALT:

Nr. 3: Fragen zu Vietnam
Nr. 4: Subversive Hochschul-
autonomie
Nr. 5: Solidarität mit der
KPD/AO?
17. Juni - Sozialistische
Wiedervereinigung
Nr. 6: Kritik des Stalinismus
Thesen zur Studentenbewegung
Nr. 7: Scheinradikalität und Klassenkampf (Streiks in Würtemberg) Kreuzberger Straßentheater
Stojanović: Parteikritik
Nr.:8: Marxismus und Psychoanalyse Solschenizyn
Griechenland und die NATO

Redaktion: LM c/o: Buchladen "Commune" 1/45 Unter den Eichen 84 d